Dominik Mantey
Transaktionale sexuelle Bildung

Dominik Mantey

Transaktionale sexuelle Bildung

Eine praxistheoretische Skizze

BELTZ JUVENTA

Der Autor

Dominik Mantey, Dr., ist Professor für Soziale Arbeit an der Hamburger Fern-Hochschule. Seit Jahren lehrt und forscht er im Bereich der Sexualität in der Sozialen Arbeit. Zuvor arbeitete er als Sexualpädagoge und Berater bei pro familia. Weitere Informationen zum Autor unter: https://www.prof-dominik-mantey.de

FSC www.fsc.org
MIX
Papier | Fördert gute Waldnutzung
FSC® C089473

Dieses Buch ist erhältlich als:
ISBN 978-3-7799-8573-0 Print
ISBN 978-3-7799-8574-7 E-Book (PDF)
ISBN 978-3-7799-8575-4 E-Book (ePub)

1. Auflage 2025

in der Verlagsgruppe Beltz · Weinheim Basel
Werderstraße 10, 69469 Weinheim

Herstellung: Ulrike Poppel
Satz: xerif, le-tex
Druck und Bindung: Beltz Grafische Betriebe, Bad Langensalza
Beltz Grafische Betriebe ist ein Unternehmen mit finanziellem Klimabeitrag
(ID 15985-2104-1001)
Printed in Germany

Weitere Informationen zu unseren Autor:innen und Titeln finden Sie unter: www.beltz.de

Inhalt

1. Einleitung

1.1 Thematische Verortung und Ziel

Vorliegende Publikation ist im sexualpädagogischen Diskurs zu verorten, also in der wissenschaftlichen Beschäftigung mit Fragen der Bildung und Erziehung im Kontext von Sexualität. Innerhalb dieses Diskurses lässt sich seit der Jahrtausendwende eine zunehmende Diskussion um sexuelle Bildung verzeichnen, die zum Teil als neues Paradigma gehandelt wird (Sielert, 2015; Valtl, 2008). Angestoßen durch die Aufdeckung, Aufarbeitung und Präventionsbemühungen im Kontext von sexualisierter Gewalt in pädagogischen Einrichtungen (u. a. Thole et al., 2012; Andresen & Heitmeyer, 2012; Retkowski et al., 2018), die ca. 2010 begannen, hat sie sich mittlerweile an vielen Stellen deutlich verbreitert und vertieft, wie sich an zahlreichen thematisch einschlägigen Sammelbänden ablesen lässt (u. a. Timmermanns & Böhm, 2020; Thuswald & Sattler, 2021; Böhm et al., 2022; Henningsen & Sielert, 2023; Siemoneit et al., 2023). Zentrale wiederkehrende Diskursthemen sind bspw. pädagogische Beziehungen und Emotionalität im Kontext von sexueller Bildung, z. B. Scham und Intimität (u. a. Dörr, 2019; Blumenthal, 2023), pädagogische Professionalität (u. a. Retkowski, 2021; Siemoneit, 2021; Thuswald, 2022; Niemeyer, 2023), der Themenkomplex Differenz/sexuelle Vielfalt/Diskriminierung und Intersektionalität (u. a. Debus, 2021; Busche et al., 2022; Höblich, 2023; Thuswald, 2022; J. Hartmann, 2013, 2024; Timmermanns, 2023b), Digitalisierung und Medien (u. a. Alexandra Klein, 2017; Tillmann, 2018; Döring, 2019), historische Bezüge und Entwicklungen der Sexualpädagogik (u. a. M. Baader & Friedrichs, 2023; A. Hartmann & Windheuser, 2023), spezifische Zielgruppen und spezifische pädagogische Kontexte (u. a. Linke, 2020; Ortland, 2020; Anne Klein, 2023; Heck, 2023) und sexualisierte Gewalt (u. a. Wolff, 2018; Eßer & Rusack, 2020; Micus-Loos, 2023).

Dieser breite Diskurs berührt an vielen Stellen auch bildungstheoretische Fragen im engeren Sinne. Zum Beispiel analysiert Antje Langer (2023) den Begriff der Selbstbestimmung und das Verhältnis des Subjekts zur Gesellschaft, und Jutta Hartmann (2002, 2013, 2024) entwirft mit der „Pädagogik vielfältiger Lebensweisen" ein Konzept, das, aufbauend auf der erziehungswissenschaftlichen Geschlechterforschung sowie den Queer Studies, vielfältige Ableitungen für sexualitäts- und geschlechtsbezogene Bildungsprozesse generiert. Allerdings ist das Konzept Jutta Hartmanns eine Ausnahme. In der Regel bleiben viele der Kernfragen der philosophischen Bildungstheorie, z. B. der Bildungsprozess überwiegend unberührt oder werden nur skizziert. Insofern lässt sich festhalten, dass aktuelle, systematische und breite Auseinandersetzungen mit diesen Themen fehlen. Bildungstheoretische Konzepte werden zum Teil zwar in den

Raum gestellt, aber entweder nicht theoretisch aktualisiert, um an aktuelle Theoriebildung anschlussfähig zu sein, oder nicht inhaltlich und in ihrer Bedeutung für sexuelle Bildung betrachtet. Zum Beispiel wird von unterschiedlichen Autor:innen vorgeschlagen, sexuelle Bildung im Sinne eines transformatorischen Bildungsverständnisses (Koller, 2018) zu verstehen (Beck & Henningsen, 2018; Thuswald, 2022). Inwieweit dieses Bildungsverständnis zu sexuellen Bildungsprozessen passt, genauer gesagt sie fassen kann, und was ein solches Verständnis des Prozesses genau bedeutet, wird jedoch nicht ausgeführt. Das Gleiche gilt für weitere konzeptionelle Vorschläge (Kapitel 4.4).

Ähnlich zu einem Fazit in der Sozialpädagogik (Sting, 2016; Walther, 2014) ist festzuhalten, dass der Diskurs zur sexuellen Bildung in der Sexualpädagogik an vielen Stellen eher bildungspolitisch, praxisorientiert und programmatisch geführt wird, als systematisch bildungstheoretisch. Zu einem solchen Urteil kommt bspw. Marion Thuswald (2022) im Blick auf den Text von Karlheinz Valtl (2015). Eine theoretisch begründete Unterscheidung zwischen normativen Vorgaben und ihrer Umsetzung einerseits und bildungstheoretischen Analysen von Bildungsprozessen andererseits findet entsprechend selten statt.

Mit dieser bildungstheoretischen Zurückhaltung und dem gleichzeitigen Vorrang für Bildungsprogrammatik, Bildungspraxis und Bildungspolitik liegt die Sexualpädagogik im Trend, zumal die Aufspaltung zwischen einem philosophisch-subjektbezogenen und einem funktional-verwertungsorientierten Bildungsbegriff die Geschichte der Bildung seit Humboldt begleitet (Bock, 2008; Walther, 2014). So ist Bildung Gegenstand von zwei Wissenschaftstraditionen: einer geisteswissenschaftlichen Denktradition, die an Wilhelm von Humboldt anknüpft und sich bildungstheoretisch verortet, und einer sozialwissenschaftlichen Forschungstradition, die Bildung als Qualifikations- oder Kompetenzerwerb betrachtet, vorrangig empirisch orientiert ist und das Produkt bzw. die pädagogische Praxis der Bildung betrachtet (Kron et al., 2013). Diese beiden Traditionen lassen sich als ergänzend, aber auch als konkurrierend verstehen. Vor dem Hintergrund dieser Unterscheidung ist die vorliegende Publikation stärker auf der bildungstheoretischen/bildungsphilosophischen Seite verortet. Es geht entsprechend vor allem um Fragen der Subjektkonstitution, Subjektentwicklung etc. (Kapitel 2.5). Die Praxis der Bildung hingegen, also programmatische und normative Ableitungen sowie empirische Perspektiven auf Bildungsprozesse stehen eher am Rande (Kapitel 8). Das Ziel ist vorrangig die Entwicklung einer Theorieskizze, die fernerhin zur Reflexion der Bildungspraxis in Sexualpädagogik und Sozialer Arbeit genutzt werden kann. Die zentrale Frage lautet: Wie lässt sich sexuelle Bildung bildungstheoretisch beschreiben?

Der Begriff der Skizze verweist hierbei auf ein erstes qualitatives Kriterium der Publikation, von denen es drei gibt.

Zum Ersten geht es „nur" um die Entwicklung eines ersten Konzepts, das weder bildungstheoretische noch praxistheoretische Fragen in der Tiefe betrachten oder gar klären kann und will und auch theoretische Widersprüche enthalten darf. Aufgrund der Tiefe der historischen und aktuellen bildungstheoretischen sowie praxistheoretischen Debatten – auch in ihrer Verknüpfung (Budde et al., 2018) – wäre alles andere utopisch. Stattdessen geht es im Sinne einer praxisorientierten Sozialen Arbeit und Sexualpädagogik um eine erste Auslotung normativer und theoretischer Leitlinien für die Gestaltung der Praxis der sexuellen Bildung. Zum Zweiten besteht dennoch der Anspruch, wichtige bildungstheoretische Themen zumindest zu tangieren. Daher wird in Kapitel 2.5 aus historischen und aktuellen Bildungstheorien eine Heuristik entwickelt. Und zum Dritten soll die entstehende Skizze eine gewisse Aktualität aufweisen. Es soll entsprechend bspw. vermieden werden, ein „ursprüngliches" individualisierendes und teleologisches Bildungsideal zu beschwören oder ein nicht zeitgemäßes Verständnis von Sexualität zugrunde zu legen. Um eine solche Aktualität zu erreichen, wird zum einen mit Hans-Christoph Koller (2018) eine aktuelle Bildungstheorie herangezogen, um im Rahmen der zu entwickelnden Heuristik auch zeitgemäße bildungstheoretische Fragen aufzuwerfen, und zum anderen wird der aktuelle sexual-pädagogische Diskurs hinsichtlich aktueller Themenfelder und dominierender Verständnisse, etwa was Sexualität betrifft, analysiert, um notwendige Anschlüsse zu identifizieren (Kapitel 3 und 4).

Da der Bildungsbegriff auch generell problematisiert wird (zusammenfassend Koller, 2009), etwa von Jan Masschelein und Norbert Ricken (2003), welche die Bildungsidee im Sinne Michel Foucaults als Teil eines strategischen „Dispositiv" betrachten, in dessen Rahmen die Individuen als Motor für soziale Transformationsprozesse in Gebrauch genommen werden, möchte ich an dieser Stelle noch klären, warum ich mich ihm in Form dieser Publikation trotzdem intensiv zuwende. Zum einen dominiert er den sexualpädagogischen Diskurs – seine Nutzung ist faktisch gegeben und entsprechend ist eine theoretische Klärung notwendig, um wissenschaftlichen Ansprüchen gerecht zu werden. Für mich persönlich war es nicht länger tragbar, über sexuelle Bildung zu publizieren (Mantey, 2020a), ohne sie theoretisch zu fassen. Zum Zweiten halte ich, ebenso wie Hans-Christoph Koller (2018) im Allgemeinen, den Bildungsbegriff im Kontext von Sexualität für einen wichtigen Begriff, weil er es ermöglicht „über Legitimation, Zielsetzung und Kritik pädagogischen Handelns methodisch reflektiert" zu streiten (Koller, 2018). Sinn, Zweck und Realisierung von pädagogischen Maßnahmen lassen sich mit ihm theoretisch begründet hinterfragen – vorausgesetzt, er ist theoretisch gefüllt. Im Gegensatz zum Erziehungsbegriff hat der Bildungsbegriff hierbei den Vorteil, dass er in der Betrachtung nicht beim Erziehenden ansetzt und bspw. Fragen der Intentionalität auftauchen, sondern dass er das in den Mittelpunkt stellt, was die zu Erziehenden tun (Koller, 2009). Dies wiederum schließt sowohl an den sexualpädagogischen Diskurs an, in dem die Selbsttätigkeit und Selbstbestimmung von Subjekten hoch bewertet wird (Langer, 2023), als auch an die Theoriebildung der Sozialen Arbeit, in der der

Subjektivität und den Handlungen der Subjekte ebenfalls eine große Bedeutung zukommt, etwa bei Michael Winkler (1988).

1.2 Vorgehen und Aufbau

In Kapitel 2 wird zunächst eine bildungstheoretische „Heuristik" entwickelt. Hierzu werden drei Bildungstheorien aus unterschiedlichen zeitlichen Epochen ausgewertet. Das Ziel ist es, herauszuarbeiten, auf welche Fragen Bildungstheorien „üblicherweise" antworten, um diese Fragen als Rahmen für die Entwicklung der Theorieskizze zu nutzen. Zugleich dienen sie zur Reflexion des zur sexuellen Bildung gegebenen Forschungsstandes (Kapitel 4). Betrachtet werden die Bildungstheorien Wilhelm von Humboldts, Wolfgang Klafkis und Hans-Christoph Kollers. Ergänzend wird der Diskurs um Bildung in der Sozialen Arbeit umrissen, um auch Fragen aufzuwerfen, die speziell aus der Perspektive der Sozialen Arbeit im Kontext von Bildung entstehen, z. B. die sozialen Dimensionen von Bildung (Sting, 2016). Hiermit soll eine Anschlussfähigkeit an die Soziale Arbeit sichergestellt werden.

In Kapitel 3 wendet sich die Arbeit einem erweiterten Forschungsstand zu: den sexualpädagogischen Diskurs dominierenden und in den vergangenen 20 Jahren entstandenen zentralen Themen im Kontext von Sexualität. Sie werden herangezogen und kurz zusammengefasst, da anzunehmen ist, dass ein Konzept, welches das Feld sexueller Bildung hinreichend beschreiben will, auch an die sexualpädagogischen Diskurse zu Sexualität allgemein anknüpfen können muss. Beispielsweise wäre eine Theorieskizze sexueller Bildung, welche von einem binären Geschlechtermodell ausgeht oder Sexualität als Naturphänomen betrachtet, vor dem Hintergrund der erziehungswissenschaftlichen Geschlechterforschung und den Diskursen der Queer Studies (Kapitel 3.2 und 3.3), die auch in der Sexualpädagogik breit rezipiert werden, als nicht zeitgemäß zu betrachten. Weitere im sexualpädagogischen Diskurs stark vertretene Themen sind Sexualität und Identität, Sexualität im Lebenslauf, Sexualität und gesellschaftliche Entwicklung, Sexualität und Körper, Sexualität und sozial-emotionales Erleben, Sexualität und Gewalt sowie Sexualität und Medien.

In Kapitel 4 wird mit einem Blick auf Publikationen, die sexuelle Bildung konzeptualisieren, ein engerer Forschungsstand betrachtet. Die jeweiligen Konzepte, von Karlheinz Valtl (2008/2013), der aufgrund seiner Pionierleistung und besonderen Stellung im Diskurs ausgewählt wird, Uwe Sielert (2015, 2023b), der stellvertretend für die aktuelle emanzipatorische Sexualpädagogik herangezogen wird, und Jutta Hartmann (2002, 2013), die explizit bildungsphilosophische Fragen mit den Themen der Queer Studies verknüpft, werden zusammengefasst und anhand der im ersten Schritt entwickelten Heuristik betrachtet. Hiermit soll geklärt werden, welche Kernthemen der Bildungstheorie bislang bearbeitet wurden und welche Leerstellen existieren. Hierbei geht es auch darum, die Notwendigkeit der vorliegenden Theorieskizze darzustellen.

In Kapitel 5 wird das Konzept der transaktionalen Bildung (Allert & Asmussen, 2017; Asmussen, 2020) zusammenfassend vorgestellt, welches dem hier entwickelten Konzept der transaktionalen sexuellen Bildung zugrunde liegt, und es wird dargelegt, warum es als Vorlage für die vorliegende Theorieskizze genutzt wird. Die Anschlussfähigkeit an die in Schritt zwei dargestellten Themen wird aufgezeigt. Unter anderem wird deutlich, dass es in der Lage ist, auch die körperlichen Aspekte sexueller Bildung aufzugreifen, dass es an die poststrukturalistischen Vorstellungen von Subjektivierung anknüpft und es auch an das Primat des Handelns anschließt, wie es z. B. im Kontext von *doing gender* im sexualpädagogischen Diskurs virulent ist.

In Kapitel 6 wird das Konzept der transaktionalen Bildung in ein Konzept der transaktionalen sexuellen Bildung übertragen, sexualitätsbezogen konkretisiert und ergänzt. Zunächst wird das zugrundeliegende Verständnis von Sexualität als Praxis skizziert. Im Anschluss wird transaktionale sexuelle Bildung im relationalen Gefüge von Gesellschaft und Subjekt verortet und als sozial, material und räumlich verwobenes Handeln charakterisiert, das in Räumen der Unbestimmtheit entstehen kann und neuartige sexuelle Handlungsvollzüge beinhaltet. Ergänzend werden Leerstellen und offene Fragen geklärt. Unter anderem wird das ursprüngliche Konzept der transaktionalen Bildung um die Norm der sexuellen Gesundheit erweitert (Kapitel 6.3) und die gesellschaftlichen Bedingungen einer so verstandenen transaktionalen sexuellen Bildung werden näher konkretisiert (Kapitel 6.4).

Im Kapitel 7 schließt sich der Bogen, indem die in Kapitel 6 entstandene Theorieskizze anhand der in Kapitel 2 entwickelten Heuristik zusammengefasst und mit den zentralen Ideen der dargestellten Bildungstheoretiker:innen sowie den Themen des sexualpädagogischen Diskurses kontrastiert wird.

In Kapitel 8 werden auf Basis der theoretischen Skizze erste Überlegungen zur Gestaltung und Erforschung der pädagogischen Praxis abgeleitet.

2. Bildungstheoretische Heuristik

Vor dem Hintergrund des Ziels, eine Theorieskizze der sexuellen Bildung zu entwerfen, stellt sich in diesem Kapitel zunächst die Frage, was eine solche Theorieskizze auszeichnet und worüber sie Auskunft geben sollte. Diese auf den ersten Blick einfache Frage stellt sich hinsichtlich von Bildung komplex dar, zumal sich Theorien, Konzepte und Texte, welche Bildung thematisieren, sehr stark unterscheiden, etwa hinsichtlich der Inhalte oder der theoretischen Reichweite und Tiefe.

Um eine Antwort zu finden, werden im Folgenden drei – auch zeitgeschichtlich – unterschiedliche, aber qua Rezeption breit anerkannte Bildungstheorien kurz aufgegriffen und hinsichtlich ihrer thematischen Inhalte befragt. Gefragt wird, worauf diese Theorien eine Antwort geben, um diese zu gewinnenden Fragen an eine Theorieskizze sexueller Bildung anzulegen.

Herangezogen werden die Bildungstheorien Wilhelm von Humboldts (1960–1981), Wolfgang Klafkis (1985/2007) und Christoph Kollers (2018). Wilhelm von Humboldts Bildungskonzept wird herangezogen, weil sein Konzept als Ausgangspunkt und noch immer Fluchtpunkt vieler Bildungstheorien gelten kann. Dies zeigt sich z. B. daran, dass viele einführende Texte zum Thema Bildung bei Wilhelm von Humboldt ansetzen (Koller, 2009; Pongratz & Bünger, 2008; Raithel et al., 2009) und auch aktuelle Theoretiker:innen, wie Hans-Christoph Koller, sich zu Humboldt in ein Verhältnis setzen (Koller, 2010). Wolfgang Klafki wird als Vertreter des späten 20 Jahrhunderts herangezogen, weil er bereits die nach dem 2. Weltkrieg formulierten Kritiken am humanistischen Bildungsideal aufnehmen konnte und entsprechend bspw. die gesellschaftlichen Rahmenbedingungen von Bildung maßgeblich thematisiert hat. Hans-Christoph Koller wird ergänzt, weil er als Bildungstheoretiker des 21. Jahrhunderts bereits postmoderne Entwicklungen der Bildungstheorie nachvollziehen konnte, etwa die Infragestellung des Subjekts.

Da die vorliegende Arbeit auch an die Soziale Arbeit anschließen möchte und sexuelle Bildung zum Teil auch in der Praxis der Sozialen Arbeit empirisch zu verorten ist, wird anschließend ein Blick in den Diskurs um Bildung in der Sozialen Arbeit geworfen (u. a. Sting, 2018), um hier vorfindliche Perspektiven in die Heuristik aufzunehmen.

2.1 Wilhelm von Humboldt

Der 1767 in Potsdam geborene Wilhelm von Humboldt ist zugleich Bildungstheoretiker und Schulreformer. Er gilt als der zentrale Vertreter des pädagogischen Neuhumanismus. Als Neuhumanist wendet er sich gegen eine Erziehung zu gesellschaftlicher Brauchbarkeit und beruft sich bei seiner Bestimmung der Bildungsziele weder auf religiöse und politische Autoritäten noch auf aktuelle gesellschaftliche Erfordernisse der Zeit (Koller, 2009). Bezugspunkte sind stattdessen die inneren Anlagen der Menschen, seine „ewig unveränderliche Natur", die sich im Entwicklungsprozess individuell entfalten soll (Koller, 2009; Raithel et al., 2009).

Seine Theorie allgemeiner Bildung sieht entsprechend von realistischen Anforderungen der Ausbildung ab und thematisiert primär den Prozess der Bildung der Individuen, nicht das gesellschaftliche Produkt (Raithel et al., 2009). Vor diesem Hintergrund denkt Wilhelm von Humboldt Bildung nicht als Privileg einzelner weniger, sondern als Bildung für alle und entwirft ein für alle einheitliches Schulsystem (Koller, 2018; Raithel et al., 2009). Zugleich räumt er der allgemeinen Bildung einen Vorrang gegenüber spezieller Bildung, etwa der Berufsbildung, ein (Koller, 2018).

Der Ausgangspunkt von Humboldts Überlegungen ist die Frage nach dem Zweck des Menschen, genauer gesagt nach seiner Bestimmung (Koller, 2009; Raithel et al., 2009) – auf welche er folgende Antworten formuliert:

> „Der wahre Zweck des Menschen – nicht der, welchen die wechselnde Neigung, sondern welchen die ewig unveränderliche Natur ihm vorschreibt – ist die höchste und proportionierlichste Bildung seiner Kräfte zu einem Ganzen" (Humboldt, 1980, S. 64).

> „Im Mittelpunkt aller besonderen Arten der Thätigkeit nemlich steht der Mensch, der ohne alle, auf irgendetwas einzelnes gerichtete Absicht, nur die Kräfte seiner Natur stärken und erhöhen, seinem Wesen Werth und Dauer verschaffen will" (Humboldt, 1980, S. 235).

Ziele der Bildung sind aus Humboldts Sicht also ebenso wenig eine soziale Nützlichkeit, wie eine bestimmte berufliche Qualifikation, sondern die möglichst weitreichende Entwicklung der Menschen zu reflexiven und vielseitigen Persönlichkeiten (Raithel et al., 2009). Die dem Menschen innewohnenden Möglichkeiten sollen möglichst umfassend und so weit wie möglich verwirklicht werden (Koller, 2009). Eine Grenze nach oben wird nicht gezogen, aber ein harmonisches Gesamtbild soll entstehen und die Kräfte des Menschen sollen gleichmäßig entwickelt werden. Nicht nur der Verstand, sondern bspw. auch die Fantasie, sinnliche Anschauung und Wahrnehmungsfähigkeiten sollen entwickelt werden (Koller, 2009). Der Anspruch Humboldts an die individuellen Entwicklungsprozesse ist es, dass der Einzelne ein möglichst würdiger Repräsentant der Menschheit wird. Und es kommt noch ein weiterer Anspruch hinzu: die Individualität, der sich bildenden Menschen, ist im Bildungsprozess zu berücksichtigen (Humboldt, 1980; Koller, 2009). Es wird bezüglich dieser Anforderungen allerdings die Frage aufgeworfen, wie ein einzelner Mensch zugleich seine Individualität ausbilden und die Gattung in ihrer Breite bestmöglich verkörpern soll (Koller, 2009). Die Lösung Humboldts für diesen Widerspruch findet sich in der Idee der nur gesamtgesellschaftlich möglichen Verwirklichung des Ideals. „Der Einzelne kann (und soll) zwar versuchen, die Gesamtheit der menschlichen Möglichkeiten so weit wie möglich in seiner Person zu realisieren, doch gelingen wird ihm dies immer nur unvollkommen, bruchstückhaft“ (Koller, 2009, S. 79). Bildung bei Humboldt ist also kein ausschließlich individueller Vorgang, sondern ein gesellschaftlicher Prozess, der auf die Verschiedenheit der Menschen angewiesen ist und die Vervollkommnung der Gattung und des Einzelnen zum Ziel hat.

Es stellt sich die Frage, wie der Prozess der umfassenden und gleichmäßigen Bildung aller Kräfte zu einem Ganzen abläuft. Humboldt denkt diesen Prozess, als Entfaltung von innen, aber nicht als nach außen abgeschlossenen Prozess im Inneren der Individuen (Koller, 2009). Für den Bildungsprozess benötigt der Mensch die Welt außer sich. Er gelingt „allein durch die Verknüpfung unsres Ichs mit der Welt zu der allgemeinsten, regesten und freiesten Wechselwirkung“ (Humboldt, 1980, S. 235). Bildung ist also auf eine möglichst umfassende Auseinandersetzung des Menschen mit der Welt angewiesen (Koller, 2018).

Die angestrebte Wechselwirkung von Welt und Ich wird durch Humboldt in drei Richtungen konkretisiert (Koller, 2009; Raithel et al., 2009): Zum Ersten soll sie frei sein. Die Menschen sollen einen möglichst freien Zugang zu vielfältigen Aspekten von der Welt haben, der bspw. nicht durch Standesrecht eingeschränkt ist. Zum Zweiten soll die Wechselwirkung rege ausfallen. Beiden Seiten – Welt und Ich – kommt hierbei eine aktive Rolle zu: Das Ich ist keinesfalls passiv rezeptiv, sondern eignet sich die Welt aktiv an und auch die Welt – die nicht auf die gegenständliche materielle Umwelt reduziert ist, sondern auch bspw. andere Menschen beinhaltet – ist als aktive Instanz gedacht. Zum Dritten soll die Wechselwirkung durch mannigfaltige Situationen geprägt sein: Dem Menschen soll ein abwechslungsreiches Umfeld zur Verfügung stehen.

Die Auswahl der jeweiligen konkreten Gegenstände von Welt ist danach zu treffen, inwieweit sie zur umfassenden und gleichmäßigen Entwicklung aller menschlichen Potenziale beitragen können (Koller, 2009). Dabei kommt der Sprache in der Theorie Humboldts eine herausragende Bedeutung zu. Sie ist für ihn das zentrale Medium der aktiven Auseinandersetzung des Menschen mit der Welt und fungiert als Vermittlerin sowohl zwischen Ich und Welt als auch zwischen Ich und Du (Koller, 2009, 2018). Humboldt versteht die Sprache als bildendes Organ, mit dem Gedanken produziert werden. Das Erlernen neuer Sprachen stellt für ihn einen wesentlichen Aspekt von Bildung dar, da durch jede neue Sprache eine neue Weltsicht gewonnen wird (Koller, 2018, S. 13; Koller, 2009, S. 86).

Kritik und offene Fragen

Zumal Humboldt als Fluchtpunkt vieler Bildungstheorien fungiert, etwa bei Hans-Christoph Koller (2018), existieren viele Kritiken, differenzierte Analysen und Weiterentwicklungen seines Bildungsverständnisses. Wie folgt werden zentrale Themen aufgegriffen, die zwar auch von Wolfgang Klafki und Hans-Christoph Koller kritisch produktiv aufgegriffen werden, sich aber in Kontrast zu Wilhelm von Humboldt am deutlichsten nachzeichnen lassen.

Als ein zentrales Problem der Bildungstheorie, für das Humboldt häufig als Paradebeispiel genannt wird, gilt die „Dialektik der Bildung". Dies meint das „Umschlagen der Idee der Bildung in die Formen ihrer Materialisierung als Aneignung von Wissen und Fertigkeiten" (Kron et al., 2013, S. 66). Im Hinblick auf die Unterscheidung von Bildung als Prozess und Bildung als Produkt wird ersichtlich, dass Bildung auf beiden Seiten eine andere Qualität aufweist (Kron et al., 2013). Anhand der Lebensgeschichte Humboldts, der sowohl eine Bildungstheorie entworfen hat als auch im Rahmen seiner Schulreform die pädagogische Praxis der Bildung gestalten konnte, wird die Notwendigkeit deutlich, Bildung nicht nur als Prozess zu fassen, sondern auch die gesellschaftlichen Manifestationen von Bildung, als auch den Übergang vom einen zum anderen im Auge zu behalten (Kron et al., 2013).

Seit dem Nationalsozialismus wird zudem die Vorstellung einer linearen Fortschrittsgeschichte der Emanzipation der Menschheit hinterfragt, wie sie bei Humboldt angelegt ist (Pongratz & Bünger, 2008). Mit Theodor W. Adorno (2003) wird seit Auschwitz eine reflexive Selbstüberschreitung der Moderne gefordert, ein zeitgemäßes, selbst- und gesellschaftskritisches Bildungsverständnis.

Ein weiteres Problem des humboldtschen Bildungsverständnisses wird im Widerspruch des Verhältnisses von Selbstbestimmung und Gesellschaft und der gleichzeitigen Angewiesenheit auf Gesellschaft gesehen. Bildung bei Humboldt, aber auch in anderen Bildungstheorien, beinhaltet mit dem systematischen Kern der Selbstbestimmung bzw. mit dieser emanzipatorischen Dimension immer einen kritischen Impetus gegenüber staatlichen Steuerungsansprüchen und gesellschaftlichen Bedingungen, welche die Möglichkeiten der Menschen einschränken (Pongratz & Bünger, 2008). Daher verneint Bildung das, was sie bedingt. „Denn die Integration in gesellschaftliche Zusammenhänge, die mit der Vermittlung von Wissen und dem Einüben von Können einhergeht, bedeutet stets auch, sich gesellschaftlichen Erfordernissen anzupassen und fremden Ansprüchen zu unterwerfen" (Pongratz & Bünger, 2008, S. 118). Während klassische Bildungstheorie davon ausging, dass sich dieser Widerspruch mit dem

Fortschritt der Menschheitsgeschichte erübrigt, gilt diese Problematik heute als Ausgangspunkt moderner Bildungstheorie (Pongratz & Bünger, 2008).

Ebenfalls als problematisch wird die in der Theorie Humboldts angelegte Suche nach Einheit und Versöhnung von Gesellschaft und Individuum betrachtet (Pongratz & Bünger, 2008). Problematisiert wird der Zusammenhang von Freiheit und Vernunft. Mensch und Welt sollen durch Bildung höher entwickelt werden und in diesem Prozess schließt sich die Freiheit der Individuen mit der Allgemeinheit der Vernunft zusammen. Es wird also vorausgesetzt, dass Bildungsprozesse Vernunft geleitet sind und sich die Freiheit der Individuen hier einzufügen hat (Pongratz & Bünger, 2008). „Aus vernunft- und modernitätskritischer Perspektive negiert diese Vorstellung subjektiver Autonomie die Unhintergehbarkeit individueller Freiheit. Denn die Unterwerfung unter die Zumutung der Vernunft *bricht* mit der radikal gedachten Freiheit der Individuen" (Pongratz & Bünger, 2008, S. 119). Und aus heutiger Sicht ist das vernünftige Miteinander eine Illusion, da sich empirisch erkennen lässt, dass eine Einheit von „individueller Selbstbestimmung und einer als human, vernünftig oder moralisch verstandenen Allgemeinheit nicht notwendig entsteht, sondern kontingent bleibt" (Pongratz & Bünger, 2008, S. 120).

Die Vorstellung einer Höherentwicklung der Menschen wirft ein weiteres Problem auf, welches mit den Begriffen „Identität und Differenz" gefasst werden kann (Pongratz & Bünger, 2008): Die Idee einer Integration von Welt im Rahmen von Aneignungsprozessen und einer hierdurch ablaufenden Höherentwicklung blendet eine Erfahrung von Menschen aus, nämlich die Erfahrung von, dem eigenen Selbst- und Weltbild Widersprüchlichem. In der Theorie Humboldts erfordern solche Erfahrungen Horizonterweiterungen, Bildung erscheint als Mittel der Identitätssicherung, und Spannungen oder Differenzen erscheinen lediglich als zu überwindende Defizite. „Zur Selbsterfahrung moderner Individualität gehört jedoch, dass sie sich weder völlig durchsichtig ist, noch werden kann" (Pongratz & Bünger, 2008, S. 121). Und auch die Andersheit des Anderen, das, was sich dem Subjekt nicht fügen will, wird im Aneignungskonzept negiert und auf die Zwecke der Selbstanreicherung des Subjekts verkürzt. Während das Subjekt also souverän gedacht wird, wird der oder das Andere zum beherrschbaren Objekt degradiert (Pongratz & Bünger, 2008). Entsprechend suchen aktuelle Bildungsansätze „nach Alternativen zum Selbstbehauptungsmodell des souveränen Subjekts" (Pongratz & Bünger, 2008, S. 121–122). Bildung wird unter anderem nicht mehr als Steigerung von Souveränität konzipiert, sondern als „dezentrierende Erfahrung von unaufhebbarer Differenz", die automatisch eine ethische Dimension enthält: eine Haltung, welche das Unverstandene nicht abwertet, sondern als Differenz zur Kenntnis und gleichfalls ernst nimmt (Pongratz & Bünger, 2008, S. 122–123).

Unter anderem ausgehend von den dargestellten Widersprüchen und Leerstellen des (humanistischen) Bildungsideals sehen Pongratz und Bünger (2008) die Notwendigkeit, ebendiese Widersprüche nicht zu negieren, sondern zu thematisieren und somit Bildungstheorie als kritische Bildungstheorie bzw. als Kritik der Bildung zu verstehen. Zugleich sollen die bestehende Bildungspolitik und -praxis hinterfragt werden, um die gesellschaftlichen Verhältnisse nicht einfach zu reproduzieren. Bildungstheorie soll also zugleich sowohl Begriffskritik üben und Ideale hinterfragen als auch mit einer empirischen Bildungsforschung gekoppelt werden (Pongratz & Bünger, 2008). Diese Verknüpfung von Bildungstheorie und empirischer Bildungsforschung fordert auch Hans-Christoph Koller (Koller, 2018) ein und wirft die Frage auf, wie die Theorie Wilhelm von Humboldts mit den Bedingungen realer Bildungsverhältnisse verknüpft werden kann, zumal sie als „Musterbeispiel eines idealistischen Bildungsverständnisses" gesehen wird, welches als Zielvorstellung fungieren kann, aber den realen Bedingungen zu wenig Beachtung schenkt (Koller, 2018, S. 14–15).

Zusammenfassend lassen sich folgende Kernthemen identifizieren, die an eine Theorieskizze sexueller Bildung herangetragen werden können.

Zum Ersten verweist Wilhelm von Humboldt auf die Notwendigkeit, das Bild vom Menschen zu thematisieren – das Subjekt in seiner Beschaffenheit. Charakteristisch für die Rezeption der Bildungstheorie Wilhelm von Humboldts ist diesbezüglich die bis heute dominierende Idee des Menschen, als mit individuellen Potenzialen ausgestattet, die es durch Bildung zu entfalten gilt. Damit zusammen hängt zum Zweiten die Frage nach dem Verhältnis der individuellen Entwicklung zur gesellschaftlichen Entwicklung bzw. der in der Theorie Humboldts angelegten Suche nach Einheit und Versöhnung von Gesellschaft und Individuum. Zum Dritten ist hiermit zugleich die Frage nach der Norm und dem Ziel von Bildung angesprochen. Wird mit Bildung das Ziel der menschlichen Höherbildung verfolgt? Und zum Vierten verweist die Theorie Wilhelm von Humboldts auf die Frage nach dem Prozess der Bildung. Zu fragen ist nach den beteiligten Akteuren und den Verläufen von Bildungsprozessen, die bei Wilhelm von Humboldt als linear und kontinuierlich beschreiben werden.

Überdies stellen sich aus den Theorien Wilhelm von Humboldts eine Reihe an weiteren Fragen, die jedoch aufgrund ihrer inhaltlichen Ausrichtung oder ihrer Tiefe weit über den Rahmen der hier angestrebten Theorieskizze hinausgehen und daher hier nicht bearbeitet werden. Beispiele sind die Rolle des Staates für Bildung, das Verhältnis von unterschiedlichen Bildungsbereichen zueinander oder die Differenzierung individuumsbezogener Ebenen von Bildung (Verstand, sinnliche Anschauung etc.).

2.2 Wolfgang Klafki

Der 1927 geborene Wolfgang Klafki gilt als einer der wichtigsten Vertreter der kritischen Erziehungswissenschaft (Koller, 2009). Er entwickelte sein Bildungskonzept ausgehend von und im Kontrast zum humanistischen Bildungsideal (Koller, 2009; Kron et al., 2013).

Die Besonderheit seiner Neubestimmung des Bildungsbegriffs besteht einerseits im Anspruch, den Anforderungen einer modernen Gesellschaft kritisch reflexiv gerecht zu werden und andererseits, ebenso wie Humboldt, Bildung als Allgemeinbildung zu konzipieren (Koller, 2009).

Zentrales Thema und Ausgangspunkt seiner Bildungstheorie ist die – aus der Perspektive der Bildungstheoretiker:innen der zweiten Hälfte des 20 Jahrhunderts – in der klassischen Bildungstheorie vernachlässigte Reflexion des Zusammenhangs von Bildung und Gesellschaftsstruktur. Er reagiert in seiner Konzeption in Anknüpfung an die Kritische Theorie Horkheimers und Adornos auf die Kritik der individualistischen Verkürzung des humanistischen Bildungsbegriffs (Koller, 2009). Als Problem gilt in diesem Kontext, dass gesellschaftliche Verhältnisse nicht nur die Möglichkeiten von Bildung forcieren, erweitern oder blockieren können, sondern sie auch im Sinne anderer Interessen vereinnahmen bzw. funktionalisieren können (Pongratz & Bünger, 2008) und somit die Geschichte der Bildung nicht von der Geschichte gesellschaftlicher Herrschaft zu trennen ist. Zwar werden historisch betrachtet mittels Bildung zunächst feudale Herrschaftsstrukturen aufgelöst, aber in der Folge entsteht der Anspruch, durch Bildung die Reproduktion der bürgerlichen Gesellschaft sicherzustellen. Bildung wird hierdurch zu einem Angebot, „dass [sic!] die Gesellschaftsmitglieder um ihrer Selbsterhaltung willen nicht ausschlagen können. Eben darin drückt sich der Umschlag der antifeudalen Befreiungsbewegung in die bürgerliche Herrschaftsgesellschaft aus“ (Pongratz & Bünger, 2008, S. 124). Und in der bürgerlichen Gesellschaft behält Bildung zwei Gesichter: Bildung, ergo unter anderem Abstraktionsvermögen, Kreativität, kognitive Leistungen, werden nicht nur im Dienste der menschlichen Entwicklung und menschlichen Freiheit, sondern auch zur Steigerung der Produktivität angestrebt und somit funktionalisiert (Pongratz & Bünger, 2008, S. 125). „Emanzipationsprozesse und Unterwerfungsstrategien werden auf diese Weise miteinander verkoppelt: Bildung ist ein ebenso mächtiges Instrument der Veränderung, wie sie Instrument von Stabilisierung ist“ (Pongratz & Bünger, 2008, S. 125).

Als eine erste Konsequenz aus dieser Problematik bestimmt Wolfgang Klafki Bildung als „Zusammenhang dreier Grundfähigkeiten“, nämlich der Fähigkeiten zur Selbstbestimmung, zur Mitbestimmung und zur Solidarität (Klafki, 1985/2007, S. 52). Bildung soll nicht nur auf individuelle Entwicklungsprozesse beschränkt bleiben, sondern die aktive Auseinandersetzung mit gesellschaftlichen Schlüsselproblemen durch die Menschen zum Inhalt haben.

Auch Wolfgang Klafkis Verständnis von Bildung als Allgemeinbildung greift auf normative Weise die Verknüpfung von Gesellschaft und Bildung auf. Zentral für sein Verständnis von Bildung als Allgemeinbildung ist die Aufschlüsselung, worin das „allgemeine“ von Bildung unter den gegenwärtigen gesellschaftlichen Verhältnissen zu sehen ist. Dabei differenziert er drei Richtungen (Klafki, 1985/2007):

Zum Ersten versteht er Allgemeinbildung als „Bildung für alle" und kritisiert hiermit die Festschreibung gesellschaftlich bedingter Ungleichheit durch ein selektives Bildungswesen. Allen Menschen sollen die gleichen Bildungsmöglichkeiten eröffnet werden. An dieser realpolitischen Norm zeigt sich eine Grundhaltung Wolfgang Klafkis, nämlich, dass ein Allgemeinbildungskonzept nicht von den organisatorischen Rahmenbedingungen getrennt gedacht werden darf, sondern Produkt und Prozess aufeinander bezogen sein müssen (Koller, 2009).

Zum Zweiten versteht er Allgemeinbildung als „Bildung im Medium des Allgemeinen" (Klafki, 1985/2007, S. 56). Hiermit spricht er das Kanonproblem an, also die Problematik „angesichts vielfältiger Wissensformen, Wertorientierungen und kultureller Deutungsmuster" (Koller, 2009, S. 107) einen Konsens hinsichtlich des zu vermittelnden Wissens zu finden. Sein Lösungsvorschlag besteht hierbei in der Identifizierung epochal typischer Schlüsselprobleme, für die in einer produktiven Zusammenarbeit nach Lösungen gesucht werden müsse (Koller, 2009). In diesem Sinne geht es ihm aber nicht um die Bestimmung eines Katalogs im Sinne positiven Wissens, sondern um die Entwicklung von „Selbstbestimmung-, Mitbestimmung- und Solidaritätsfähigkeit" aufseiten der Menschen, die dazu befähigen sollen, an gesellschaftlichen Auseinandersetzungen zu den Schlüsselproblemen teilzunehmen.

Zum Dritten versteht Wolfgang Klafki unter Allgemeinbildung, dass in Bildungsprozessen alle Grunddimensionen menschlicher Interessen und Fähigkeiten adressiert werden sollen. Es geht ihm um vielseitige Bildung (Klafki, 1985/2007). In Fortführung des humanistischen Ziels, der umfassenden und ausgewogenen Entfaltung aller menschlichen Anlagen, wird sein Ansatz hiermit um Fragen der menschlichen Aktivität und Rezeptivität ergänzt, um eine Blickverengung auf die Schlüsselprobleme zu vermeiden (Koller, 2009). Wolfgang Klafki ergänzt den Ansatz Humboldts, der auf die Schulung des Verstandes, der Einbildungskraft und der sinnlichen Anschauung abzielte, hierbei zusätzlich um soziale, praktisch-technische und ethisch-religiöse Fähigkeiten (Koller, 2009). Ebenso wie Wilhelm von Humboldt will auch Wolfgang Klafki sowohl die Individualität der Menschen als auch eine breite Ausgewogenheit der Bildung berücksichtigt wissen.

Wolfgang Klafkis Fokus auf die gesellschaftlichen Dimensionen von Bildung zeigt, dass er Bildung in einem stark normativen Sinne versteht: „der Begriff dient nicht nur zur Beschreibung von menschlichen Entwicklungsprozessen oder Veränderungen des Welt- und Selbstverhältnisses, sondern auch zur normativen Orientierung für menschliches Handeln" (Koller, 2009, S. 111).

Zwei Ebenen der normativen Ausrichtung können unterschieden werden (Koller, 2009). Zum einen sind Bildungsgeschehen und Bildungsziele selbst wünschenswert, etwa die Entwicklung der Fähigkeit und der Bereitschaft zur

Selbstbestimmung, Mitbestimmung und Solidarität. Zum anderen ist das Bildungsverständnis normativ, da Bildung als „zentrale Ziel- und Orientierungskategorie pädagogischer Bemühungen" verstanden wird. Pädagogisch Handelnde sind dazu aufgefordert, entsprechende Bildungsprozesse anzuregen.

Für eine verknüpfte Reflexion von Bildungspraxis, Gesellschaft und Bildungstheorie steht auch Wolfgang Klafkis Konzept der „kategorialen Bildung" (Klafki, 1985/2007). Mit diesem Konzept fasst er die Verweisungszusammenhänge von materialer und formaler Bildung sowie von Bildung als Produkt und als Prozess und möchte sicherstellen, dass Bildung als Ganzes betrachtet wird (Kron et al., 2013). Kategoriale Bildung wird durch doppelseitige Erschließungsprozesse der Individuen realisiert: „Diese doppelseitige Erschließung geschieht als Sichtbarwerden von allgemeinen, kategorial erhellenden Inhalten auf der objektiven Seite und als Aufgehen allgemeiner Einsichten, Erlebnisse, Erfahrungen auf der Seite des Subjekts" (Kron et al., 2013, S. 68). Wolfgang Klafki geht also davon aus, dass Menschen geprüfte Aussagen in Bezug auf die Welt machen können und diese immer an die Inhalte gebunden sind, die zur Aussage stehen. „Formales und materiales Moment bilden damit eine Einheit, die auch den Bildungsprozess ausmacht, in dem die Fähigkeit zur Aussage und die Aussage selbst gewonnen werden" (Kron et al., 2013, S. 69).

Zusammenfassend wird deutlich, dass im Hinblick auf die Identifizierung bildungstheoretischer Themen bei Wolfgang Klafki keine gänzlich neuen übergeordneten Themen sichtbar werden, die nicht bei Wilhelm von Humboldt angelegt sind. Dies überrascht nicht, zumal Wolfgang Klafki auf Wilhelm von Humboldt aufbaut. Es werden jedoch Verschiebungen und besondere Foki sichtbar, die für die hier vorgelegte Theorieskizze von großem Interesse sind.

Vor allem ist hierbei der besondere Fokus auf die aktuellen gesellschaftlichen Bezüge und die damit verknüpften Ziele im Kontext von Bildungstheorie und Bildungspraxis von Interesse. Mit Wolfgang Klafki sind die Fragen aufgeworfen, inwiefern die aktuellen gesellschaftlichen Rahmenbedingungen in der Konzeption von Bildung berücksichtigt werden, ob Bildung konkrete gesellschaftliche Probleme lösen soll, aber auch inwiefern Gesellschaft Bildung für welche Bevölkerungsgruppen möglich macht (Bildung als Allgemeinbildung).

Daneben verweist auch Wolfgang Klafki auf eine Reihe an Themen, die für die vorliegende Theorieskizze inhaltlich zu speziell oder tiefgehend sind, z. B. das Kanonproblem, die Zugänge zu Bildung oder das Verhältnis von materialer oder formaler Bildung.

2.3 Hans-Christoph Koller

Der Hamburger Erziehungswissenschaftler Hans-Christoph Koller versteht seine *Theorie Transformatorischer Bildungsprozesse* als Anknüpfung und Weiterentwicklung der Bildungstheorie Wilhelm von Humboldts und knüpft zugleich an die Arbeiten Rainer Kokemohrs an (Koller, 2018).

An Wilhelm von Humboldt knüpft er in zweierlei Hinsicht an. Einerseits wird Bildung als grundlegende Veränderung des Verhältnisses von Ich und Welt konzipiert und andererseits fasst er den Veränderungsprozess sowie das Verhältnis von Welt und des Individuums zu sich selbst, ähnlich wie Humboldt, sprachtheoretisch (Koller, 2018).

Zugleich greift er jedoch zwei der weiter oben genannten zentralen Kritiken an Wilhelm von Humboldt auf: Zum einen betrachtet er stärker die gesellschaftliche Rahmung von Bildung und trägt somit den aktuellen soziokulturellen Bedingungen und Widersprüchen von Bildung Rechnung und zum anderen verknüpft er Bildungstheorie mit empirischer Bildungspraxis / Bildungsforschung (Koller, 2010, 2011, 2018).

Sein Verständnis von Bildung soll zunächst kurz charakterisiert werden. Hierfür nutzt Koller die Unterscheidung zwischen Bildung und Lernen (Koller, 2010, 2018). Er beschreibt Bildungsprozesse hierbei als „Lernprozesse höherer Ordnung“, da sich über die Aneignung neuer Informationen hinaus, auch der Modus der Informationsverarbeitung und die Art und Weise, in der Menschen sich zur Welt und zu sich selbst verhalten, modifiziert werden (Koller, 2018). Ausgelöst werden sie durch neuartige Problemlagen, welche die bisherigen Welt- und Selbstverhältnisse infrage stellen und „für deren Bewältigung die Figuren ihres bisherigen Welt- und Selbstverhältnisses nicht mehr ausreichen“ (Koller, 2018, S. 15–16). Bildung ist also ein Prozess, der ein verändertes Subjekt hervorbringt – allerdings nicht nur in Bezug auf das Denken, sondern auch in Bezug auf das Verhältnis des Subjekts zu sich selbst und zur Welt (Koller, 2011).

Hans-Christoph Koller strukturiert seine *Theorie Transformatorischer Bildungsprozesse* anhand von vier Kernthemen (Koller, 2018), die wie folgt kurz zusammengefasst werden. Da es hier hauptsächlich darum geht, Fragen aufzuwerfen, sind dabei weniger die zur Beantwortung herangezogenen Theorien relevant, als die Themen und die mit den Themen aufgeworfenen Fragen selbst.

Das erste Thema sind die Welt- und Selbstverhältnisse der Subjekte und ihre Beschreibung. Für Hans-Christoph Koller stellt sich die Frage, wie sie und ihre Veränderungen sich beschreiben lassen. Hierbei geht er davon aus, dass „das Verhältnis zur Welt als auch das zu sich selbst kein unmittelbares, sondern ein in zweifacherweise vermitteltes ist“ (Koller, 2011, S. 109). Die Vermitteltheit bezieht sich einerseits auf die Gesellschaft und andererseits auf symbolische Strukturierungen. Beide prägen das Verhältnis in elementarer Weise (Koller, 2011). Für die Beantwortung dieser Frage zieht er hauptsächlich Theorien des Subjekts und der Subjektkonstitution heran (Koller, 2018). Zentral sind hierbei die Gesellschaftstheorie Pierre Bourdieus, das Konzept narrativer Identität, Jacques Lacans strukturale Psychoanalyse sowie Judith Butlers Konzept der Subjektivation (Koller, 2018, S. 23–70).

Das zweite Thema sind die Anlässe der Bildungsprozesse. Für Hans-Christoph Koller stellt sich die Frage, ob und welche typischen Problemlagen oder Krisenerfahrungen es gibt, die den Ausgangspunkt von Bildungsprozessen darstellen, was sie auszeichnet und wie sie theoretisch zu fassen sind. Hiermit grenzt er sich von der Bildungstheorie Wilhelm von Humboldts ab, der von einem gleichmäßigen Bestreben des Menschen nach Entfaltung seiner Kräfte ausgeht. Demgegenüber sieht Koller (2018) den Auslöser für Bildungsprozesse in Krisenerfahrungen, welche die Welt- und Selbstverhältnisse radikal infrage stellen. Zur Beantwortung dieser Frage bindet er wiederum eine Reihe an Theorien ein, etwa Günter Bucks Konzept „negativer Erfahrungen" und Bernhard Waldenfels' Konzept der Erfahrung des Fremden (Koller, 2018, S. 71–86).

Das dritte Thema sind die Transformationen selbst, also die Bedingungen, die sie benötigen, Verlaufsformen, Prozessstrukturen und die Frage nach der Entstehung von Neuem im Bildungsprozess (Koller, 2018). Antworten findet Koller diesbezüglich in unterschiedlichen Disziplinen. Herangezogen werden unter anderem Karl Popper, Ulrich Oevermann, Hans-Georg Gadamer, Jacques Derrida und Judith Butler (Koller, 2018, S. 101–136).

Und das vierte Thema sind die Anschlüsse zwischen Bildungstheorie und Bildungsforschung. Hans-Christoph Koller wirft die Frage auf, wie transformative Bildungsprozesse empirisch beforscht werden können und entwirft das „Programm einer bildungstheoretisch fundierten Biografieforschung (...), die bildungstheoretische Reflexionen mit der empirischen Untersuchung von Bildungsprozessen zu verknüpfen sucht" (Koller, 2018, S. 18).

In Ergänzung zu den bereits bei Wilhelm von Humboldt und Wolfgang Klafki identifizierten Aspekten verweist die Theorie Hans-Christoph Kollers insbesondere auf folgende Themen: Zum Ersten wirft Hans-Christoph Koller ein besonderes Augenmerk auf die Beschreibung des Bildungssubjekts. Es stellt sich die Frage, mithilfe welcher Theorien sich das Subjekt vor und nach Bildungsprozessen fassen lässt. Zum Zweiten gilt ein besonderes Interesse den Auslösern und Verläufen von Bildungsprozessen und mit dem Blick auf den Prozess der Bildung zugleich auch der Frage, wie sich Bildungsprozesse von Lernprozessen unterscheiden lassen. Und zum Dritten steht das Verhältnis von Bildungstheorie und empirischer Bildungsforschung im Fokus.

2.4 Bildung in der Sozialen Arbeit

Die Beschäftigung mit Bildung in der Sozialen Arbeit ist auf der einen Seite im Diskurs um Bildung im Sinne schulischer Qualifikation verortet, wobei der Sozialen Arbeit auf Basis der Unterscheidung von formaler, non-formaler und informeller Bildung eine kompensatorische Funktion zugeschrieben wird (Sting, 2018; Walther, 2014). Diese Einordnung von Sozialer Arbeit wird jedoch problematisiert, da Bildung hier als Produktivfaktor und Menschen als Humankapital verstanden würden und die Einbindung der Einrichtungen der Sozialen Arbeit als Ausdruck einer Ausweitung gesellschaftlicher Ansprüche gedeutet werden könne (Bock, 2008; Sting, 2016, 2018; Walther, 2014). Somit wird auch in der Sozialen Arbeit die bereits aufgeworfene Frage nach den Zusammenhängen von Gesellschaft und Bildung problematisiert.

Neben oder vielmehr in Abgrenzung zu diesem bildungspolitischen Ringen, werden auch bildungstheoretische Anschlüsse an die Soziale Arbeit gesucht, konkretisiert und damit zugleich Anforderungen an ein für die Soziale Arbeit anschlussfähiges theoretisches Bildungsverständnis formuliert (u. a. Sting, 2016, 2018; Walther, 2014):

Als zentral für diesen Diskurs kann Stephan Stings (2016, 2018) Konzept einer *Sozialen Bildung* gelten, in dem er eine grundlegende Sozialität von Bildung herausarbeitet. Er entwirft einen Blick auf Bildung als mehrdimensionales Geschehen im sozialen Raum, der eine topografische Perspektive entstehen lässt (Sting, 2016). Zentrale Verknüpfungen dieser Topografie sind die Abhängigkeit des Bildungsprozesses von gesellschaftlichen Strukturen, von unterschiedlichen Lebenssituationen und Lebenslagen sowie die interaktionale Gebundenheit von Bildung an soziale Anerkennung und kollektive Orientierungen (Sting, 2018).

Auf dem Weg zu dieser Topografie der *Sozialen Bildung* greift er zunächst aktuell in der Sozialen Arbeit verhandelte Konzepte von Bildung auf. Als einen ersten Bezugspunkt wählt er den Ansatz der kritischen Bildungstheorie, wie er im Rahmen der Sozialraumorientierung diskutiert wird. Dieser Ansatz fokussiere die Selbstbildungsprozesse und -möglichkeiten des Subjekts und erkläre das handlungsfähige, autonome und emanzipierte Subjekt, welches sich durch eine entwickelte Reflexionsfähigkeit und eine politische und moralische Urteilsfähigkeit auszeichnet, zum Ziel (Sting, 2018). Im Rahmen der Sozialraumorientierung werde dieses Konzept in einen räumlichen Rahmen gesetzt und Bildung als Aneignung in einem Sozialraum verstanden, der nicht nur angeeignet, sondern auch gestaltet werde (Deinet & Reutlinger, 2014). Durch die sozialräumliche Einordnung könnten die sozialen Voraussetzungen von Bildung und die Wirkungen des Umfelds auf die Aneignungsprozesse betrachtet werden (Sting, 2018). Stephan Sting (2016) kritisiert diesen Ansatz jedoch, da er die Subjektposition im Bildungsprozess nicht grundsätzlich hinterfrage. Mit Grundmann et al. (2016) problematisiert er die normative Idee eines emanzipierten, autonomen Subjekts, das aus einer reflexiven Distanz heraus kritisch auf den sozialen Raum schaut, da sie auf eine spezifische Position im sozialen Raum zurückgehe und Handlungslogiken in sogenannten bildungsfernen Milieus abwerte. Dem gegenüber muss für eine sozialpädagogische Konzeption von Bildung, so Sting (2016), von einer grundlegenden Sozialität der Subjektkonstitution und damit auch der Bildungsstrategien der Subjekte ausgegangen werden.

Zur Analyse dieser Sozialität von Bildung entwirft Sting eine dreidimensionale Topografie, welche die aus seiner Sicht bisher eher temporal und biografisch ausgerichtete Betrachtung von Bildung ergänzen soll (Sting, 2016).

In einer ersten horizontalen soziokulturellen Dimension einer *Sozialen Bildung* geht Stephan Sting (2016) unter anderem mit Bittlingmayer (2006) davon aus, dass sich in milieu- und gruppenbezogenen Kontexten spezifische bildungsbezogene Handlungsbefähigungen, Vorlieben und Ausgangsbedingungen herausbilden. Dabei entstehen unter anderem unterschiedliche Zielstellungen von Bildung, die unter Umständen dem soziokulturellen Leitmodell von Bürgerlichkeit, wie es an Schulen verortet ist, widersprechen. Mit dieser Perspektive sieht Stephan Sting die in der Sozialpädagogik verbreitete Individualisierungsthese und die Vorstellung vom handlungsautonomen Subjekt infrage gestellt, da sie deutlich macht, „dass Bildung immer an differente Orte im sozialen Raum gebunden ist" (Sting, 2016, S. 125). Mittels einer zweiten vertikalen, sozial-strukturellen Dimension verortet Stephan Sting (2016) das Bildungsgeschehen in sozialen Hierarchien und Machtstrukturen. Hierbei greift er auf die Theorien von Pierre Bourdieu, Judith Butler und Hans-Christoph Koller zurück und geht unter anderem mit Judith Butler davon aus, dass der strukturierte Sozialraum konstitutiv für die Hervorbringung des Subjekts ist und somit Subjektivität außerhalb von sozialen Strukturen nicht möglich ist (Sting, 2016). Mit der dritten, interaktiven Dimension der *Sozialen Bildung*, welche die horizontale und die vertikale Dimension verknüpft, möchte Stephan Sting (2016) die in den anderen Dimensionen angelegte rein sozialwissenschaftliche Beobachterposition aufgeben und eine pädagogische Gestaltungsaufgabe im Sinne der „Bildungsvoraussetzungen des Sozialen" (Natorp, 1968) anschließen. Das pädagogische Projekt Bildung sei bislang „vor allem im Sinne gesellschaftlich dominierender, bildungsbürgerlicher Schichten interpretiert worden" (Sting, 2016, S. 125) und Aufgabe der Sozialpädagogik sei daher auch die Auseinandersetzung mit den entsprechenden Zielen und normativen Vorgaben. In dieser Dimension geht Stephan Sting grundlegend davon aus, dass Bildung an die Interaktionsdynamiken und Intentionen konkreter sozialer Gruppen gebunden ist. In diesen wird ausgehandelt, welche Bedeutung gesellschaftliche Bildungserwartungen haben und wie mit ihnen zu verfahren ist. Ansprüche der Gesellschaft, die Bedürfnisse des einzelnen Subjekts und die Lebensbedingungen werden vermittelt. Aus der Perspektive der einzelnen Subjekte ist es in diesem Kontext riskant, von den kollektiven Bildungsintentionen abzuweichen, zumal ihre Anerkennung und Zugehörigkeit infrage gestellt werden kann (Sting, 2016).

Weitere soziale Anschlussstellen von Bildung und Sozialpädagogik formuliert Andreas Walther (2014). Auch er nutzt den Aneignungsbegriff der Tätigkeitspsychologie, wie er in der sozialraumorientierten Sozialen Arbeit Verwendung findet, und unterscheidet hierbei zwischen Aneignungsprozessen erster, zweiter und dritter Ordnung, wobei er unter letzteren Bildungsprozesse versteht. Der

Unterschied zu Aneignungsprozessen zweiter Ordnung liegt in der reflexiven „Transformation von Selbst-Welt-Verhältnissen bzw. Identitätsbildung" (Walther, 2014, S. 101) im Rahmen der Aneignungsprozesse. „Aneignung als Bildung meint (...) die Reflexion dieser Lernerfahrungen und die damit verbundene Identitätsarbeit, mittels derer diese Erfahrungen zu einem Bestandteil des eigenen selbst werden" (Walther, 2014, S. 101). Vor diesem Hintergrund wirft er die Frage nach der Motivation der Subjekte hinsichtlich Bildung auf und findet im Konzept der Anerkennung nach Axel Honneth (1992) eine Antwort (Walther, 2014). Er geht davon aus, dass ein wichtiger Anreiz in der Anerkennung durch andere liegt und es dementsprechend gesellschaftlich betrachtet, nicht nur eine ungleiche Verteilung von Macht und Ressourcen gibt, sondern auch eine potenzielle Ungleichheit von Motivation in Form von Anerkennung zu betrachten ist. Von Interesse ist, welche Handlungen, welches Wissen und welche Kompetenzen gesellschaftlich anerkannt und welche abgewertet werden – einerseits im Sinne der Anerkennung durch andere und andererseits im Sinne der Anerkennung eigener Lernprozesse und Transformationen des Selbst-Welt-Verhältnisses (Walther, 2014).

Der Blick auf Bildung aus Perspektive der Sozialen Arbeit wirft die folgenden ergänzenden Foki auf. In den Blick kommen verstärkt soziale Aspekte von Bildung, einerseits die sozialräumlichen Voraussetzungen von Bildung in Form von Orten und sozialen Gruppen (horizontale Dimension), etwa die Milieuperspektive, und andererseits gesellschaftliche Hierarchien und Machtfragen als Voraussetzung von Bildung und Subjektivierung generell (vertikale Dimension).

Zugleich werden auch in dieser kurzen Zusammenfassung Themen ersichtlich, die in der vorliegenden Theorieskizze nicht bearbeitet werden können, etwa die Frage nach gesellschaftspolitischen Vereinnahmungen spezifischer Bildungsbereiche.

2.5 Fragen an eine Theorieskizze sexueller Bildung

Aus den jeweils im Rahmen der dargestellten Bildungstheorien identifizierten Themen, lassen sich die folgenden Themengebiete zusammenfassen, die im Verlauf der vorliegenden Arbeit einerseits dazu genutzt werden, bestehende Arbeiten zur sexuellen Bildung hinsichtlich Gegebenem und Leerstellen zu analysieren und die andererseits als Anfragen zur Klärung an die eigene Theorieskizze sexueller Bildung verwendet werden. In Kapitel 7 wird das hier entwickelte Konzept transaktionaler sexueller Bildung entlang der Fragen zusammenfassend dargestellt.

Das Bildungssubjekt

Ein zentraler Aspekt in den Theorien Wilhelm von Humboldts, Wolfgang Klafkis und Hans-Christoph Kollers, aber auch im Diskurs um Bildung in der Sozialen Arbeit ist das Bildungssubjekt selbst. Es stellt sich hierbei unter anderem die Frage, welches Menschenbild dem Bildungsverständnis zugrunde liegt, etwa ob das Individuum mit individuellen Potenzialen ausgestattet ist, die es zu entfalten gilt (Humboldt). Vor dem Hintergrund der Ausführungen von Stephan Sting stellt sich bspw. die Frage, inwiefern soziokulturelle Dimensionen, etwa ein Milieu, das Bildungssubjekt beeinflussen oder überhaupt erst konstituieren. Und es stellt sich die Frage, wie sich Subjektivität konstituiert und wie sich das Bildungssubjekt theoretisch fassen und beschreiben lässt, etwa vor, während und nach Bildungsprozessen (Koller). Dabei stellt sich bspw. mit Stephan Sting auch die Frage, ob und warum überhaupt am Subjektbegriff festgehalten und wie das Subjekt in seinen Widersprüchlichkeiten – z. B. zwischen Autonomie und Heteronomie – gefasst wird.

Der Bildungsprozess

Ein weiterer Themenschwerpunkt, der sich aus den dargestellten Theorien ergibt, ist der Bildungsprozess. Fraglich ist in diesem Kontext z. B., wie Bildungsprozesse ausgelöst werden (Koller), welche Bedingungen Bildungsprozesse brauchen (Humboldt), welche Akteure am Bildungsprozess beteiligt sind, welche Richtung Bildungsprozesse haben, also, ob sie bspw. als linear oder als offen verstanden werden und inwiefern sie sich von Lernprozessen unterscheiden.

Bildung und Normativität

In allen dargestellten Theorien stellt sich die Frage, wieso Bildung sein soll. Geht es bspw. um eine Weiterentwicklung der Subjekte und der Gesellschaft zur Verwirklichung des menschlichen Potenzials (Humboldt)? Oder steht die Lösung gesellschaftlicher Schlüsselprobleme im Vordergrund (Klafki)? Zu fragen ist also, was das normative Ziel von Bildung ist, wie es konkretisiert und begründet wird. Was ist das Gute an Bildung? Diesbezüglich stellt sich auch die Frage nach der Qualität der zugrundeliegenden Norm und den mit der Norm verbundenen Zielen. Stark normativen Bildungsbegriffen mit teleologischen Prozessvorstellungen (z. B. Wilhelm von Humboldt) stehen nicht-normative gegenüber, die von einer Negation der vorfindlichen Bedingungen ausgehen, ohne etwas Neues vorzuschreiben und entsprechend kein Ziel vorgeben (z. B. Hans-Christoph Koller). Letztere setzen lediglich die Entstehung von Neuem in einer Dynamik distanzierender Kritik als Ziel.

Bildung und Gesellschaft

Ein weiterer Themenschwerpunkt ist das Verhältnis von Bildung und Gesellschaft. Von Interesse ist vor dem Hintergrund der genannten Theorien in diesem Kontext unter anderem, inwiefern Wirkungen von Bildung auf Gesellschaft erwartet oder angestrebt werden. Werden etwa gesellschaftliche Themen / Probleme identifiziert, die mittels Bildung bearbeitet werden sollen (Klafki)? Des

Weiteren stellt sich die umgekehrte Frage, wie Gesellschaft auf Bildung wirkt oder wirken möchte. Inwiefern macht die Gesellschaft bspw. Bildungsprozesse möglich oder funktionalisiert sie? Sind Bildungsprozesse und -normen in Hierarchien oder Machtverhältnisse eingebunden und werden bestimmte Gruppen bspw. ausgeschlossen oder bevorzugt? Wie wirken der soziale Raum und soziokulturelle Kontexte auf Bildungsprozesse (Soziale Arbeit)? Des Weiteren stellt sich die Frage, inwiefern eine Bildungstheorie selbst und die enthaltenen Normen auf bestimmte gesellschaftliche Gruppen/Positionen zugeschnitten sind (Sting). Und es stellt sich die Frage, wie Gesellschaft und individuelle Bildungsprozesse grundsätzlich zusammenhängen. Besteht etwa die Hoffnung, dass die individuelle Freiheit in ein vernünftiges und versöhnliches Miteinander mündet (Humboldt)?

Bildung als Produkt/die Praxis der Bildung

Die genannten Bildungstheoretiker thematisieren in unterschiedlichem Maße auch die Produktseite der Bildung, also bspw. Fragen nach der konkreten pädagogischen Ermöglichung von Bildung, etwa in der Schule, aber auch nach der empirischen Erforschung von Bildung (Koller). Relevante Fragen sind etwa das Kanonproblem, die Rolle des Staates in Bezug auf die pädagogische Gestaltung der Bildung, Zugänge zu Bildung oder das Verhältnis zwischen unterschiedlichen Bildungsbereichen. In der vorliegenden Theorieskizze soll jedoch der Prozess der Bildung bzw. die bildungstheoretische Seite von Bildung im Vordergrund stehen und nur erste skizzenhafte Ideen für die pädagogische Gestaltung der Praxis der sexuellen Bildung abgeleitet werden (Kapitel 8). Auch in Bezug auf die Erforschung von Bildungsprozessen sollen nur erste Ideen abgeleitet werden (Kapitel 8).

3. Sexualität

Es wird hier davon ausgegangen, dass der Bildungsgegenstand für die Konzeption einer themenbezogenen Theorieskizze von großer Bedeutung ist. Bildungstheoretische Überlegungen, die sich auf sexuelle Bildungsprozesse beziehen, setzen ein Verständnis des angenommenen Bildungsgegenstandes „Sexualität" voraus. Dies wird angenommen, da Sexualität, etwa im Vergleich zur Umwelt(-Bildung), spezifische Bedingungen in eine als sozial verstandene Bildungssituation einbringt, etwa emotionale Aspekte, wie Scham (Blumenthal, 2014, 2023).

Vor dem Hintergrund des unten entfalteten praxistheoretischen Verständnisses transaktionaler sexueller Bildung, ist es unumgänglich, auch Sexualität praxistheoretisch zu verstehen, wie von Thorsten Benkel (2012) und Rüdiger Lautmann (2012) vorgelegt. Ein solches Verständnis wird in Kapitel 6.1 als Teil der Theorieskizze transaktionaler sexueller Bildung dargelegt.

Wie folgt werden jedoch zunächst (sexual-)pädagogische und in der (Sexual-)Pädagogik rezipierte Diskurse der Beschäftigung mit Sexualität betrachtet. Hierbei geht es um ein besseres Verständnis des Bildungsgegenstandes, um die Entwicklung heuristischer Themen für eine Theorieskizze sexueller Bildung, und auch darum, die Anschlussfähigkeit an sexualpädagogische Diskurse zu überprüfen.

Aufgegriffen werden der sexualpädagogische Diskurs (Kapitel 3.1), der an einigen Stellen auch mit einem weiteren erziehungswissenschaftlichen Diskurs verbunden ist, die erziehungswissenschaftliche Geschlechterforschung (Kapitel 3.2) sowie die Queer Studies (Kapitel 3.3).

3.1 Sexualität im sexualpädagogischen Diskurs

In einem Blick auf die (sexual-)pädagogischen Diskurse im Hinblick auf die Definition und das Verständnis von Sexualität zeigt sich folgendes Bild. Es gibt einen engeren sexualpädagogischen Diskurs, in dem zwei Definitionen von Sexualität dominieren: einerseits die Definition der WHO (Bundeszentrale für Gesundheitliche Aufklärung, 2010, S. 18) und andererseits die Definition von Uwe Sielert (2015). Ergänzt wird hierbei häufig eine Differenzierung von Funktionen der Sexualität für Menschen. Beide werden wie folgt zunächst dargestellt. Ferner zeigen sich wiederkehrende Themen und Perspektiven, welche zum Teil auch in weiteren erziehungswissenschaftlichen Diskursen aufgegriffen werden und welche eng mit dem jeweiligen Verständnis von Sexualität verknüpft sind: Identität, Lebenslauf, gesellschaftliche Entwicklung, Körper, soziale Emotionalität, sexualisierte Gewalt und Medien. Sie werden im Folgenden ebenfalls kurz dargestellt, um Fragen an die Theorieskizze sexueller Bildung aufzuwerfen.

Ein breit diskutiertes Thema ist die Frage der Situierung von Sexualität zwischen Kultur und Natur (Dekker, 2013). Es wird hier nicht isoliert dargestellt, da es sich unter anderem in den Kapiteln zur erziehungswissenschaftlichen Geschlechterforschung und im Kapitel zu den Queer Studies wiederfindet.

Definitionen

Eine erste im sexualpädagogischen Diskurs prominent vertretene Definition von Sexualität ist die der emanzipatorischen Sexualpädagogik (Sielert, 2015). Sexualität wird „als allgemeine auf Lust bezogene Lebensenergie (verstanden), die sich des Körpers bedient, aus vielfältigen Quellen gespeist wird, ganz unterschiedliche Ausdrucksformen kennt und in verschiedenster Hinsicht sinnvoll ist" (Sielert, 2015, S. 40). Der Begriff der „Lebensenergie" wird hierbei auf die „Alltagserfahrung der drängenden Lust" (Sielert, 2015, S. 42) und auf Emotionen der Leidenschaft und der Lust bezogen. Der Körper spielt dabei insofern eine Rolle, als Sexualität sich im Körper manifestiert und mit den Geschlechtsorganen verknüpft ist. Hierbei sind muskuläre Vorgänge von Bedeutung und in den Körper eingeflochtene „Muster aus frühen Stadien der Evolution" sind wirksam (Sielert, 2015, S. 42–43). Mit Bezug zu leibphänomenologischen Wissenschaftler:innen (Jäger, 2004) wird Sexualität hierbei zugleich als materiell fundiert und wirksam, aber auch als sozial-konstruiert verstanden (Sielert, 2015). Das natürliche Moment des Sexuellen wird als nicht vom gesellschaftlichen Moment zu trennen beschrieben. In Abgrenzung zu der in der Regel als historische Vorgängerin verstandenen sexualpädagogischen Strömungen der repressiven Sexualerziehung lässt sich das Verständnis näher konturieren: In beiden Ansätzen wird von Sexualität als einer dem Menschen innewohnenden Antriebskraft ausgegangen, sodass beide Ansätze als energetisch bezeichnet werden können (Thuswald, 2022). Während als repressiv bezeichnete Ansätze, das Sexuelle als zu kontrollierende Bedrohung betrachten, fasst das Konzept der emanzipatorischen Sexualpädagogik das Sexuelle jedoch als etwas positiv zu kultivierendes und ermöglichendes. Außerdem ist das Sexuelle stärker gesellschaftlich verfasst. Sie wird als durch Erfahrungen und Lernprozesse beeinflusst verstanden. Ähnlichkeiten zeigen sich auch im Verhältnis des Subjekts zum Sexuellen (Müller, 1992): sowohl repressive Ansätze als auch der Ansatz der emanzipatorischen Sexualpädagogik gehen von einem Subjekt aus, das seine ihm innewohnende Sexualität steuern oder zumindest beeinflussen kann und im Sinne der jeweiligen Werte steuern soll (beherrschen oder kultivieren). „Beide Richtungen berufen sich also auf ein sich seiner selbst bewusstes, über sich selbst verfügendes, prinzipiell mit sich selbst identisches Subjekt, das sich in der Antinomie von Autonomie und Heteronomie befindet" (Thuswald, 2022, S. 281). Die normativen Vorgaben an das Subjekt unterscheiden sich allerdings (Thuswald, 2022).

Eine weitere im sexualpädagogischen Diskurs stark vertretene, Sexualität differenzierende und beschreibende Konzeptualisierung ist die Unterscheidung von Sinnaspekten oder Funktionen von Sexualität für Menschen (u. a. Hinz, 2021; Ortland, 2020; Sielert, 2015). Hierbei werden in der Regel die Ebenen der Fortpflanzung / Furchtbarkeit, Lust, Identität und Beziehung unterschieden (Sielert, 2015): Der Fortpflanzungs- oder Fruchtbarkeitsaspekt bezieht sich auf den biologischen Ursprung des Begriffs Sexualität, etwa die Möglichkeit ein Kind zu zeugen. Der Aspekt der Lust verweist auf die Erfahrungen von Lust und Leidenschaft als Kraftquellen. Die Beziehungsebene verweist auf soziale Begegnungen mit anderen, unter anderem auf Nähe und Vertrauen und der Aspekt der Identität verweist auf das Erleben des eigenen Ichs als sexuell und auf die Individualität von Menschen. Zum Teil werden ergänzende Ebenen angefügt, etwa Gesundheit (Hinz, 2021), Kommunikation oder Macht (Raithel et al., 2009).

Eine weitere Konzeptualisierung von Sexualität, die im sexualpädagogischen Diskurs weite Verbreitung findet, ist die Definition der *World Health Organisation* (WHO):

> „Sexuality is a central aspect of being human throughout life and encompasses sex, gender identities and roles, sexual orientation, eroticism, pleasure, intimacy and reproduction. Sexuality is experienced and expressed in thoughts, fantasies, desires, beliefs, attitudes, values, behaviours, practices, roles and relationships. While sexuality can include all of these dimensions, not all of them are always experienced or expressed. Sexuality is influenced by the interaction of biological, psychological, social, economic, political, ethical, legal, historical, religious and spiritual factors" (Bundeszentrale für Gesundheitliche Aufklärung, 2010, S. 18).

Kennzeichnende Elemente dieser Definition sind (1) die Annahme einer generell umfassenden Bedeutung von Sexualität für Menschen (2) auf vielfältigen Erfahrungsebenen, (3) die jedoch individuell unterschiedlich ausgeprägt sein können. Beeinflusst wird die sexuelle Erfahrungsvielfalt durch wiederum vielfältige innerliche und äußerliche Faktoren, z. B. körperliche und religiöse. Diese Definition ist also offener, stärker subjektiv angelegt und deutlicher gesellschaftlich gerahmt als die der emanzipatorischen Sexualpädagogik.

Aus den dargestellten Sexualitätsverständnissen lassen sich die folgenden Themen an die Entwicklung einer Theorieskizze sexueller Bildung herantragen. In allen dargestellten Konzepten / Verständnissen spielt der Körper eine Rolle, sodass geklärt werden sollte, welche Rolle körperliche Erfahrungen, Ausdrücke etc. für die sexuelle Bildung spielen. Damit verknüpft sind die Fragen, inwiefern von inneren sexuellen Antrieben ausgegangen wird und welche Anteile von Sexualität auf etwas Natürliches oder die Kultur zurückzuführen sind und welche

Konsequenzen dies jeweils für die sexuelle Bildung hat. Auch das Verhältnis des Subjekts zu „seiner“ Sexualität ist in diesem Kontext von Interesse.

Sexualität und Identität

Ein erstes im sexualpädagogischen Diskurs breit vertretenes Thema, welches das Sexualitätsverständnis konkretisiert, ist die sexuelle Identität bzw. sexuelle Identitäten von Menschen. Sexualität wird entsprechend als Element der Identität von Menschen verstanden. So findet sich der Begriff in zahlreichen themenbezogenen Sammelbänden (Henningsen et al., 2016; Timmermanns & Böhm, 2020), sexualpädagogischen Einführungen (Hierholzer, 2021; Ortland, 2020; Sielert, 2015) und Definitionen (s. o.). Und auch die bereits dargestellte, in der Sexualpädagogik, aber auch in Soziologie und Psychologie geläufige Differenzierung subjektbezogener Funktionen von Sexualität verknüpft das Konzept der Identität mit Sexualität.

Dabei unterscheidet sich das Verständnis von sexueller Identität der unterschiedlichen Autor:innen allerdings deutlich voneinander. Zum Teil wird es auch kritisiert oder abgelehnt (Thuswald, 2022). Während einige Autor:innen den Begriff der Identität nutzen und bspw. die Schwierigkeiten auf dem Weg zu einer als Ziel gesetzten sexuellen Identität betrachten (Höblich, 2014; Ortland, 2020; Timmermanns, 2023a) problematisieren andere Autor:innen, bspw. im Kontext der Queer Studies (s. u.), den Identitätsbegriff und hiermit verbundene Konzepte als fixierend und essenzialisierend (J. Hartmann, 2021).

Im sexualpädagogischen Diskurs gilt die sexuelle Identität in der Regel als Teil der Gesamtidentität und steht neben anderen Aspekten des Selbst (Timmermanns, 2016). Hierbei wird sie wiederum in verschiedene Teile unterteilt: Sie umfasst einerseits die sexuelle Orientierung und andererseits das geschlechtliche Selbstverständnis auf unterschiedlichen Ebenen (Bildungsinitiative Queerformat und Sozialpädagogisches Fortbildungsinstitut Berlin-Brandenburg, 2012).

Die Diskurse um (sexuelle) Identität in der Sexualpädagogik gehen auf zwei Wurzeln zurück:

1. In der Psychologie ist der Begriff primär mit dem Psychoanalytiker Erik Erikson verbunden. Er entwickelte ein psychosoziales Konzept der Identitätsentwicklung (Böker, 2021). In diesem Konzept beschreibt er die Entstehung von Identität aus der Adoleszenz in der reflexiven Verarbeitung von kindlichen Erfahrungen. Ein entscheidendes Element seines Konzepts ist die Fähigkeit zur Selbstreflexivität, mittels derer sich das Selbstverständnis eines Menschen entwickelt (King, 2022). Identität ist bei Erikson jedoch keinesfalls etwas im Individuum isoliertes, sondern an der Schnittstelle von Individuum und Gesellschaft angesiedelt und somit intersubjektiv konzipiert (Böker, 2021).

2. Auch in der Soziologie – als weitere Wurzel – sind Gesellschaft und Individuum im Identitätsbegriff verknüpft. Der Begriff der Ich-Identität beschreibt das Resultat der Vermittlung von Individuum und Gesellschaft über Rollen. Anknüpfend an Erving Goffman (1975) entwickelt sich die Identität über die Identifizierung mit sozialen und personalen Rollen, die in der Ich-Identität ausbalanciert werden (King, 2022).

Aus diesen beiden Wurzeln heraus hat sich ein – bei aller Abweichung – in Grundzügen in der Sexualpädagogik dominierendes Verständnis von (sexueller) Identität entwickelt. (Sexuelle) Identität wird nicht als etwas Feststehendes, im Inneren der Person angelegtes verstanden, sondern als etwas immer wieder prozessual hergestelltes. Es handelt sich um einen lebenslangen Prozess, in welchem Erfahrungen immer wieder neu zu einem subjektiv stimmigen emotionalen und kognitiven Konstrukt zusammengesetzt werden (King, 2022). Eine wichtige Bedeutung wird in diesem Prozess in der Regel der Kommunikation mit anderen Menschen und in diesem Kontext Narrationen zugeschrieben – eine Idee, die im Konzept der narrativen Identität kondensiert (Böker, 2021). Identität entsteht diesem Verständnis nach in der sozialen Interaktion – aus dem Zusammenspiel von sozialen normativen Erwartungen und dem individuellen Umgang damit. Sprachliche Kommunikation wird als alltägliche Identitätsarbeit verstanden, da in der Kommunikation Identität entworfen, erprobt und mit dem Gegenüber verhandelt wird (Böker, 2021). Das Gegenüber kann Entwürfe bestätigen, anerkennen, aber auch ablehnen.

Kritik gegenüber dem Konzept von Identität generell und vor allem gegenüber den klassischen sexualitätsbezogenen Identitätskategorien – Mann, Frau, lesbisch, schwul, heterosexuell – hat sich im Rahmen der Queer Studies entwickelt (Kapitel 3.3). Mike Laufenberg (2019) identifiziert in diesem Kontext zwei Kritiklinien. Die erste Kritiklinie ist eng mit Intersektionalitätstheorien verknüpft und nutzt die Sichtbarmachung multipler und queerer Identitäten zur Kritik von „gesellschaftlichen Beziehungen, in denen mehrfach positionierte Subjekte als in sich widersprüchlich und fragmentiert konstituiert" werden (Laufenberg, 2019, S. 333). Identität wird hier sowohl als Effekt von Herrschaft als auch als Handlungsfeld widerständiger Praktiken verstanden. Die zweite Kritiklinie fokussiert die Prozesshaftigkeit und Veränderlichkeit von Identitäten und zielt auf die Dekonstruktion von Identitäten ab. Ein Beispiel ist die „Pädagogik vielfältiger Lebensweisen" (J. Hartmann, 2002). Hierbei spielt das Konzept der Performativität von Judith Butler eine zentrale Rolle (Kapitel 3.3).

Dieser Kritiklinie folgt Jutta Hartmann (2012b, 2021), wenn sie den Anspruch formuliert, Identitäten als in sich widersprüchlich und dynamisch zu verstehen und fixierende Begriffe und Kategorien, wie heterosexuell und die damit verbundenen Erzählungen, zu hinterfragen. Andere Autor:innen erkennen zwar die normalisierenden und hierarchisierenden Effekte von Identitätskonzepten an, halten den Begriff und damit verknüpfte Identitätskonzepte jedoch auf subjektiver Ebene für unverzichtbar (Stein-Hilbers et al., 2000). Menschen werden demnach durch den Prozess der Verortung in sexuellen und geschlechtlichen Identitäten erst handlungsfähig und es entstehen notwendige Zugehörigkeiten, etwa zu einer sozialen Geschlechtergruppierung.

Für eine Theorieskizze zur sexuellen Bildung stellt sich die Frage, ob und wie der Begriff der sexuellen Identität genutzt wird, etwa zur Beschreibung von Subjektivität oder zur Beschreibung von sexuellen Bildungsprozessen.

Sexualität und Lebenslauf

Eine weitere im Diskurs um sexuelle Bildung und Sexualpädagogik präsente Verknüpfung, welche das Verständnis von Sexualität konkretisiert, ist die Verknüpfung von Sexualität und Sexualpädagogik mit Lebensverläufen, Lebensaltern und Biografien, wie die Struktur der Sammelbände von Priscilla Dunk-West und Trish Hafford-Letchfield (2018) sowie Renate-Berenike Schmidt und Uwe Sielert (2008/2013) zeigen. Sexualität wird also in Abhängigkeit von Altersstufen von Menschen betrachtet. Praxistheoretisch betrachtet könnte man sagen, dass sowohl alltagstheoretisch als auch in der Wissenschaft generationierende Praktiken stattfinden (Honig, 2018), die Lebensalter und -abschnitte unterscheiden. Kindliche Sexualität, Jugendsexualität, Studierendensexualität, Erwachsenensexualität, Sexualität im Alter und weitere Differenzmerkmale werden differenziert betrachtet, je empirisch beforscht und damit zugleich hergestellt.

Exemplarisch sichtbar wird diese Lebensalterperspektive bspw. im Blick der Psychologie auf Sexualität (Hinz, 2021), der im sexualpädagogischen Diskurs umfänglich aufgegriffen wird. So werden in der Entwicklungspsychologie lebensaltertypische sexualitätsbezogene Entwicklungsaufgaben von Kindern und Jugendlichen herausgearbeitet (Fend, 2005; Jungbauer, 2017). Weitere Beispiele finden sich in unterschiedlichen disziplinären Forschungszusammenhängen, die ganz überwiegend lebensalterspezifische Themen empirisch untersuchen. Beispiele sind die Erforschung von Jugendsexualität (Bode & Heßling, 2015), die Erforschung von Studierendensexualität (Böhm, 2016) oder die klassische Partnerschaftsforschung, welche unter anderem die Verlaufsformen von Partnerschaften in Abhängigkeit von sexuellen Erfahrungen und Verhaltensweisen in unterschiedlichen Lebensphasen untersucht (Baas & Schmitt, 2010). Ein weiteres Beispiel ist die überwiegend biomedizinisch orientierte klassische Sexualforschung, in der bspw. sexuelle Aktivitäten, Interessen und sexuelle Bedürfnisse in unterschiedlichen Altersstufen untersucht werden (Starke, 2013; Sydow, 2013). Und auch in der soziologischen Sexualforschung werden altersspezifische Perspektiven eingenommen, wie die Beiträge im Sammelband von Heide Funk und Karl Lenz (2005) zeigen.

Für eine Theorieskizze zur sexuellen Bildung lässt sich die Frage ableiten, inwiefern eine lebensalterspezifische Ausformung des Bildungsgegenstandes und des Bildungsprozesses angenommen und ob und wie eine solche Lebensalterspezifik im Kontext der Praxis der sexuellen Bildung berücksichtigt wird.

Sexualität und gesellschaftliche Entwicklung

Ebenfalls präsent ist die Vorstellung von der Wandelbarkeit von Sexualität, die in der sozialen Konstruktion begründet liegt. Entsprechend zeigt ein Blick in die Vergangenheit der letzten Jahrhunderte, dass es sich bei Sexualität um einen sich wandelnden Sachverhalt handelt (Tuider, 2016; Wrede, 2000). Dies wird unter anderem auch in der Betrachtung sexualpädagogischer Diskurse deutlich (Müller, 1992; Sielert, 2015). Unter anderem normative Vorgaben, theoretische Zugänge und Perspektiven, die empirisch beobachtete Sexualität von Menschen und damit auch gesellschaftliche Debatten haben sich signifikant entwickelt. „Das Wissen und Verständnis dessen, was Sexualität ist, haben ebenso wie seine ideologische und politische Aufladung, eine historische und gesellschaftliche Dimension", wie Elisabeth Tuider (2016, S. 539) mit Bezug zu Norbert Elias und Michel Foucault aufzeigt. Als Zeugen für gesellschaftliche Entwicklungen können neben den bereits genannten Wissenschaftler:innen weitere Soziolog:innen herangezogen werden, etwa Gunter Schmidt (2011), Schmidt et al. (2006) und Volkmar Sigusch (2005, 2013), die wiederholt gesellschaftliche Verschiebungen aufgezeigt haben. Überblicksartig zeichnen unter anderem Birgitta Wrede (2000) und Elisabeth Tuider (2016) diese Entwicklungen nach: Stichworte und Stationen sind unter anderem die Ausweitung und diskursive Aufwertung von Sexualität, die Transformation von Sexualität von außen nach innen zu einer Seinskategorie, das naturalistische Sexualitätsverständnis, Sexualität als Lustsuche, Sexualität als Bedürfnis- und Lerngeschichte, die sexuelle Revolution der 1968, die Kommerzialisierung von Sexualität und die Vervielfältigung von Sexualität hin zu Sexualitäten.

Eng verknüpft mit den Fragen danach, was Sexualität ist, wie sie gelebt wird, wie sexuelle Bildung zu gestalten ist etc., sind schon immer gesellschaftlich kontrovers und emotional diskutierte, normative Fragen, die sich auf alle Ebenen sexuellen Erlebens und Verhaltens beziehen. Daher gelten Sexualität und Sexualpädagogik auch als politische Kampffelder (Thuswald, 2022). Hierbei wird öffentlichkeitswirksam bspw. um die Gleichstellung von Männern und Frauen, um die vermeintliche sexuelle Verwahrlosung von Jugendlichen, um sexuelle Vielfalt, um die Sexualerziehung von Kindern, um sexualisierte Gewalt oder um Pädokriminalität debattiert. Diese Debatten lassen sich auch als Auseinandersetzungen um Privilegien, gesellschaftliche Ressourcen und Machtpositionen verstehen (Thuswald, 2022).

Für eine Theorieskizze zur sexuellen Bildung lassen sich die folgenden Themen festhalten. Von Interesse ist, inwiefern die Theorieskizze gesellschaftliche Entwicklungen und Verschiebungen berücksichtigt, ob die Skizze bspw. entwicklungsoffen konzipiert oder ob sie an die gegebenen gesellschaftlichen Verhältnisse gekoppelt ist. Von Interesse ist auch, welche gesellschaftlichen Normen die

Theorieskizze aufgreift, wie diese begründet werden und welche Rolle sie in den Prozessen der sexuellen Bildung sowie in Bezug auf die Gestaltung der pädagogischen Praxis der sexuellen Bildung eine Rolle spielen.

Sexualität und Körper

Auch der Körper spielt in den historischen und aktuellen sexualpädagogischen Kursen eine prominente Rolle im Kontext von Sexualität. So geht Uwe Sielert (2015, S. 42–43) davon aus, dass Sexualität „nicht ohne Körper zu denken" ist, dass sie sich im Körper manifestiert und Körper in der Sexualität handeln. Weitere Beispiele für historische und aktuelle Bezüge zum Körper als Element von Sexualität finden sich:

- in der repressiven Sexualpädagogik, in welcher es das Ziel war, den Trieb Sexualität und damit den Körper zu beherrschen (Müller, 1992),
- in der neo-emanzipativen Sexualpädagogik, in welcher der Körper zum Kompass bei der Suche nach der eigenen Identität erklärt wurde (Müller, 1992),
- in sexualpädagogischen Methodenbüchern, in denen immer auch Methoden präsent sind, die Körper thematisieren (Tuider et al., 2012),
- in der Entwicklungspsychologie, wenn sexuelle Entwicklungsprozesse, insbesondere die Pubertät betrachtet werden (Jungbauer, 2017),
- in praxisorientierten Veröffentlichungen, die ihn als einen Bildungsgegenstand benennen, bspw. für die Sexualerziehung von Kindern, oder sich explizit bewusst dem Körper und seiner Bedeutung in Prozessen der sexuellen Bildung zuwenden (Sparmann, 2015) oder
- in Forschungsarbeiten, welche sexuelle Bildungssituationen untersuchen (Thuswald, 2022).

Für eine Theorieskizze zur sexuellen Bildung stellt sich die, im Kontext der dargestellten Definitionen von Sexualität bereits aufgeworfene, Frage nach der Bedeutung des Körpers für den Prozess der sexuellen Bildung. Inwiefern wird der Bedeutung des Körpers Rechnung getragen?

Sexualität und sozial-emotionales Erleben

Eng verknüpft mit den beiden zuvor genannten Themen – gesellschaftliche Normen und Körper – sind Fragen des sozial-emotionalen Erlebens im Kontext von Sexualität und sexualitätsbezogenen Interaktionen. Beispiele sind die Intimität und Schamhaftigkeit von Sexualität, welche Sexualität im sexualpädagogischen Diskurs zu einem heiklen Thema machen (Behnisch, 2015; Mantey, 2019; Schäfer & Theiß, 2015; Thuswald, 2022). Als Ergebnis der (individuellen) Verinnerlichung gesellschaftlicher Normen empfinden Menschen Aspekte ihrer Sexualität als intim (Dörr, 2012). Als solche gelten bestimmte Handlungen, Körperteile, Themen etc., die als privat verstanden und nach außen abgeschirmt werden müssen (Schaeffer, 1988). Sexualität gilt hierbei gewissermaßen als Paradebeispiel. Nur unter bestimmten Bedingungen werden Aspekte der Sexualität – etwa in Prozessen der Sexualerziehung oder sexuellen Bildung – mit anderen Menschen geteilt oder sichtbar gemacht (Dörr, 2012; Mantey, 2017, 2019). Eng verknüpft mit der Empfindung der Intimität sind Schamgefühle, welche die Grenze sowie Grenzüberschreitung des Intimen markieren (Schaeffer, 1988). Scham gilt als kulturübergreifender Affekt der Regulation des menschlichen Sozialverhaltens und dient der Herstellung sozialer Konformität (Blumenthal, 2014). Dazu passend wurde in meiner Dissertation sichtbar, dass sie in der Heimerziehung dann auftritt, wenn gegen Tabus verstoßen oder Grenzen der Intimität überschritten werden (Mantey, 2017). Insofern kommen im Schamgefühl die beiden zuvor genannten Facetten von Sexualität zusammen: Die jeweils (individuell) verinnerlichten, historisch wandelbaren gesellschaftlichen Normen werden über Scham, als sozial-regulativen Affekt, körperlich spürbar.

Für eine Theorieskizze zur sexuellen Bildung lässt sich die Frage festhalten, welche Rolle Emotionen, wie Scham oder Intimität im Rahmen von Prozessen der sexuellen Bildung spielen und wie derartige Emotionen, etwa Intimitätsgrenzen in der Gestaltung der pädagogischen Praxis der sexuellen Bildung berücksichtigt werden.

Sexualität und Gewalt

Ein weiteres in den vergangenen Jahren präsentes Thema (u. a. Andresen & Heitmeyer, 2012; Retkowski et al., 2018; Thole et al., 2012), welches den Blick auf Sexualität und hier insbesondere „Grenzbereiche" der Sexualität schärft, ist sexualisierte Gewalt. Sexualität und sexuelle Bildung werden in diesen Debatten vielfältig mit sexualisierter Gewalt verbunden und dabei sind immer auch spezifische Sexualitätsverständnisse virulent, welche die Zusammenhänge zwischen sexualisierter Gewalt und Sexualität unterschiedlich fassen. Sexuelle Bildung wird hierbei sowohl positiv gedeutet, etwa als Beitrag zur Prävention von sexualisierter Gewalt (Henningsen, 2018), als auch negativ, etwa wenn im Rahmen von Veranstaltungen der sexuellen Bildung Ideologien und Haltungen wirksam werden, welche sexualisierte Gewalt rechtfertigen, verherrlichen oder verharmlosen (Oelkers, 2012; Retkowski & Thole, 2012). Letztere Problematik spielt auch in Diskursen um den Umgang mit historischen Personen der Sexualpädagogik, vorwiegend Helmut Kentler, eine Rolle (Voß, 2023).

Ohne die vielfältigen und breiten Diskurse hier festhalten zu können, stellt sich für eine Theorieskizze zur sexuellen Bildung die Frage, wie sexualisierte Gewalt in der Theorieskizze berücksichtigt wird, etwa ob Gewalt im Prozess der Bildung reflektiert werden kann und welche normative Haltung gegenüber sexualisierter Gewalt in der Theorieskizze zum Ausdruck kommt.

Sexualität und Medien

Ein weiteres insbesondere in Bezug auf Jugendliche zunehmend breit diskutiertes Thema sind die sogenannten „neuen Medien“ (Döring, 2017a, 2017b, 2019; Alexandra Klein, 2015, 2017). Vor dem Hintergrund der Mediatisierung der (jugendlichen) Lebenswelten stellt sich zunehmend die Frage, wie Medienfragen in sexuelle Bildungsangebote integriert werden sollen und können. Fest steht, dass jugendliche Lebenswelten Medienwelten sind und der Alltag medial durchdrungen ist (Alexandra Klein, 2017). Entsprechend geht es nicht mehr, wie zu Beginn des Diskurses, um einseitige Wirkungsfragen, etwa wie Pornografie auf Jugendliche wirkt, sondern um die Betrachtung umfassender Veränderungen von alltäglichen Abläufen in allen Bereichen der Gesellschaft (Alexandra Klein, 2017). Die diesbezüglich große Bedeutung der Medien für Jugendliche zeigt bspw. die JIM-Studie (Medienpädagogischer Forschungsverbund Südwest [mpfs], 2017). Sexualitätsbezogen geht es den Jugendlichen dabei einerseits um die Sammlung von Informationen (Döring, 2017b; Alexandra Klein, 2017) und andererseits haben sich sexuelle Beziehungen und sexuelle Kommunikation mit Gleichaltrigen zunehmend in digitale Räume verschoben (Alexandra Klein, 2017). Entsprechend findet auch sexualisierte Gewalt verstärkt im Internet statt. In der Folge entstanden im sexualpädagogischen Diskurs zwei sich ergänzende Perspektiven bzw. Zielvorstellungen: die Steigerung von Medienkompetenzen und der Jugendmedienschutz (Döring, 2020a, 2020b, 2020c).

Für eine Theorieskizze zur sexuellen Bildung lässt sich die Frage ableiten, inwiefern eine Theorieskizze Prozesse der sexuellen Bildung fassen kann, die in oder mit virtuellen Räumen verknüpft stattfinden. Es stellt sich die Frage, inwiefern eine Theorieskizze die Wirkungen auf oder Bedeutungen von medialen Räumen und Erfahrungen für Prozesse der sexuellen Bildung reflektieren kann.

3.2 Sexualität in der erziehungswissenschaftlichen Geschlechterforschung

Die Darstellung der im sexualpädagogischen Diskurs dominanten Themen der Sexualität verweist auf eine große Bedeutung von Fragen des Geschlechts für das, was sich unter Sexualität verstehen lässt. So ist bspw. die, in der erziehungswissenschaftlichen Geschlechterforschung umstrittene, Unterscheidung von Sex und Gender ein Teil der Sexualitätsdefinition der WHO (s. o.). Dies lenkt den Blick dieser Arbeit auf die Notwendigkeit, die erziehungswissenschaftliche Geschlechterforschung näher zu betrachten. Eine solche Hinwendung ist auch deshalb sinnvoll, weil Geschlechtlichkeit und Sexualität vor dem Hintergrund eines weiten Sexualitätsverständnisses grundsätzlich nicht zu trennen sind und weil Geschlecht entsprechend auch in der sexualpädagogischen Praxis üblicherweise thematisch integriert ist, z. B. in Curricula und Methodenbüchern (Bundesstelle der katholischen jungen Gemeinde e. V., 2011; Drinck & Voß; Tuider et al., 2012) und insofern auch im vorherigen Kapitel situiert hätte sein können.

Die erziehungswissenschaftliche Geschlechterforschung ist – auch in ihrer historischen Entwicklung – komplex (Baar et al., 2019; Gildemeister, 2021) und es finden sich sehr unterschiedliche Bezüge und Positionen zur Verknüpfung von Geschlecht und Sexualität (J. Hartmann, 2012), die hier nicht in der Breite abgebildet werden können, aber auch nicht müssen, um Fragen an eine Theorieskizze zur sexuellen Bildung zu formulieren.

Nimmt man eine stark vereinfachte zeitgeschichtliche Sortierung der Positionen vor, lässt sich eine erste Phase der erziehungswissenschaftlichen Geschlechterforschung festhalten, in welcher Sexualität – unabhängig vom jeweils (nicht) vorliegenden Verständnis – kaum oder keine Berücksichtigung fand (Baar et al., 2019). Im Vordergrund stand das Geschlecht als eine die Gesellschaft strukturierende Kategorie. Mit der zunehmenden Rezeption sexualitätsbezogener Forschung, etwas aus der Philosophie oder den Queer Studies, entwickelten sich dann zunehmend Bezüge zur Sexualität. Eine diskutierte Position war die von Stein-Hilbers et al. (2000), welche Sexualität als Vergesellschaftungsform von Geschlecht verstand. Sexualität wurde als „kulturell etabliertes Deutungssystem (verstanden), durch das Geschlechterdifferenzen betont und bestätigt werden" (Stein-Hilbers et al., 2000, S. 15). Die zeitgeschichtlich weiterhin zunehmende Rezeption der Queer Studies sowie der Sexualforschung, aber auch eine erweiterte Rezeption von unter anderem Judith Butler, die in der Geschlechterforschung lange Zeit auf spezifische Inhalte begrenzt war (J. Hartmann, 2012) sowie die hierdurch aufgeworfenen Diskurse um *doing gender*, Performativität und Dekonstruktion führten in der Folge dazu, dass Sexualität noch stärker in den Vordergrund rückte (Baar et al., 2019). Geschlechterforschung und queere Sexualitätsforschung flossen und fließen zunehmend zusammen, so etwa bei Jutta Hartmann (J. Hartmann, 2012c), die Sexualität und Geschlecht als miteinander verwoben versteht, und im Sinne einer intersektionalen Perspektive als mit anderen Differenzmerkmalen verknüpft versteht, und ihre Perspektive als queer feministische Frauen- und Geschlechterforschung versteht. Basierend auf ähnlichen, je nach Studien zum Teil gleichen, aber zum Teil auch sehr unterschiedlichen, sozial konstruktivistischen Annahmen[1] lenken erziehungswissenschaftliche Geschlechterforschung und Queer Studies den Blick zunehmend auf ähnliche Themenkomplexe (Baar et al., 2019; J. Hartmann, 2012), unter anderem:

1 So weist Gildemeister darauf hin, „dass die theoretischen Grundlagen der Studien, in denen der Begriff Konstruktion verwendet wird, sehr different sind, sodass der Begriff konstruktivistische Ansätze in der Regel mehr verbirgt als erhellt" (Gildemeister, 2021, S. 174)

- Geschlecht und Sexualität als gesellschaftliche Differenzierungskategorien,
- Normen im Kontext von Heterosexualität,
- geschlechts- und sexualitätsbezogene Machtverhältnisse,
- Geschlechterunterschiede bzw. die Praktiken der Geschlechterunterscheidungen,
- die gesellschaftliche Hervorbringung von Geschlecht, Sexualität und weiteren Differenzmerkmalen in alltäglichen Interaktionen.

Diese in der Geschlechterforschung und den Queer Studies diskutierten Themen werden im Folgenden noch etwas näher aufgegriffen, um Fragen an eine Theorieskizze zur sexuellen Bildung stellen zu können. Ein erster Schritt ist das Konzept des *doing gender*, welches hier stellvertretend für die im Diskurs der erziehungswissenschaftlichen Geschlechterforschung aktuell stark vertretenen Konzepte der sozialen Konstruktion von Geschlecht steht. Weitere Konzepte, etwa das der Heteronormativität, werden im Anschluss im Rahmen der Darstellung der Queer Studies näher ausgeführt.

Doing Gender

Das Konzept des *doing gender* wurde aus der interaktionstheoretischen Soziologie heraus entwickelt und betrachtet die prozessuale soziale Konstruktion von Geschlecht (Gildemeister, 2021). Geschlecht gilt hier nicht als naturgegeben, sondern als sozial hergestellt und aufrechterhalten. Entgegen zuvor gesellschaftlich, aber auch in der Geschlechterforschung, dominierender Konzepte, wird die Teilung der Gesellschaft in zwei Geschlechter nicht mehr als natürlich betrachtet (Gildemeister, 2021). Im Verständnis des *doing gender*-Konzepts werden Geschlechtszugehörigkeiten und Identitäten vielmehr fortlaufend hergestellt. Dieser Prozess wird mit jeder menschlichen Handlung vollzogen und durch verschiedene institutionelle Ressourcen unterstützt. Das biologische Geschlecht ist also nicht der Ausgangspunkt für geschlechtliches Verhalten, sondern komplexe soziale Prozesse stellen Geschlechtlichkeit her. Durch die gesellschaftlich dominierende Verortung des Geschlechts in der Natur wird der soziale Prozess jedoch selbst unsichtbar gemacht – Geschlecht wird naturalisiert und das Ergebnis wird als selbstverständlich wahrgenommen (Gildemeister, 2021). Im Konzept des *doing gender* und in interaktionstheoretischen Studien werden Interaktionen betrachtet – verstanden als Situationen, in denen Menschen körperlich vor Ort sind, sich wechselseitig wahrnehmen und aufeinander reagieren. Mit Verweis auf Erving Goffman (1994) geht Regine Gildemeister (2021) davon aus, dass ebensolche Interaktionen Zwänge auf Basis basaler Mechanismen mit sich bringen, die analysiert werden können. Ein solcher Zwang ist der „zur kategorialen und individuellen Identifikation" und hierbei ist die Geschlechtszugehörigkeit wesentlich (Gildemeister, 2021, S. 177). Interaktionstheoretische Studien machen die Geschlechtszugehörigkeit als interaktive und situative Praxis sichtbar und analysieren sie. Als ein

Beispiel nennt Regine Gildemeister (2021) die Studien von Harold Garfinkel (1967) sowie Susan Kessler und Wendy McKenna (1978), die in den 1950er- und 1960er Jahren Transsexualität untersuchten. Sie konnten grundlegende Zwänge der Geschlechtsidentifikation sichtbar machen, da Transsexualität die Selbstverständlichkeit der zwei Geschlechter und der Ablesbarkeit des Geschlechts am Körper infrage stellt. Sie analysierten also die interaktiven Prozesse im Fall einer Verletzung der geschlechtsbezogenen Normalität und konnten zeigen, dass Geschlecht eines der wesentlichen Typisierungsmuster darstellt, auf dessen Grundlage Akteure handeln. Tun sie dies nicht „setzen gesellschaftlich und historisch spezifische Reaktionen bis hin zu Ausgrenzungsprozessen ein" (Gildemeister, 2021, S. 180). Vor diesem Hintergrund hat Garfinkel (1967, S. 122, zit. n. Gildemeister, 2021, S. 180) die Zweigeschlechtlichkeit als „a matter of objective, institutionalized facts, i. e. moral facts" bezeichnet. Eine Abweichung von diesen moralischen Zwängen führte nicht etwa zu einem Hinterfragen der Kategorien, sondern zur „Konstruktion eines Dritten als ‚anormal' und der darin enthaltenen Abwertung und Ausgrenzung (Gildemeister, 2021).

Diese und andere Studien (zusammenfassend siehe Gildemeister, 2021) konnten entsprechend aufzeigen, dass die gängige Natur-Kultur-Unterscheidung nicht gegenstandsangemessen ist. Als Konsequenz wurde ein dreigliedriges Konzept entworfen (West & Zimmermann, 1987, zit. n. Gildemeister, 2021, S. 183):

- *sex* als Geburtsklassifikation,
- *sex-category* als soziale Zuordnung im Alltag,
- *gender* als die intersubjektive Validierung in Interaktionsprozessen.

Alle drei Kategorien werden als analytisch unabhängig voneinander gedacht und müssen in Interaktionen bestätigt und validiert werden. „Man hat ein Geschlecht also erst dann, wenn man es für andere hat" (Gildemeister, 2021, S. 184).

Doing gender betrachtet also „die Konstitution sozialer Ordnung als einem sinnhaften Handlungszusammenhang und dessen Reproduktion" und hierbei gilt das Geschlecht als ein generatives Muster der Herstellung dieser Ordnung (Gildemeister, 2021, S. 186). In entsprechenden Studien werden zugleich Hierarchien und soziale Ungleichheiten in den Ordnungen mitbetrachtet (Gildemeister, 2021).

Gleichwohl das Konzept des *doing gender* breite Anerkennung erfuhr und erfährt, wurden und werden auch Einwände formuliert. Diese wenden sich insbesondere gegen die „Omni-Relevanzthese", also die Annahme, dass Geschlecht allgegenwärtig ist und in jeder Situation seine Wirkung, genauer gesagt machtvollen Zwänge entfaltet. Beispielsweise wurde darauf verwiesen, dass das Geschlecht immer simultan mit anderen Differenzen erzeugt wird (*doing difference*), z. B. mit einem Migrationshintergrund oder einer Behinderung, und entsprechend auch in den Hintergrund treten kann oder wenn davon ausgegangen wird, dass auch ein *undoing gender* möglich ist (Hirschauer, 1994, zit. n. Gildemeister, 2021).

Für eine Theorieskizze zur sexuellen Bildung lassen sich die folgenden Themen festhalten. Von Interesse ist hierbei unter anderem, welche Rolle das Geschlecht in für die sexuelle Bildung spielt und wie Geschlechtlichkeit verstanden wird, etwa inwiefern sie als natürlich oder in Interaktionen hergestellt betrachtet wird. In Bezug auf einen sozialen Herstellungsprozess stellt sich die Frage, welche Auswirkungen dieser auf sexuelle Bildungsprozesse hat, ob etwa geschlechtsbezogene Zwänge bestehen. Von Interesse ist auch, in welchem Verhältnis Differenzkategorien, z. B. Geschlecht, Sexualität, Behinderung, zueinander stehen und welche Kategorien in welchen Situationen der sexuellen Bildung relevant sind.

3.3 Sexualität in den Queer Studies

Der in wissenschaftlichen Diskursen genutzte Begriff *queer* steht für eine Auseinandersetzung mit dem Themengebiet Sexualität und Geschlecht im Hinblick auf Identitäten, Machtverhältnisse und die kulturelle Produktion von Normalität und Abweichung (J. Hartmann, 2012c). Hierbei wird – wie in anderen konstruktivistischen Theorien und Konzepten, etwa dem dargestellten Konzept des *doing gender* – das Natürliche und Normale an gängigen sexualitätsbezogenen Unterscheidungen problematisiert. Klassische Kategorien und deren inhärente Hierarchien, z. B. Mann, Frau, heterosexuell, lesbisch, schwul, werden hinterfragt, irritiert und stattdessen als prozessual und widersprüchlich konzeptualisiert (J. Hartmann, 2012c; Tuider, 2016). Stattdessen wird auf die Vielfalt von Sexualitäten, Geschlechtern und sexuellen Praktiken verwiesen, die nicht in die klassischen Kategorien passen, wie polysexuelle, multisexuelle und pansexuelle Sexualitäten (Tuider, 2016). Ebenso wird auf die vielfältigen Möglichkeiten von Gender hingewiesen, „die sich nicht durch Heterosexualität ableiten und begründen lassen, unter anderem sind dies transgender und intergenderd Menschen" (Tuider, 2016, S. 546). Das Erkenntnisinteresse der Queer Studies richtet sich jedoch nicht nur auf die Differenzen zwischen den Subjekten, sondern auch auf Instabiles und Diskontinuierliches innerhalb der Menschen. „Vorstellungen von Identitäten als Entitäten werden damit durchkreuzt" (J. Hartmann, 2012c, S. 15).

Die gesellschaftlich dominanten Unterscheidungen werden vor allem auch deshalb kritisiert, weil sie als Basis eines an ungleich verteilte politische, ökonomische und soziale Ressourcen geknüpften Geschlechterverhältnisses identifiziert werden. „Vorstellungen von Natürlichkeit, Eindeutigkeit und Unveränderbarkeit von Sexualität und Geschlecht sowie die normative Verbindung von anatomischem Geschlecht (sex), sozialem Geschlecht (gender) und sexuellem Begehren erweisen sich als gesellschaftlich funktionale Herrschaftsinstrumente" (J. Hartmann, 2012c, S. 3).

Ein für die Queer Studies in diesem Kontext zentrales Konzept ist das Konzept der Heteronormativität, das wiederum eng mit dem Konzept der heterosexuellen Matrix von Judith Butler verbunden ist (Höblich, 2022). Es versteht Heterosexualität als gesellschaftliches Machtverhältnis, „das alle wesentlichen gesellschaftlichen und kulturellen Bereiche vor allem auch die Subjekte selbst durchzieht" (J. Hartmann, 2012c, S. 7). Dieses gesellschaftliche Machtverhältnis beinhaltet einerseits die Vorstellung von zwei deutlich zu unterscheidenden Geschlechtern und andererseits die Setzung von heterosexuellem Begehren als naturgegeben (J. Hartmann, 2012c; Höblich, 2022).

Mit diesem Machtverhältnis sind zahlreiche und umfassende Normen bezüglich richtiger Körperlichkeit und sozialem Verhalten verknüpft. Diese produzieren normalisierende Identitätszuschreibungen und führen in der Folge zur Naturalisierung von Geschlecht und spezifischen sexuellen Orientierungen (J. Hartmann, 2012c). Andere Begehrensformen und geschlechtliche Identitäten werden zugleich als Abweichung konstruiert. „Heteronormativität beschreibt also die Bedeutung von Heterosexualität für gesellschaftliche Prozesse und Institutionen und nicht ‚nur' eine das Sexualverhalten regulierende Norm" (J. Hartmann, 2012c, S. 7).

Ein wichtiger Bezugspunkt der Queer Studies für das Verständnis der sexualitätsbezogenen Machtverhältnisse findet sich in den Analysen Michel Foucaults (1977/2017). Dieser zeigt in seinen Analysen auf, wie Sexualität als eine historisch besondere Erfahrung hervorgebracht wurde. Dabei zeichnet er den gesellschaftlichen Hervorbringungsprozess von geschlechtlichen und sexuellen Subjekten nach und beschreibt die sich hierbei realisierende Normalisierung durch Selbstunterwerfung (J. Hartmann, 2012c; Thuswald, 2022). In gesellschaftlichen Diskursen werden demnach Typen sexueller Identitäten bereitgestellt und zugewiesen und die Subjekte definieren sich über diese. In diesem Prozess, der die Individuen untereinander trennt und durch die Individuen selbst hindurch geht (Foucault, 1977/2017, zit. n. J. Hartmann, 2012c), werden machtvolle Prozesse der Normalisierung realisiert. Macht wird also nicht repressiv-unterdrückend verstanden, sondern als hervorbringend, da die Subjekte sich entsprechend der diskursiven Normen anordnen und damit zugleich „die unübersichtliche Vielheit an Körpern, Praktiken, Lüsten hierarchisieren bzw. in normale und nicht-normale spalten. Mit Foucault (1974) ist der Diskurs die Macht, wofür und mit der gekämpft wird" (J. Hartmann, 2012c, S. 13).

Eine weitere wichtige Grundlage der Queer Studies stellen die Theorien von Judith Butler (1991) dar. Sie gilt als die prominenteste US-amerikanische Vertreterin der Queer Studies (Tuider, 2016) und hat das Verständnis von Körpern, Geschlechtern und sexuellem Begehren als soziale Effekte von Machtpraktiken maßgeblich in die Geschlechterforschung sowie in die Queer Studies eingebracht. Ebenso wie Michel Foucault geht sie davon aus, dass das sexuelle und vergeschlechtliche Subjekt in und durch Diskurse entsteht (Tuider, 2016). Die

Diskurse regulieren und normieren die Subjektivierungsprozesse. Entsprechend stellt sie das biologische Geschlecht sowie die Verbindungen zwischen *sex*, *gender* und Begehren infrage und lehnt die lange Zeit dominierende und noch heute häufig genutzte *sex/gender*-Unterscheidung ab (J. Hartmann, 2012b, 2012c; Tuider, 2016). Auch das „biologische" Geschlecht versteht sie als „always already gender" – zumal auch Körper nur über Diskurse begriffen werden können (Butler, 1997, zit. n. J. Hartmann, 2012c). „Jeder Versuch, von einem vordiskursiv gegebenen Körper auszugehen, bringt diesen genau in der über den spezifischen Diskurs vorgegebenen Weise hervor" (Butler, 1997, S. 33, zit. n. J. Hartmann, 2012c, S. 9).

Und ebenfalls in Parallele zu Michel Foucault betrachtet sie den Geschlechterdiskurs als machtvolle Wahrnehmungs- und Handlungsschablone, die Erfahrungen und Identitäten steuert und auf diese Weise die Geschlechterbegriffe und -verhältnisse stabilisiert (J. Hartmann, 2012b, 2012c). Zur Beschreibung der diskursiven Strukturiertheit der Gesellschaft entwirft Judith Butler das Konzept der heterosexuellen Matrix – ein Raster, das die kulturelle Intelligibilität von sexuellen und geschlechtlichen Lebensweisen ordnet. Demnach sind bestimmte sexuelle und geschlechtliche Lebensweisen anerkannt (intelligibel) und andere werden an den Rand der gesellschaftlichen Ordnung verwiesen (Butler, 1991). Das Unnatürliche und das sittlich Verwerfliche entstehen und die konstruierte Normalität wird zur Natur erklärt. Doch die Norm selbst benötigt das verworfene Andere, um sich als Norm zu materialisieren (J. Hartmann, 2012b, 2012c). Hierdurch sind „jene Spielarten von ‚gender', die nicht in das binäre Muster passen, (...) ebenso Teil von ‚gender' wie jedes seiner zutiefst normativen Beispiele" (Butler, 2004, S. 46, zit. n. Tuider, 2016, S. 545).

Ein für Judith Butler wichtiger Begriff in der Betrachtung der gesellschaftlichen Herstellung der Machtverhältnisse ist die Performativität (J. Hartmann, 2012c, 2014; Tuider, 2016). Gemeint ist die zwanghafte Wiederholung der geschlechtlichen Normen durch die Subjekte, durch welche sie das, was sie benennen, erst ins Leben rufen. Geschlecht entsteht durch das Zitieren vorhandener Geschlechterdiskurse. Das Geschlecht ist ein normativer Rahmen, dem die Menschen entsprechen müssen und wollen, jedoch zugleich ein unerfüllbares Ideal. Durch den ständigen Versuch ihm zu entsprechen, werden die Menschen intelligibel und zugleich wird der Apparat Gender reproduziert, „durch den die Produktion und Normalisierung des Männlichen und Weiblichen vonstatten geht" (Butler, 2004, S. 46, zit. n. Tuider, 2016, S. 544). Allerdings ist das „Wie" der Wiederholung der Normen nicht bis ins Detail geklärt. Daher beschreibt der Begriff zwar einerseits den konstitutiven Zwang zu einer kohärenten Geschlechtsidentität, aber andererseits auch eine Beweglichkeit und Instabilität geschlechtlicher Identitäten (J. Hartmann, 2012c). „Dabei umfasst der Gedanke der Performativität auch den Körper, der durch die Norm des biologischen Geschlechts geleitet im Prozess der Performativität sukzessive materialisiert" (J. Hartmann, 2012c, S. 15).

Ein zunehmender Referenzpunkt der Queer Studies, aber auch der Geschlechterforschung und in den Diskursen der Sexualpädagogik stellt das Konzept der Intersektionalität dar (Kapitel 6.4), welches den Fokus auf das Zusammenwirken verschiedener Differenzkategorien, wie Gender, Ethnizität, Klasse und Behinderung, hinsichtlich der Entstehung von Ungleichheit lenkt (J. Hartmann, 2012c; Langer, 2023; Micus-Loos, 2023; Walgenbach, 2012b). Obgleich das Konzept sehr unterschiedlich theoretisch gefüllt und empirisch umgesetzt wird, etwa im Hinblick auf die zu analysierenden Differenzmerkmale oder den Ansatzpunkt der Analysen, besteht Einigkeit, dass die Wechselwirkungen unterschiedlicher Merkmale von Menschen im Hinblick auf ihr Unterdrückungspotenzial betrachtet werden müssen (J. Hartmann, 2012c; Köttig, 2015). Es geht also um die Mehrdimensionalität sozialer Ungleichheit. Ebenfalls Einigkeit besteht dahingehend, dass es hierbei nicht um eine einfache Addition geht, sondern dass Interdependenzen zu untersuchen sind, „die spezifische Formen der Diskriminierung hervorbringen, die an unterschiedlichen Orten und in unterschiedlichen Situationen eine je eigene Gestalt annehmen können" (J. Hartmann, 2012c, S. 19).

Für eine Theorieskizze zur sexuellen Bildung lässt sich die bislang nicht aufgeworfene Frage formulieren, inwieweit Machtverhältnisse, etwa ungleiche politische oder ökonomische Ressourcen, in der Theorieskizze berücksichtigt und welche normativen Ideale diesbezüglich abgeleitet werden. Ebenso wie die erziehungswissenschaftlichen Geschlechterforschung verweisen auch die Queer Studies hierbei auf die Bedeutung intersektional verwobener Differenzkategorien.

4. Sexuelle Bildung

Die Notwendigkeit, sexuelle Bildung theoretisch zu skizzieren, leitet sich für mich aus einem Theoriedesiderat des sexualpädagogischen Diskurses ab. Dieser soll wie folgt grob hinsichtlich seines bildungstheoretischen Gehalts umrissen werden. Im Zentrum des sexualpädagogischen Diskurses zur Klärung des Begriffs sexueller Bildung stehen die Texte von Karlheinz Valtl (Kapitel 4.1) und Uwe Sielert (Kapitel 4.2) sowie weitere Autor:innen einer emanzipatorischen Sexualpädagogik. Ergänzend wird das Konzept der „Pädagogik vielfältiger Lebensweisen" von Jutta Hartmann (2002, 2024) herangezogen (Kapitel 4.3), das in der erziehungswissenschaftlichen Geschlechterforschung angesiedelt ist. Es ist in diesem Kontext bedeutsam, weil es vielfältige bildungstheoretische Fragen aufgreift und zugleich auf poststrukturalistischen Theorien fußt, die für den sexualpädagogischen Diskurs wichtig sind. Des Weiteren werden von verschiedenen Autor:innen alternative Bildungskonzepte „ins Spiel gebracht", in dem sie benannt werden, ohne sie jedoch inhaltlich auszuführen oder zu füllen (Kapitel 4.4).

Zur Analyse der Ansätze von Karlheinz Valtl, Uwe Sielert und Jutta Hartmann werden nach einer kurzen dem jeweiligen Konzept folgenden Darstellung die oben (Kapitel 2.5) entwickelten Kernthemen angelegt.

4.1 Pionierarbeit (Karlheinz Valtl)

Karlheinz Valtl wird es zugeschrieben, den Begriff der sexuellen Bildung in den sexualpädagogischen Diskurs eingebracht zu haben (Thuswald, 2022). Gewissermaßen als Pionier der sexuellen Bildung hat er den Stein zum Rollen gebracht. Gemeint ist der von ihm erstmals 2008 vorgelegte Text „sexuelle Bildung" (2008/2013). Obwohl der Text von ihm nicht als systematische Theoriebildung intendiert war, sondern eher als „Parole, eines neuen Leitbegriffs" (Valtl, 2022) zu verstehen ist, soll er hier genauer analysiert werden, da er seitdem als vielfach zitierter Referenzpunkt im Diskurs der Sexualpädagogik fungiert.

Der Text charakterisiert sexuelle Bildung als neue zeitgemäße „Form" der Sexualpädagogik und zugleich als Antwort auf das Freisetzungsparadigma einer postmodernen Gesellschaft (Valtl, 2008/2013). Sexuelle Bildung wird in fünf Punkten konzeptualisiert (Valtl, 2008/2013):

1. Sie wird als „selbstbestimmt und lernerzentriert" (Valtl, 2008/2013, S. 128) attribuiert. Dies soll auf die Aktivität der Lernenden verweisen, welche im Kon-

zept der sexuellen Bildung stärker gegeben sei, als in den als überholt dargestellten Ansätzen der Sexualerziehung. Während die Subjekte als aktiv weltaneignend charakterisiert werden, wird den Erziehenden die Aufgabe des „Begleitens“ zugeschrieben.

2. Sexueller Bildung wird „ein (...) Wert an sich“ (Valtl, 2008/2013, S. 130–131) zugeschrieben, womit die Dominanz von präventiven Zielen im Diskurs der Sexualpädagogik zurückgewiesen werden soll. Über Prävention hinausgehend wird sexuelle Bildung als Höherbildung der Subjekte verstanden. Die Subjekte sollen sich ganzheitlich weiterentwickeln.
3. Sexuelle Bildung wird als „konkret und brauchbar“ (Valtl, 2008/2013, S. 132–133) charakterisiert. Hiermit wird die Aufforderung an die Pädagog:innen verknüpft, „weltoffen zu sein“ und die Welt zu zeigen, „wie sie ist“ (Valtl, 2008/2013, S. 133). Gegenstand der sexuellen Bildung sollten konkrete Kultur- und Bildungsgüter sein und nicht pädagogische Ideale.
4. Sexuelle Bildung wird als Ansatz skizziert, der sich an Menschen aller Lebensalter richtet.
5. Zuletzt wird sexuelle Bildung als „politisch“ (Valtl, 2008/2013, S. 137–138) bezeichnet, weil Sexualität nicht von Gesellschaft zu trennen sei.

Im Folgenden werden das Sexualitätsverständnis des Textes zusammengefasst und das Verständnis von sexueller Bildung entlang der oben entwickelten Kerndimensionen von Bildung herausgearbeitet.

Sexualitätsverständnis

In dem Text von Karlheinz Valtl (2008/2013) wird Sexualität einerseits als ein individuelles menschliches zu förderndes Gut, eine zu fördernde Anlage, die es zu entwickeln und zu kultivieren gilt, dargestellt. Sie wird mit „Lebensgenuss“, „Spaß“ und „Glück“ verbunden (Valtl, 2008/2013, S. 131–132). Daher sollen die Menschen „lernen, sexuell zu sein“ (Valtl, 2008/2013, S. 131). „Sexuelle Erregbarkeit“ und „die Bereitschaft auf sexuelle Umweltreize zu reagieren“ sind Ziele sexueller Bildung (Valtl, 2008/2013, S. 131) – ebenso sexuelle Befriedigung auf unterschiedlichen Ebenen: körperlich, emotional, beziehungsmäßig und spirituell (Valtl, 2008/2013, S. 132).

Andererseits werden Sexualität und sexuelle Bildung auch als gesellschaftlich verwoben verstanden. Zum ersten geht es normativ nicht nur um die individuelle sexuelle Verwirklichung der Menschen, sondern – vergleichbar mit dem humboldtschen Bildungsideal – auch um die Entwicklung des gesamten humanen Potenzials auf sexueller Ebene. Eine sexuell entwickelte Gesellschaft ist das Ziel (Valtl, 2008/2013). Zum Zweiten werden die Individuen zwar als „aus alten Sinn gebenden Mythen freigesetzt“, allerdings zugleich auch in „neue Formen der Manipulation“ verwickelt verstanden (Valtl, 2008/2013, S. 127). Die individuell angelegte Sexualität, die entfaltet werden muss, ist also etwas, das gesellschaftlich geformt bzw. überformt wird – wogegen die Individuen sich zur Wehr setzen müssen. „Da Sexualität unser ganzes Leben durchzieht, lässt sich sexuelle Bildung nicht auf einen engen ‚privaten Raum' reduzieren, sondern wird zum integrierten Bestandteil einer selbstbestimmten, informierten und praktisch kompetenten Lebensführung mündiger Bürger in einer demokratischen Gesellschaft" (Valtl, 2008/2013, S. 139). Neben dem humanistischen Verwirklichungsideal steht also die Idee der individuellen Emanzipation.

Bildungssubjekt

Das Bildungssubjekt wird zunächst in Abgrenzung zu einem Objekt der Erziehung als selbstbestimmt und kompetent im Lernprozess stilisiert. Es eignet sich das Sexuelle zunehmend an und benötigt hierbei allenfalls Begleitung und keine Erziehung (Valtl, 2008/2013). Das Subjekt ist nicht nur offen für sexuelle Entwicklungen, sondern sucht gezielt sexuelle Erfahrungen und zieht aus ihnen persönliche Konsequenzen. Es gestaltet seine Sexualität und seine sexuelle Identität reflexiv und kreativ und formt sich somit selbst (Valtl, 2008/2013). Die Subjekte „suchen aktiv nach sexuellen und Beziehungserfahrungen, die ihre Entwicklung voranbringen, sie verarbeiten ihre Eindrücke mit einigermaßen robuster Frustrationstoleranz, sie ziehen daraus persönliche Konsequenzen für ihr weiteres Beziehungs- und Sexualleben und sie gestalten so reflexiv und kreativ ihre sexuelle Identität" (Valtl, 2008/2013, S. 128). Sichtbar wird ein sich seiner selbst bewusstes Subjekt, das über sich selbst verfügt und mit sich selbst identisch ist. Als solches bringt es sich kompetent und mündig in eine demokratische Gesellschaft ein (Valtl, 2008/2013).

Andererseits stellt der Text die Selbstbestimmung und Kompetenz des Subjekts auch immer wieder infrage, wenn die pädagogische Praxis der sexuellen Bildung betrachtet und bspw. die Rolle von Sexualpädagog:innen thematisiert wird. An diesen Stellen ist bspw. Autonomie nicht gegeben, sondern wird „gefördert" und die Selbstformung ist eine „zunehmende" Selbstformung (Valtl, 2013, S. 128). Entsprechende prozessuale Entwicklungen werden nicht thematisiert (s. u.).

Bildungsprozess

Der Bildungsprozess wird wie folgt charakterisiert: Er wird von den Subjekten gesteuert, die aktiv nach sexuellen Erfahrungen suchen, um ihre Entwicklung voranzubringen (Valtl, 2008/2013). Im Rahmen dieser Erfahrungen finden Aneignungsprozesse statt, die sich auf Inhalte der Welt beziehen. Aus den Erfahrungen ziehen die sich bildenden Subjekte persönliche Konsequenzen, um reflexiv und kreativ ihre sexuelle Identität zu gestalten (Valtl, 2008/2013). Am Ende des Prozesses stehen unter anderem eine selbst geformte Identität, sexuelles Glück, ein mehr an Genuss und/oder eine größere sexuelle Erregbarkeit, insgesamt als „sexuelle Höherbildung" bezeichnet. Hierbei bleiben die genutzten Begriffe jedoch theoretisch ungeklärt: Weder der Erfahrungs-, Entwicklungs-, Steuerungs- noch der Aneignungsbegriff werden näher ausgeführt und auch die sich entwickelnde sexuelle Identität wird nicht konkretisiert.

Bezüglich der Rolle von (Sexual-)Pädagog:innen im Prozess der sexuellen Bildung finden sich zwei Hinweise (Valtl, 2008/2013): Zum einen wählen sie Bildungsgegenstände und -räume aus und stellen sie für die sich bildenden Subjekte bereit und zum anderen „begleiten" die (Sexual-)Pädagog:innen die sich bildenden Subjekte. Der Begriff der Begleitung wird alltagspraktisch durch die Begriffe der Beratung und Hilfe noch ein wenig konkretisiert, bleibt aber bildungstheoretisch ebenfalls vage.

Durch die Beschreibung der Tätigkeiten der (Sexual-)Pädagog:innen, als Auswählende von Bildungsgegenständen und -räumen, wird jedoch deutlich, dass die sich bildenden Subjekte gar nicht so selbstbestimmt sind, wie sie überwiegend stilisiert werden. Dieser Widerspruch zwischen sich selbstbestimmt bildenden Subjekten und einer Gruppe an (Sexual-)Pädagoginnen, welche die Gegenstände der Bildung aussuchen sollen, wird nicht weiter aufgegriffen.

Während der Text an einigen Stellen nah an den humboldtschen Bildungsideen scheint, etwa wenn von Aneignung, ganzheitlicher Weiterentwicklung und Bildungsgegenständen die Rede ist, rückt der Text an anderen Stellen gleichzeitig näher an aktuelle Kompetenzkonzepte. Sexuelle Bildung wird dann als Lernprozess auf unterschiedlichen Kompetenzebenen beschrieben (Valtl, 2008/2013). Der Text schließt somit auch an ein messbares und praxisorientiertes Bildungsverständnis an.

Bildung und Normativität

Einerseits finden sich im Text individuelle Normen, die an sexuelle Bildung gekoppelt sind: Die Subjekte der sexuellen Bildung sollen sich ganzheitlich – auf unterschiedlichen Ebenen – und ihr gesamtes Leben lang sexuell weiterentwickeln. Die Norm ist eine sexuelle Höherentwicklung der Subjekte (Valtl, 2008/2013). Als sexuell „höher" oder „weiter" entwickelt werden die Subjekte dann betrachtet,

- wenn sie mehr und schneller sexuelle Lust empfinden,
- wenn sie erregbarer und sexuell ansprechbarer sind,
- wenn sie mehr sexuelles Glück empfinden,
- wenn sie Sexualität langfristig in das eigene Leben und die eigene Persönlichkeit integrieren,
- wenn sie mehr individuelle Befriedigung empfinden,
- wenn sie Sexualität sozialverträglich leben und
- wenn sie auf unterschiedlichen Ebenen sexuell kompetent sind.

Außerdem wird das normative Ziel des sexuell kompetenten und mündigen Bürgers gezeichnet: Sexualität „wird zum integrierten Bestandteil einer selbstbestimmten, informierten und praktisch kompetenten Lebensführung mündiger Bürger in einer demokratischen Gesellschaft" (Valtl, 2008/2013, S. 139).

Andererseits werden gattungs- und gesellschaftsspezifische Normen gezeichnet (Valtl, 2008/2013): Sexualität wird als gesellschaftlich zu kultivierendes Gut und Teil eines humanen Kapitals betrachtet, welches es durch sexuelle Bildung zu entfalten gilt. Der Gesellschaft wird die Aufgabe zugeschrieben, an „einer neuen sexuellen Kultur (zu) arbeiten" (Valtl, 2008/2013, S. 134).

Bildung und Gesellschaft

Sexuelle Bildung wird in dem Text an verschiedenen Stellen mit Gesellschaft verwoben (Valtl, 2008/2013): Zum Ersten werden die gesellschaftlichen Entwicklungen einer postmodernen Gesellschaft als Auslöser für die Transformation der Sexualpädagogik gekennzeichnet. Das Konzept der sexuellen Bildung und eine entsprechende Begleitung der Individuen sind die Antwort auf die Freisetzung der modernen Individuen aus vorherigen Normen. Zum Zweiten wird sexuelle Bildung auf die Gesellschaft bezogen, da Sexualität und Gesellschaft als wechselseitig bezogen betrachtet werden. Es wird davon ausgegangen, dass sich Sexualität und Gesellschaft gegenseitig beeinflussen. Daher wird sexuelle Bildung auch als politische Bildung verstanden, die Menschen befähigen soll, Gesellschaft mitzugestalten. „Sexuelle Bildung sollte ein Bewusstsein für diese Zusammenhänge (Gesellschaft und Sexualität) wecken und die Menschen dazu befähigen, zu politisch relevanten Themen wie sexuelle Gewalt, Gleichstellung der Geschlechter oder sexuelle Minderheiten als kompetente BürgerInnen einer demokratischen Gesellschaft mitreden und handeln zu können. Sie sollten diese Themen und ihre politische Dimension differenziert einschätzen können" (Valtl, 2008/2013, S. 137).

Bildung als Produkt/die Praxis der Bildung

Neben den Abschnitten, in welchen humanistische Bildungsideen sichtbar werden, finden sich auch Passagen, welche die pädagogische Gestaltung der sexuellen Bildung betrachten. So wird sexuelle Bildung als aktuelle „Form von Sexualpädagogik" (Valtl, 2008/2013, S. 125) verstanden. Es ist also das sexualpädagogische Handeln, das thematisiert wird. Für die Umsetzung finden sich eine Reihe an Hinweisen: Die pädagogischen Angebote sollen an den Interessen der Zielgruppen ausgerichtet sein und vor allem in Form von selbstbestimmten Lernformen mit offenem Ausgang umgesetzt werden (Valtl, 2008/2013). Dabei wird neben dem Begriff der Selbstbestimmung der Begriff des Lernens genutzt und auf Kompetenzen bezogen, die auch konkretisiert werden. Schlüsselqualifikationen sollen gefördert, Lernumgebungen gestaltet und Bildungsgüter von Sexualpädagog:innen ausgewählt werden. Auch Erfahrungslernen wird als zentral angeführt (Valtl, 2008/2013).

Der Zusammenhang von Bildungstheorie und empirischer Bildungspraxis ist nicht näher ausgeführt. Humanistische Bildungsideen, eines selbstbestimmten bürgerlichen Subjekts, stehen unverbunden neben praxisbezogenen Überlegungen, wie Kompetenzmodellen.

Resümee

Karlheinz Valtl hat mit seinem Text einen für den sexualpädagogischen Diskurs wichtigen ersten Aufschlag gemacht, der viele Prozesse angestoßen hat. Ein Blick auf den Text zeigt jedoch Probleme und Leerstellen, die zu füllen wären.

Zum Ersten bleiben aufgrund der Kürze des Textes viele Aspekte vage und unkonkret. Dies betrifft unter anderem die Bezüge zwischen Subjekt und Gesellschaft, den Prozess der sexuellen Bildung und diesbezüglich verwendete Begriffe, wie Aneignung und Erfahrung, und auch die Produktseite sexueller Bildung, z. B. die Tätigkeiten der Sexualpädagog:innen und der diesbezüglich verwendete Begriff der Begleitung. Problematisch erscheinen auch die anvisierten Ziele und Normen auf individueller und gesellschaftlicher Ebene. Aus der Perspektive einer Sexualpädagogik, welche sexuelle Vielfalt sieht und anerkennt (Tuider et al., 2012; Voß, 2023), und infolgedessen Menschen berücksichtigt wissen will, welche keine sexuelle Lust anstreben und/oder sich als asexuell verstehen, erscheinen die Ziele einer größeren sexuellen individuellen Lust und einer stärkeren sexuellen Erregbarkeit fragwürdig. Auch das Ziel einer neuen und anderen sexuellen Kultur in der Gesellschaft wird vor diesem Hintergrund fragwürdig. Es ist aber auch deshalb fragwürdig, weil eine (Sexual-)Pädagogik mit diesen Zielen an gesellschaftliche Ideale der sexualitätsbezogenen Selbstoptimierung und Leistungsfähigkeit anschließt, welche gerade junge Menschen bereits unter Druck setzen (Mantey, 2022). Und auch das finale Ziel eines als teleologisch angelegten Entwicklungsprozesses der Individuen und Gesellschaft ist nur schwer vorstellbar und ebenso unerreichbar: Wie sieht eine sexuelle Kultur aus, in der Menschen maximal erregbar und sexuell empfindsam sind? Zum Dritten erscheint das Subjektverständnis nicht mehr zeitgemäß. Es wird ein sich seiner selbst bewusstes, reflektiertes und selbstbestimmtes Subjekt skizziert. Es wird somit an den bei Humboldt präsenten Eigenschaften des Subjekts festgehalten und die in den vergangenen Jahrzehnten im Bildungsdiskurs aufgeworfenen Problematisierungen im Kontext von Differenz, Heteronomie, Alterität und Sprachlichkeit werden nicht berücksichtigt. Die illusorische idealistische Überhöhung eines autonomen Subjekts (Pongratz & Bünger, 2008) wird nicht infrage gestellt, sodass systematische Schwächen und problematische Konsequenzen des traditionellen Bildungsbegriffs bestehen bleiben. Zum Vierten ist zu problematisieren, dass die bildungstheoretischen Ideen unverbunden neben praxisorientierten Überlegungen stehen und Widersprüche aufgeworfen werden. Eine Abgrenzung von Lernen, Erfahrungslernen, Kompetenzentwicklung und Bildung findet nicht statt, sodass die im Text vorhandenen Ideen des humanistischen Bildungsideals unverbunden neben Lernkonzepten und Kompetenzmodellen stehen bleiben. Im Prinzip zeigt sich hier die Problematik des Umschlagens von Bildung vom Prozess zur Produktebene (Pongratz & Bünger, 2008): Einerseits wird das freie, sich bildende Subjekt stilisiert, aber im Blick auf die konkrete Umsetzung werden die Gestaltung von Lernumgebungen und die Auswahl von Lerngegenständen thematisiert und zu entwickelnde Kompetenzen werden entworfen. Das Verhältnis der Freiheit des Subjekts zum (sexual-)pädagogischen Handeln, welches Freiheiten eingrenzt, bleibt ungeklärt.

Insgesamt lässt sich der Text daher aus heutiger Perspektive eher als programmatisches Konzept verstehen (Thuswald, 2022). Eine systematische Theorie sexueller Bildung bietet er nicht und das war auch nicht der Anspruch von Karlheinz Valtl (Valtl, 2022).

4.2 Emanzipatorische Sexualpädagogik (Uwe Sielert)

Uwe Sielert ist der Autor, welcher den sexualpädagogischen Diskurs in den vergangenen 20 Jahren am deutlichsten beeinflusst und im positiven Sinne angestoßen und getragen hat, sowohl als Autor als auch als Herausgebender. Zugleich ist er der prominenteste Vertreter einer modernen, emanzipatorischen Sexualpädagogik. Während er viele Jahre zum Begriff der sexuellen Bildung „geschwiegen" und bspw. eher Karlheinz Valtl den Vorrang gelassen hat, finden sich in den vergangenen Jahren auch vermehrt Veröffentlichungen, in welchen er sexuelle Bildung explizit thematisiert (2022a, 2022b, 2023b).

Eine der zentralen Grundannahmen seines vielfältigen Werks ist das Verständnis von sexueller Bildung als dem Professionsbereich der Sexualpädagogik als Wissenschaft (Sielert, 2023b). Sexuelle Bildung wird als pädagogisch zu gestaltender Gegenstandsbereich verstanden, der sich „auf die Konzeptgestaltung und das praktische Handeln im Bereich der sexuellen Bildung bezieht" (Sielert, 2023b, S. 90–91). Entsprechend wird sexuelle Bildung nicht explizit bildungstheoretisch betrachtet, sondern eine praxisorientierte und programmatische Perspektive wird eingenommen. Es stehen Fragen des sexualpädagogischen Handelns im Vordergrund – nicht der Subjektkonstitution oder des Bildungsprozesses. Eine der Praxeologie sexueller Bildung zugrundeliegende sexualpädagogische Theorie, welche im engeren Sinne bildungstheoretische Ausführungen enthalten könnte, wird zwar als notwendig eingefordert, zugleich jedoch ihr Fehlen statuiert (Sielert, 2023b).

Trotzdem finden sich im umfangreichen Werk von Uwe Sielert zahlreiche bildungstheoretische Anknüpfungspunkte und Bezüge, die im Folgenden anhand des aufgeworfenen Analyserasters (Kapitel 2.5) betrachtet werden. Sein Sexualitätsverständnis wurde bereits in Kapitel 3.1 zusammengefasst.

Bildungssubjekt

Wie im Kontext der Darstellung des Sexualitätsverständnisses dargestellt, zeichnen die Texte von Uwe Sielert ein Bildungssubjekt, das sich seiner selbst bewusst ist, über sich selbst verfügt, mit sich selbst identisch ist und das die ihm innewohnende Sexualität zum Teil steuern kann und auch soll (Thuswald, 2022). Das

Subjekt hat die Fähigkeit zur Selbstbestimmung, was zugleich das zentrale Ziel der sexuellen Bildung darstellt (Sielert, 2023b). Allerdings ist das Subjekt auf Hilfe angewiesen, einerseits muss es motiviert werden, sich auf „eine Reise der Sexuellen Bildung“ zu begeben (Sielert, 2022a, S. 31), und andererseits braucht es „auf dieser Reise“ Orientierungshilfen (Sielert, 2022a, S. 22). Diese Hilfe findet es in den als überlegen charakterisierten Sexualpädagog:innen (Sielert, 2022a) und im Produkt der sexuellen Bildung in Form von Begleitung (Sielert, 2022a). Hilfe benötigt das Subjekt, da es zwischen Autonomie und Heteronomie pendelt, also einerseits gesellschaftlich-sozial eingebunden und fremdbestimmt ist und andererseits nach Autonomie strebt (Sielert, 2022a). Ziele sind eine relative Selbstbestimmung, genauer gesagt „eine dynamische Balance von Abhängigkeit und Eigenständigkeit und sexuelle Bildung soll hierbei Abhängigkeiten und Grenzen offenlegen und Entwicklungsräume eröffnen (Sielert, 2022a).

Bildungsprozess

Zum Bildungsprozess finden in den Texten von Uwe Sielert nur wenige Aussagen: Entsprechend der überwiegend eingenommenen Perspektive auf die pädagogische Praxis der sexuellen Bildung werden keine subjektinhärenten Anlässe für sexuelle Bildung genannt. Es sind die Sexualpädagog:innen, welche sexuelle Bildung aus einer Überlegenheit in Wissen und Zielvorstellungen heraus archimedisch anschieben und das Subjekt überhaupt erst motivieren „sich auf eine Veränderungsreise zu begeben“ (Sielert, 2022a, S. 31). Im Rahmen des Prozesses sollen sich die Subjekte dann im eigenen Liebes- und Beziehungsleben „zurechtfinden“, sich bewusster werden und sich mit fremdbestimmenden Strukturen auseinandersetzen (Sielert, 2022a, S. 26), um Einsicht in strukturelle Grenzen und Abhängigkeiten zu erlangen. Dies wiederum soll dem Subjekt Orientierung bieten und seine Autonomie fördern.

Am Ende des Prozesses soll ein „möglichst selbstbestimmtes Denken, Fühlen und Handeln“ stehen, konkret eigensinniges und individuelles Sexualerleben, das sich auf Basis einer „persönlich verantworteten Moralität“ Normalitätsvorstellungen und „mächtigen oder einfach nur verführerisch-attraktiven Vorgaben“ widersetzt (Sielert, 2022a, S. 27). Das Ziel ist also ein mündiger Bürger, der Anpassung und Widerstand bewusst balanciert (Sielert, 2022a, 2023b).

Normativität und sexuelle Bildung

Zentrales normatives Ziel ist die Emanzipation der Individuen, nicht als Endzustand, sondern als prozesshafter Kampf (Sielert, 2023b). Die Individuen sollen „zum möglichst selbstbestimmten Denken, Fühlen und Handeln“ (Sielert, 2023b, S. 77–78) bemündigt werden und sich von ihrer Selbstbestimmung entgegenstehenden Bedingungen – innerlich wie äußerlich – befreien (Sielert, 2023b). Diese Norm ist nicht subjektintrinsisch angelegt, sondern wird von außen an die Subjekte herangetragen: Die Menschen benötigen Autonomiezuspruch und sollen durch die archimedisch positionierten, in Wissen und Zielvorstellungen überlegenen Sexualpädagog:innen motiviert werden, sich in dieser Richtung zu entwickeln (Sielert, 2022a). Im Prozess der individuellen Emanzipation sind die berechtigten Rechte anderer nicht zu begrenzen und die anderen sind in ihren Interessen anzuerkennen (Sielert, 2023b). Obgleich von einer Prozesshaftigkeit ausgegangen wird, wird an anderer Stelle das teleologisch konzipierte Ziel der „Beseitigung rechtlicher, sozialer, politischer oder ökonomischer Ungleichheit" (Sielert, 2023b, S. 77) benannt. Ein Vehikel auf dem Weg zur Emanzipation und zugleich ein weiteres normatives Ideal ist die kognitive „Bewusstheit" des Prozesses der sexuellen Bildung. „Sexuelle Bildung hilft, die eigene Reise bewusst zu gestalten" (Sielert, 2022a, S. 31). Ein weiteres Ideal, welches mit der Emanzipation bzw. Befreiung von gesellschaftlichen Zwängen einhergeht, ist die sexuelle Entwicklung hin zu einem Zugewinn an Lebensqualität im Bereich des Sexuellen, z. B. in Form von mehr Erotik, Lust und Befriedigung (Sielert, 2022a). Ein befriedigenderes und reicheres Sexualleben ist das Ziel.

Sexuelle Bildung und Gesellschaft

In den Texten Uwe Sielerts ist die pädagogische Gestaltung der sexuellen Bildung ein Weg, die Gesellschaft zu verbessern. Ungleichheiten sollen beseitigt werden, indem die Individuen zum selbstbestimmten Denken, Fühlen und Handeln bemündigt werden (Sielert, 2023b). Die zu bildenden Subjekte und die Gesellschaft stehen sich hierbei prinzipiell dichotom als Entitäten gegenüber. Die Subjekte können sich von der Gesellschaft emanzipieren/distanzieren, sie können sich von gesellschaftlichen Zwängen graduell befreien, hierdurch mehr sexuelle Lebensqualität erlangen und zugleich die Gesellschaft verbessern (Sielert, 2023b).

Sexuelle Bildung als Produkt/die Praxis der sexuellen Bildung

Sexuelle Bildung wird in den Texten Uwe Sielert systematisch als Produkt bzw. als Handlungspraxis der Wissenschaft Sexualpädagogik verstanden. Sie ist der zu gestaltende Professionsbereich (Sielert, 2023b). Entsprechend werden zahlreiche normative Aussagen zur Gestaltung der pädagogischen Praxis (u. a. Sielert, 2022a, S. 30–34) getroffen, die hier nicht alle wiedergegeben werden können und müssen, da sich diese Arbeit primär auf die bildungstheoretische Ebene von sexueller Bildung konzentriert.

Die Frage nach dem Zusammenhang von Bildungstheorie und Bildungspraxis stellt sich im Verständnis Uwe Sielerts anders, da sich das theoretische pädagogische Fundament als sexualpädagogische Theorie versteht, nicht als Bildungstheorie. Ein solches zeitgemäßes sexualpädagogisches Fundament stehe jedoch noch aus. Entsprechend bleibt der hier zu thematisierende Zusammenhang von Bildungstheorie und Bildungspraxis und die hiermit verbundenen theoretischen Schwierigkeiten unthematisiert.

Resümee

Resümierend fällt im Blick auf die Arbeiten von Uwe Sielert, der hier stellvertretend für eine emanzipatorische Sexualpädagogik betrachtet wird, zunächst auf, dass sexuelle Bildung ausschließlich als Handlungstheorie und als professionsbezogenes Produkt der Sexualpädagogik als Wissenschaft verstanden und entsprechend unter der Überschrift „Sexuelle Bildung" keine Bildungstheorie verortet wird. Bildungstheoretische bzw. pädagogische Grundlagen werden als sexualpädagogische Theorie verstanden, sogleich aber als Desiderat gekennzeichnet (Sielert, 2023b). Entsprechend werden von Uwe Sielert keine systematischen, bildungstheoretischen Überlegungen angestellt. Dieses Desiderat hat aus meiner Sicht Konsequenzen, die sich in den Texten Uwe Sielerts zeigen: Ohne aktuelles pädagogisches, bildungstheoretisches Fundament bleibt unklar, was sexuelle Bildung auszeichnet und was sie von Sexualerziehung unterscheidet. Dies zeigt sich unter anderem dort, wo klassische Konzepte der Sexualerziehung schlichtweg zu Konzepten der sexuellen Bildung umdeklariert werden: „Ganzheitliche Sexualerziehung", „christliche Liebeserziehung" und „nicht diskriminierende Sexualerziehung" werden zu Konzepten der sexuellen Bildung (Sielert, 2023b, S. 93–95). Dennoch finden sich im Werk Uwe Sielerts bildungstheoretische Elemente. Sie tauchen überwiegend dort auf, wo die Normen und Ziele der als Praxis entworfenen sexuellen Bildung genannt werden. Im Kern wird das Bildungsideal der kritischen Erziehungswissenschaft sichtbar: ein sich selbst bildendes, Autonomie anstrebendes und reflexiv über sich verfügendes Subjekt – ein Subjektverständnis, welches in postmodernen Analysen des Bildungsbegriffs vielfach kritisiert wurde und wird (Pongratz & Bünger, 2008), unter anderem weil es stark individualisiert ist und die vielfältigen sozialen Bezüge der Bildung und der Subjektkonstitution nicht ausreichend berücksichtigt (Langer, 2023; Ricken, 2012; Sting, 2016), weil es mit dem Fokus auf kognitive Reflexion in einem klassischen bürgerlichen Milieu verortet ist und Handlungslogiken sogenannter bildungsferner Milieus abwertet (Grundmann et al., 2016; Sattler, 2009) und weil dem Verständnis die Idee einer Vervollkommnung der Subjekte innewohnt, die eine Logik der Leistungssteigerung impliziert (Langer, 2023).

Diese und weitere systematische Schwächen des Bildungsbegriffs der kritischen Erziehungswissenschaft werden zwar gesehen und die Notwendigkeit einer theoretischen Erneuerung statuiert (Sielert, 2023b), sie steht jedoch bislang aus.

Weitere Autor:innen eines emanzipatorischen Verständnisses sexueller Bildung

Neben Uwe Sielert existiert eine Reihe anderer Autor:innen, welche sexuelle Bildung im Sinne einer emanzipatorischen Sexualpädagogik verstehen und sich ebenso wie Uwe Sielert der Probleme des Emanzipationsbegriffs bewusst sind, sie aber nicht explizit bildungstheoretisch aufarbeiten (u. a. Henningsen, 2022; Sattler & Thuswald, 2021). So zielt bspw. sexuelle Bildung auch in den Texten von Anja Henningsen auf die Ausbildung von Selbstständigkeit und Autonomie (Henningsen, 2022). Das Subjekt soll sich mittels sexueller Bildung aus gesellschaftlichen Zwängen befreien und Kritik und Widerspruch üben – es steht der Gesellschaft gegenüber. „Hiermit werden klassische aufklärerische Ideale verfolgt, die auf Autonomie und höher Entwicklung abzielen und politische Mündigkeit sowie Selbstverwirklichung meinen“ (Henningsen, 2022, S. 42). Die oben in Beispielen aufgeführten Kritiken an einem solchen Bildungsverständnis werden jedoch auch hier nicht bearbeitet. Eine Ausnahme ist die verstärkte Berücksichtigung der sozialen Voraussetzungen von Bildung (Henningsen, 2022).

Entsprechend bleibt festzuhalten, dass die emanzipatorische Sexualpädagogik zwar neben den im Vordergrund stehenden programmatischen auch bildungstheoretische Überlegungen zur Verfügung stellt, diese aber bislang den postmodernen bildungstheoretischen Diskursen nicht gerecht werden können. Eine zeitgemäße Aktualisierung des Verständnisses der sexuellen Bildung innerhalb der emanzipatorischen Sexualpädagogik sowie eine dezidierte Erweiterung um bildungstheoretische Inhalte wären notwendig, um sowohl an die aktuelle Bildungstheorie als auch an die Theoriebestände der Queer Studies oder der erziehungswissenschaftlichen Geschlechterforschung anzuschließen. Eine solche Verknüpfung von Bildungstheorie und Queer Studies bietet die „Pädagogik vielfältiger Lebensweisen“ von Jutta Hartmann, die auf poststrukturalistischen Theorien aufbaut, und daher wie folgt näher dargestellt wird.

4.3 Die Pädagogik vielfältiger Lebensweisen (Jutta Hartmann)

Jutta Hartmann (2002, 2013, 2017a, 2017b, 2024) verfolgt nicht primär das Ziel, den Begriff der sexuellen Bildung theoretisch zu bearbeiten. In der erziehungswissenschaftlichen Geschlechterforschung und den Queer Studies verortet, legt sie vielmehr eine geschlechterreflektierende und queertheoretisch fundierte Konzeption von Erziehung und Bildung vor, die sie als „Pädagogik vielfältiger Lebensweisen“ (J. Hartmann, 2002) oder auch als „Queere Bildung“ (J. Hartmann, 2024) bezeichnet. Das Ziel des Konzepts ist es, geschlechtliche und sexuelle Differenzen als wesentliche Momente von Bildung (und Bildungstheorie) zu berücksichtigen und machtkritisch zu bearbeiten. Hierfür arbeitet Jutta Hartmann kritisch-dekonstruktive Perspektiven auf Geschlecht und Sexualität an der Schnittfläche von Queer Studies und Bildungstheorie heraus und macht sie im Begriff der „vielfältigen Lebensweisen“ bündelnd (J. Hartmann, 2002, 2013, 2024) für die pädagogische Praxis (non-)formaler Bildung fruchtbar (J. Hartmann, 2002). Anschlüsse beider theoretischer Diskurse findet sie in den subjekttheoretischen Konzepten Michel Foucaults und Judith Butlers und deren Überlegungen zu Kritik als transformativer Grenzbewegung (J. Hartmann, 2012b, 2013, 2024).

Auch wenn der Begriff der sexuellen Bildung nicht zentral ist, stehen bildungstheoretische Fragen im Hinblick auf Sexualitäten und Geschlecht im Vordergrund des Konzepts von Jutta Hartmann und auch die im sexualpädagogischen Diskurs bedeutsamen Queer Studies werden mit Bildungsfragen verknüpft. Dabei wird Bildung, ebenso wie in der vorliegenden Theorieskizze, nicht im Sinne von Qualifikation verstanden (J. Hartmann, 2013). Vielmehr begreift Jutta Hartmann Bildung in der Tradition der Bildungsphilosophie als kritisches Distanznehmen und anschließend an Michel Foucault als eine Form der „Ent-Subjektivierung" (J. Hartmann, 2013). Zugleich arbeitet sie die historisch virulenten kritischen Ansprüche der Pädagogik heraus (J. Hartmann, 2013). Mit Bezügen unter anderem zu Immanuel Kant und Theodor Adorno versteht sie Bildung entsprechend als eine sich wandelnde Form der Kritik und Befreiung, die sich reflexiv auch auf Bildung selbst bezieht bzw. beziehen muss und die Notwendigkeit mit sich bringt, Bildung stets neu zu fassen (J. Hartmann, 2017b). Auf den kritischen Impetus von Bildung blickend arbeitet sie heraus, wie sich der Fokus von einer Sozial- zu einer Subjektkritik verlagert hat (J. Hartmann, 2013). Unter Rückgriff auf die Theorien Michel Foucaults und Judith Butlers in Hinblick auf Subjektkonstitution und -genese stellt sie die Vorstellung eines souveränen Subjekts, das den gesellschaftlichen Verhältnissen als ganz anderer gegenübertreten kann, infrage, und damit auch die klassischen Zielvorstellungen von Emanzipation und Selbstbestimmung – wie sie etwa in der dargestellten emanzipatorischen Sexualpädagogik zentral sind (Kapitel 4.2). Entsprechend ist im Blick auf ihr Verständnis von Bildung zentral, Subjektivität immer als geschlechtlich und sexuell konstituiert zu verstehen. Das dekonstruktive Moment des Begriffs der vielfältigen Lebensweisen verortet Jutta Hartmann unter anderem Jacques Derrida und psychoanalytischen Perspektiven folgend in einem Verständnis geschlechtlicher wie sexueller Lebensweisen als dynamisch, in sich widersprüchlich und vielfältig, das binäre Schema des Entweder-Oder heteronormativer Zweigeschlechtlichkeit überschreitend (J. Hartmann, 2002). Seit der Jahrtausendwende macht Jutta Hartmann daher mit dem Begriff der vielfältigen Lebensweisen ein Verständnis von Geschlecht und Sexualität im erziehungswissenschaftlichen Diskurs stark, das diese zugleich als über dominante Machtverhältnisse vermittelt wie real dynamisch-vielfältig gelebt begreift (J. Hartmann, 2002).

Praktisch bzw. produktorientiert geht es im Konzept der „Pädagogik vielfältiger Lebensweisen" (J. Hartmann, 2002) darum, mit Kindern, Jugendlichen und Erwachsenen die gleichzeitige Pluralisierung wie Normierung von Lebensweisen als gesellschaftliche Realität zu erörtern, mit Blick auf bestehende gesellschaftliche Erwartungen und Normen eine machtkritische Auseinandersetzung zu ermöglichen und unabhängig ihrer Selbstpositionierungen den Adressat:innen neue Entwicklungsmöglichkeiten zu eröffnen (J. Hartmann, 2017b). Zugleich ist damit die

Hoffnung auf transformative Impulse für eine postheteronormative Gesellschaft verbunden (Busche et al., 2018).

Die weitere Darstellung des Konzepts folgt der in Kapitel 2 entwickelten Heuristik. Nicht gesondert dargestellt wird das zugrundeliegende Verständnis von Sexualität, zumal es dem in Kapitel 4.2 dargestellten Verständnis Judith Butlers entspricht.

Das Bildungssubjekt

Eng mit dem Sexualitätsverständnis verknüpft ist das Subjektverständnis, das ebenfalls auf Judith Butler und die Queer Studies rekurriert und in Kapitel 3.3 bereits dargestellt wurde. Es ist ein Subjekt, das sich über vorherrschende Diskurse in einem Prozess der Subjektivierung konstituiert, jedoch nicht durch diese determiniert ist (J. Hartmann, 2017b). In performativen Prozessen werden bestehende sexuelle und geschlechtliche Normen ständig wiederholt, dabei jedoch auch verfehlt und somit verschoben. Zentral ist, dass diese performativen Prozesse in der Regel nicht bewusst sind, vielmehr durch das Unbewusste orchestriert werden (J. Hartmann, 2002). In diesen intendierten oder zumeist nichtintendierten Verschiebungen findet sich ein Moment der Freiheit sowie Transformationspotenziale, die in expliziter Anlehnung an Butler zu einem Verständnis von Geschlecht und damit auch geschlechtlicher und sexueller Subjektivierung als „Improvisation im Rahmen des Zwangs" führt.

Es ist also kein souveränes Subjekt, das den gesellschaftlichen Verhältnissen gegenübersteht, sondern eines, das als Wirkung sozialer Normen aus diesen hervorgeht. Dabei ist es zwar an die Macht der Diskurse gebunden, verfügt zugleich jedoch auch über Spielräume dieser gegenüber. Auch mit Bezug zu Norbert Ricken (2006) zeichnet Jutta Hartmann damit ein Subjekt, das Bildung nicht einfach vorausgeht, sondern in Bildung – als spezifischer Form der Subjektivierung – auch entsteht (J. Hartmann, 2024). Subjektivität wird als eine Wirkung von Bildung verstanden und mit Judith Butler geht es Jutta Hartmann darum, das Funktionieren von Geschlecht und Sexualität als zentrale Faktoren der Subjektgenese zu analysieren (J. Hartmann, 2024).

Entsprechend geht sie im Blick auf die im sexualpädagogischen Diskurs vielfach aufgegriffene sexuelle Vielfalt sowie den Begriff der sexuellen Identität davon aus, dass es keinen biologischen Kern der sexuellen und geschlechtlichen Identität bzw. der Subjektivität gibt, den Menschen finden können oder finden müssen, sondern dass die sexuelle Identität bzw. das sexuelle Subjekt als Momentaufnahme das Ergebnis eines komplexen machtvollen Konstitutionsprozesses darstellt, der sozial, gesellschaftlich, geopolitisch und historisch bedingt ist (J. Hartmann, 2017b). Und vor dem Hintergrund des Konzepts der Performativität geht sie davon aus, dass sexuelle und geschlechtliche Differenzen in ihrer Bedeutung nicht festlegbar sind. „Was es heißt, eine Frau, non-binär, schwul oder pansexuell zu sein, lässt sich nicht bestimmen" (J. Hartmann, 2024, S. 190). Sexuelle und geschlechtliche Subjektivität werden als dynamisch und vielfältig und einer dekonstruktiven Perspektive folgend das nicht Identische als konstitutiv für Geschlecht verstanden (J. Hartmann, 2024).

Der Bildungsprozess

Der Bildungsprozess wird im Konzept der „Pädagogik vielfältiger Lebensweisen" in zweifacher Hinsicht verstanden. Zum einen als eine „Reflexion auf die machtvolle Verstrickung des eigenen Seins" und zum anderen Michel Foucault folgend als ein „sich (nahe gelegten Formen von Subjektivität) Entziehens sowie des Suchens nach neuen Lebensweisen" (J. Hartmann, 2013, S. 264). Formen der Reflexion wie der „Ent-Subjektivierung" sollen dem Subjekt ermöglichen, sich von sich selbst zu lösen, den eigenen Denkrahmen verschieben, eigene Werte verändern und damit eigene Handlungsspielräume erweitern zu können (J. Hartmann, 2013).

Als Ergebnis des Bildungsprozesses können neue, andere Möglichkeiten entstehen (J. Hartmann, 2013). Als eine wichtige Voraussetzung wird die Reflexion des eigenen Verhaftetseins betrachtet, da das Subjekt stets der Macht der Diskurse unterworfen ist (J. Hartmann, 2013). Mit Judith Butler und Michel Foucault geht Jutta Hartmann davon aus, dass in der Analyse von Konstruktionsmechanismen das Potenzial liegt, deren Wirkkraft zu stören (J. Hartmann, 2017b). „Freiheit ist an die Erkenntnis der konstitutiven Entmündigung gebunden, die auch das eigene kritische Denken durchzieht" (J. Hartmann, 2013, S. 262). Im Rahmen institutionell verantworteter Bildung, wie der schulischen und außerschulischen Bildungsarbeit, sollen die Adressat:innen die Möglichkeit bekommen, sich mit sich selbst und gesellschaftlichen Erwartungen auseinanderzusetzen, neue Lebensweisen kennenzulernen sowie Möglichkeiten des Denkens und Positionierens (weiter)zu entwickeln (J. Hartmann, 2013).

Bestätigt findet Jutta Hartmann (2024) ihr Bildungsverständnis in der Studie von Bettina Kleiner (2015), in welcher unter anderem Prozesse der Infragestellung und der Umschreibung gängiger Normalitätsvorstellungen rekonstruiert und als Ergebnis von Bildungsprozessen verstanden werden.

Im Blick auf den Bildungsprozess wird deutlich, dass der Bildungsprozess bei Jutta Hartmann ein reflexiver und kognitiver Prozess ist, der sich auf das Selbst und die gesellschaftlichen Rahmenbedingungen des Selbst richtet: „Bildungstheoretisch betrachtet können Jugendliche und Erwachsene nur dann eine eigene Position zu den unterschiedlichen (Selbst) Konzepten und Theorien entwickeln, wenn diese bekannt und Theorien entlang reflektierter Kriterien explizit erörtert werden" (J. Hartmann, 2017b, S. 179).

Bildung und Normativität

Die normativen Ziele der Bildung im Rahmen der „Pädagogik vielfältiger Lebensweisen" liegen auf zwei Ebenen, die jedoch miteinander verknüpft sind.

Zum einen sollen die in den Queer Studies identifizierten geschlechtlichen und sexuellen gesellschaftlichen Differenzordnungen und damit verbundene Machtverhältnisse, Diskriminierungen und Benachteiligungen in ihrer Entstehung rekonstruiert und machtkritisch hinterfragbar gemacht werden (J. Hartmann, 2017b). Die konstituierende Matrix der Macht soll, zusammen mit vorherrschenden Normalitätsvorstellungen, irritiert und verflüssigt und auf diese Weise ein Beitrag zur möglichen Veränderung der Rahmenbedingungen geleistet werden. Das Ziel ist eine Gesellschaft (und Wissenschaft), in der sexuelle und geschlechtliche Vielfalt als Normalität anerkannt und entsprechend gelebt werden können. Bestehende Kategorien sollen nicht unbedingt aufgegeben, aber ihre bisher unreflektierte Selbstverständlichkeit und Natürlichkeit hinterfragt werden. Auch Bildung und Bildungstheorie selbst sind in diesem Sinne weiterzuentwickeln (J. Hartmann, 2013).

Zum anderen sollen die Subjekte angeregt werden, differenzierte Welt- und Selbstverhältnisse zu entwickeln und befähigt werden, sich (selbst-)kritisch gegenüber den bestehenden Differenzordnungen und eigenen Subjektivierungsweisen zu positionieren und sie zugleich weiterzuentwickeln (J. Hartmann, 2013). Sie sollen darin unterstützt werden, an der Freiheit arbeiten zu können, sich dominierenden Subjektivierungsweisen zu entziehen und eigensinnige Lebensweisen zu realisieren (J. Hartmann, 2017b, 2024).

Da beide Ebenen über machtvolle Diskurse verknüpft sind, sind sie nicht völlig voneinander zu trennen. Eine veränderte Gesellschaft führt zu neuen Subjektivierungsweisen und umgekehrt.

Allerdings werden diese normativen Ziele angesichts der machtvollen Verstrickung von Bildung infrage gestellt. „Auch wenn sie Sozial-, Subjekt- und Selbstkritik umfasst, bleibt es abschließend fraglich, inwiefern Bildung als kritisch-dekonstruktives Projekt zu einem befreiten Leben führt. Mit Sicherheit eröffnet eine solche Bildung aber die Möglichkeit ‚nicht dermaßen regiert zu werden' (Foucault, 1992; S. 12)" (J. Hartmann, 2013, S. 275).

Entsprechend enthält die normative Ebene des Bildungsverständnisses der „Pädagogik vielfältiger Lebensweisen" Aspekte von Emanzipation und Selbstbestimmung, beide traditionellen Zielvorstellungen von Bildung sind jedoch als Aporien erkannt bzw. an ihre Abhängigkeiten zurückgebunden.

Bildung und Gesellschaft

Im Abschnitt zur Normativität im Konzept der „Pädagogik der vielfältigen Lebensweisen" ist das Verhältnis von Bildung und Gesellschaft bereits ersichtlich geworden.

Ausgangspunkt sind die queer-theoretischen Analysen einer heteronormativen, zweigeschlechtlichen Gesellschaft, die von sexuellen und geschlechtlichen Differenzordnungen durchdrungen ist, welche Diskriminierungen und soziale Ungleichheiten transportieren. Ebenso wie das Bildungssubjekt stehen Bildungsprozesse diesen gesellschaftlichen Ordnungen jedoch nicht einfach gegenüber. Sie sind Teil der diskursiven Vollzüge, zumal sich Subjektivierungsprozesse auch über Bildungsprozesse vollziehen. Trotzdem beinhaltet die Vorstellung von Bildung als kritisch-dekonstruktivem Projekt die Hoffnung, die Gesellschaft durch Bildung in einem positiven Sinne zu verändern. Hierfür müssen in Bildungstheorie und der pädagogischen Praxis – auch der sexuellen Bildung – die diskursiven Machtverhältnisse reflektiert werden. Die Subjekte sollen sich in Bildungsprozessen ihrer gesellschaftlichen Bedingtheit bewusst werden und lernen, Machtverhältnisse zu erkennen und als solche zu kritisieren. Das post-souveräne Subjekt kann die es bedingenden gesellschaftlichen Verhältnisse erst dann als solche kritisieren und verändern, wenn es sie als solche erkennt. Erst dann wird es möglich, auch diesen Teil des gesellschaftlichen Rahmens umzuarbeiten (J. Hartmann, 2013, 2017b).

Im Blick auf die Verknüpfung von Bildung und Gesellschaft wird zusammenfassend deutlich, dass das Konzept der „Pädagogik vielfältiger Lebensweisen" das Ziel hat, gesellschaftliche Differenzordnungen und Machtverhältnisse als solche bewusst werden zu lassen und darüber eine Bedingung für deren Veränderung zu schaffen. Das Ziel ist eine nicht-heteronormative Gesellschaft. Es bleibt offen, welcher Bildungsauftrag bliebe, wenn dieses Ziel erreicht sein sollte.

Bildung als Produkt/die Praxis der Bildung

In Bezug auf die pädagogische Gestaltung der sexuellen Bildung finden sich in der „Pädagogik vielfältiger Lebensweisen" die folgenden Kernideen.

Zunächst sollen pädagogische Angebote über die gelebte Vielfalt an sexuellen und geschlechtlichen Lebensweisen informieren und der Dominanz des naturalisierenden Konzepts heterosexueller Zweigeschlechtlichkeit begegnen (J. Hartmann, 2017b, 2024). Damit Kinder, Jugendliche und Erwachsene eine eigene Position entwickeln können, sollen sie die Möglichkeit erhalten, sich mit vorherrschenden Konzepten und Theorien selbstständig auseinanderzusetzen und diese explizit „entlang reflektierter Kriterien" zu erörtern lernen (J. Hartmann, 2017b, S. 179).

Des Weiteren soll für die Produktionsweisen von Normalität sensibilisiert werden (J. Hartmann, 2013, 2024). „Altersgerecht (sollen) Herstellungsprozesse von Geschlecht, Sexualität und Lebensformen" nachgezeichnet werden (J. Hartmann, 2017b, S. 181), um vermeintliche Normalität und Natürlichkeit hinterfragbar zu machen. Hierbei geht es darum, „kritisch ins Gespräch zu kommen" (J. Hartmann, 2017b, S. 175). Selbstverständlichkeiten, etwa die verdinglichte Ausschließlichkeit dual gedachter Existenz- oder Lebensweisen, sollen irritiert und vorherrschende Sehgewohnheiten und Gewissheiten hinterfragt werden. Unter anderem soll für das Verschwimmen und für Zwischenräume vorherrschender Geschlechter- und Sexualitätsgrenzen sensibilisiert werden (J. Hartmann, 2017b).

> „Didaktisches Ziel ist es, vielfältige Lebensweisen so zu thematisieren, dass auf der Ebene der Rezipient_innen – wie auch immer sie sich selbst begreifen und wie auch immer sie leben – eine öffnend-emanzipative Einladung verbunden ist und auf einer sozialen bzw. gesellschaftlichen Ebene transformative Impulse insofern angestoßen werden, als dass im sozialen und gesellschaftlichen Miteinander Neues entstehen kann" (J. Hartmann, 2017b, S. 182).

Vor dem Hintergrund, dass Bildungsprozesse und -produkte konstitutiv mit den gesellschaftlichen Verhältnissen verknüpft sind, hält Jutta Hartmann es überdies für notwendig, die konzeptionellen Grundlagen von Bildungsangeboten permanent reflexiv im Blick zu halten. Zu überprüfen ist bspw., welche Identitäten repräsentiert werden und welche mit welchen Nebenwirkungen ausgeklammert bleiben (J. Hartmann, 2024).

Resümee

Jutta Hartmann entwickelte das Konzept der „Pädagogik vielfältiger Lebensweisen" als einen Beitrag der Allgemeinen Erziehungswissenschaft und nicht als ein Konzept sexueller Bildung. Entsprechend verfolgt sie nicht das Ziel, sexuelle Bildung bildungstheoretisch umfassend und systematisch zu klären. Mit Rückgriff auf Theorien der erziehungswissenschaftlichen Geschlechterforschung und der Queer Studies bietet sie demgegenüber ein kritisch-dekonstruktives Verständnis vielfältiger geschlechtlicher und sexueller Lebensweisen und entsprechende Schlüsse für pädagogisches Handeln im Kontext (non-)formaler Bildung. Die Gesellschaft, die Subjekte und infolgedessen Bildung und Bildungstheorie werden als von sexuellen und geschlechtlichen Differenzordnungen strukturiert verstanden, die Machtverhältnisse transportieren und spezifische Subjektpositionen sowie damit verknüpfte Ungleichheiten hervorbringen. Entsprechend ist es das normative Ziel der „Pädagogik vielfältiger Lebensweisen", diese Differenzordnungen und Machtverhältnisse mit ihren Funktionsweisen zu reflektieren und Veränderungen zu ermöglichen, die sowohl Ungleichheitsverhältnisse und Benachteiligungen abbauen wie neue Selbstverständlichkeiten und Lebensweisen entstehen lassen.

Subjektbezogen geht es mit Michel Foucault darum zu fragen, was getan werden kann, um „nicht dermaßen regiert zu werden" (Foucault, 1992, S. 15, zit. n. Hartmann). Dies soll erreicht werden, indem die Konstitutionsprozesse reflektiert und in Bildungsangeboten unter anderem vorherrschende Naturalisierungen analysiert und alternative Selbstverständnisse ermöglicht werden. Konzentriert auf die Fragen geschlechtlicher und sexueller Subjektbildung und die Art und Weise der pädagogischen Thematisierung vielfältiger geschlechtlicher und sexueller Lebensweisen – d. h. von dem, was gängiger Weise unter ‚geschlechtlicher und sexueller Vielfalt' firmiert – werden weitere Themen sexueller Bildung, die interessant oder gesellschaftlich virulent sein könnten, von Jutta Hartmann nicht ausgeklammert, jedoch nicht vorrangig unter dem Konzept einer „Pädagogik vielfältiger Lebensweisen" gefasst und diskutiert.

Die beschriebenen Ziele sowie die Richtung des Bildungsprozesses, der auf die Analyse und die Veränderung der gegebenen Verhältnisse durch das Subjekt abzielt, werfen die Frage nach der gesellschaftlichen Position des Subjekts auf: Auch wenn das Konzept von Jutta Hartmann auf dem Subjektverständnis von Judith Butler und Michel Foucaults fußt und somit kein souveränes Subjekt gegenüber der Gesellschaft und den gegebenen Verhältnissen zeichnen will, ist zu fragen, inwiefern Jutta Hartmann insbesondere im Hinblick auf die Ziele des Bildungsprozesses doch ein Subjekt anruft, das der Gesellschaft, genauer gesagt gesellschaftlichen Prozessen gegenübersteht: Das Bildungssubjekt soll sich im Bildungsprozess neues Wissen und alternative Sichtweisen auf sich und die Welt erarbeiten und durch die Analyse vermeintlich natürlicher Kategorien und ihre komplexe Herstellung sowie die Eröffnung neuer gedanklicher Möglichkeiten an Freiheit gewinnen. Auch wenn die kritische Position des Subjekts relativiert und der emanzipative Moment nicht überhöht wird, wird dennoch ein Subjekt adressiert, das sich der Gesellschaft, hier den gesellschaftlichen Machtverhältnissen und ihrer Herstellung, kritisch gegenüberstellen kann, gleichwohl nicht als gänzlich anderes und vermeintlich unberührtes von diesen. Im Unterschied zu idealistischeren Vorstellungen von Emanzipation, soll es sich sogar durch eine gesteigerte kognitive Reflexionsleistung auszeichnen, da es sich seiner Lage in einem realistischen Sinne bewusst sein soll. Wie Antje Langer und Daniel Wrana (2024, S. 50) in Bezug auf die Subjektivierungsforschung feststellen, entsteht als Ideal des Bildungsprozesses gewissermaßen eine Art „Hypersubjekt", „eines, das sich nicht nur unweigerlich subjektiviert, weil es gar nicht anders kann, sondern das im besten Falle auch noch in kritische Distanz zu den auf sich selbst (und andere) bezogenen Subjektivierungsprozessen geht". Vor dem Hintergrund bildungsbezogener Kritiken in der Sozialen Arbeit (Kapitel 2.4) stellt sich die Frage, ob hierin eine zu problematisierende Überhöhung des kritisch reflexiven Subjekts liegt.

4.4 Aneignung, Kompetenzen und Co. (weitere konzeptionelle Vorschläge)

Neben den drei genannten Ansätzen existiert ein breiter werdender sexualpädagogischer Diskurs (u. a. Böhm et al., 2022; Thuswald & Sattler, 2021; Henningsen & Sielert, 2023; Siemoneit et al., 2023), der auch bildungstheoretische Aspekte enthält. Dezidierte Auseinandersetzungen mit den oben herausgearbeiteten Kategorien (Bildungssubjekt, Bildungsprozess, Normativität, Bildung und Gesellschaft, Bildungsprodukt) auf einer bildungstheoretischen Ebene sind jedoch selten (Langer, 2023) oder tauchen nur indirekt auf, etwa im Sammelband von Marion Thuswald und Elisabeth Sattler (2021).

Andere Autor:innen stellen eher Vorschläge in den Raum, ohne sie in ihrer Bedeutung für ein Verständnis sexueller Bildung zu hinterfragen. Häufig genannt werden die Begriffe der Aneignung, Kompetenzorientierung und der transformatorischen Bildung.

Aneignung und Kompetenzorientierung

Christa Wanzeck-Sielert (2013, 2023) und Heinz-Jürgen Voß (2023) nutzen – ebenso wie Karlheinz Valtl (s. o.) – den Begriff der Aneignung. Allerdings wird das auf die kulturhistorische Schule der sowjetischen Psychologie zurückgehende Konzept der Aneignung nicht näher ausgeführt und auch nicht in seiner Passung oder Bedeutung für die sexuelle Bildung konkretisiert. Zudem irritiert in einem Text von Heinz-Jürgen Voß, wie auch bei Karlheinz Valtl, die Verknüpfung des Aneignungsbegriffs mit dem Kompetenzbegriff. Die Aneignungsprozesse der Subjekte werden nicht als gegenständliche Tätigkeit mit Bezug zur Welt verstanden, sondern die Aneignungstätigkeit wird auf Wissen und Kompetenzen bezogen: „Sexuelle Bildung. Damit wird der lebenslange Prozess der Selbstaneignung von Wissen und Kompetenzen durch jeden einzelnen Menschen im sexuellen Bereich bezeichnet" (Voß, 2023, S. 35).

Damit stehen die bildungstheoretischen Implikationen des Aneignungsbegriffs unklar neben dem Kompetenzbegriff, der eher auf die Tradition der empirischen, sozialwissenschaftlichen Bildungsforschung verweist. Der Widerspruch dieser beiden Ansätze (Pongratz & Bünger, 2008), die theoretische Unplanbarkeit von Bildung einerseits sowie die intentionale Kompetenzförderung andererseits, bleibt unbenannt und unbearbeitet. Insgesamt bleibt bei den Autor:innen offen, wie die Konzepte theoretisch zu verknüpfen sind und vor allem warum und wie beide Begriffe und die dahinterliegenden Konzepte für die sexuelle Bildung erschlossen werden können und was das bildungstheoretisch und programmatisch bedeuten würde.

Transformatorische Bildung

Texte von Marion Thuswald (2022) sowie Mirja Beck und Anja Henningsen (2018) verweisen im Widerspruch zur Verortung in der kritischen Erziehungswissenschaft (s. o.) an anderer Stelle auf das in Kapitel 2.3 dargestellte Konzept transformatorischer Bildung von Hans-Christoph Koller. Sexuelle Bildung wird unter Verweis auf Hans-Christoph Koller als Transformationsprozess beschrieben, aus dem ein Subjekt verändert hervorgeht (Thuswald, 2022). Warum das Bildungsverständnis von Hans-Christoph Koller gewählt wird und was es im Einzelnen für das Verständnis von sexueller Bildung bedeutet, wird nicht ausgeführt. Auch der Widerspruch zum Emanzipationsgedanken wird nicht aufgegriffen. Vielmehr wird in den Ausführungen von Mirja Beck und Anja Henningsen (2018) ersichtlich, dass sie sexuelle Bildung sowohl im Konzept von Hans-Christoph Koller verorten als auch deckungsgleich mit den Texten Uwe Sielert als Prozess der Emanzipation und Befreiung von Gesellschaft denken: „Sexuelle Bildung hingegen ermöglicht eine kritische Auseinandersetzung mit vorherrschenden Normalitäten und eine freie Selbstpositionierung ‚queer' dazu: So werden enge, heteronormative Entwicklungskorsagen geweitet" (Beck & Henningsen, 2018, S. 137). Die Veränderungen des Selbst- und Weltverhältnisses, die bei Hans-Christoph Koller nur minimal-ethisch gefasst sind, werden mit dem deutlich stärker normativen Emanzipationsgedanken des Heraustretens durch Bildung und den Idealen der Freiheit und Selbstbestimmung gleichgesetzt. Eine sexualpädagogische und bildungstheoretische Auseinandersetzung mit dem Konzept von Hans-Christoph Koller steht also noch aus.

4.5 Fazit

Zusammenfassend lässt sich im Hinblick auf die bestehende Theoriebildung zur sexuellen Bildung festhalten, dass sie in den vergangenen Jahren quantitativ und qualitativ zugenommen hat. Dennoch weist sie systematische Schwachstellen auf. Die Konzeptualisierungen:

- sind eher programmatisch ausgeführt,
- verharren im Emanzipationsgedanken, ohne die inhärenten Schwachstellen systematisch aufzugreifen,
- setzen stillschweigend einen emanzipatorischen Bildungsbegriff voraus und ergänzen ihn um spezifische Perspektiven, ohne die grundlegenden Probleme aufzugreifen,
- benennen im Verweis auf das Konzept von Hans-Christoph Koller, auf Kompetenzmodelle oder auf das Aneignungskonzept bildungstheoretische Bezüge, ohne sie auszuführen oder zu begründen,
- lassen sich widersprechende Bezüge (Emanzipation und Transformation) unverbunden und im Widerspruch nebeneinanderstehen,
- fokussieren thematisch isolierte Bildungsziele und -prozesse anstatt sexuelle Bildungsprozesse grundsätzlich zu fassen oder
- betrachten Bildung als kognitive und reflexive Leistung des Bildungssubjekts und werten auf diese Weise die Orientierungen „bildungsferner" Milieus eher ab.

Trotz der zunehmenden Beschäftigung mit sexueller Bildung bleiben also insbesondere systematische Fragen und Probleme der Theorie sexueller Bildung ungeklärt. Vor diesem Theoriedesiderat entstand die Idee zu dieser Theorieskizze.

5. Praxistheoretische Grundlagen der Theorieskizze

Die im Folgenden entfaltete Theorieskizze basiert auf dem Konzept der transaktionalen Bildung von Michael Asmussen und Heidrun Allert (Allert & Asmussen, 2017; Asmussen, 2020). Grundlage wiederum dieses Konzepts sind praxistheoretische Überlegungen – nicht etwa *die* Praxistheorie, da es *die eine* Praxistheorie nicht gibt. Stattdessen existiert ein unscharf konturiertes Feld der Praxistheorien (Bittner et al., 2018) bzw. eine Familie der Praxistheorien, die in den Sozial- und Kulturwissenschaften angesiedelt sind (Reckwitz, 2016). Entstanden ist diese Familie – die disziplinübergreifend Konjunktur hat (Bittner et al., 2018) – im Rahmen einer Reihe von theoretischen Blickwinkelverschiebungen seit den 1990er Jahren. „Neben der Hinwendung zu Sprache, Zeichen und semiotischen Strukturen (semiotic turn) wird seither eine übergreifende methodische Neuorientierung am Begriff der Praxis bzw. der Praktiken (practice turn) behauptet" (Brümmer & Alkemeyer, 2021, S. 29). Die neue Aufmerksamkeit gilt dem Körper, dem verkörperten Erfahrungswissen, dem Vollzug des Sozialen sowie der Beteiligung von Materialität und Räumen an der Herstellung sozialer Ordnungen (Brümmer & Alkemeyer, 2021). Im Kern geht es in der Praxistheorie darum, dass „der Mensch nicht länger als ein der Welt rational-reflexiv gegenüberstehendes Geisteswesen verstanden (wird), sondern als ein Wesen aus Fleisch und Blut, das in seinen vielfältigen Verflechtungen mit der Welt (...) ebenso sehr die Umstände macht, wie sich selbst: alles Erkennen und Wissen ist unter diesem Blickwinkel durch praktisches Tun vermittelt; das Denken versteht sich selbst als ein Bestandteil der Praxis" (Brümmer & Alkemeyer, 2021, S. 29). Das „Verhältnis aus Handeln und Bewusstsein" wird neu bestimmt (Bittner et al., 2018).

Jenseits dieser „Einheitlichkeit" der Aufmerksamkeit im Blick auf das Soziale, sind die der Praxistheorie zuzurechnenden Konzepte und Perspektiven vielfältig und komplex (Allert & Asmussen, 2017; Reckwitz, 2004) – zu komplex, als dass sie hier abgebildet werden könnten. Vor dem Hintergrund des Ziels dieser Arbeit, eine erste Skizze einer Theorie der sexuellen Bildung zu entwerfen, kann die vorliegende Arbeit dieser Vielfalt und Komplexität nicht gerecht werden, ohne den Blick auf das Wesentliche zu verstellen. Daher muss es genügen, die wesentlichen Begriffe zu erfassen, die es ermöglichen, sexuelle Bildung in dieser Perspektive zu erfassen. Dabei kommt es notwendigerweise zu Ungenauigkeiten und ungeklärten Bezügen, die in weiteren Arbeiten zu klären wären. Wie folgt ist jedoch zunächst die gewählte Fundierung der vorliegenden Theorieskizze zu begründen.

5.1 Begründung des praxistheoretischen Fundaments

Das Konzept der transaktionalen Bildung (Allert & Asmussen, 2017; Asmussen, 2020) und die diesem zugrundeliegende praxistheoretische Fundierung erscheinen als vielfältig anschlussfähig an die dargestellten Themen und Positionen in den Diskursen der erziehungswissenschaftlichen Geschlechterforschung, der Sexualpädagogik und den Queer Studies.

Zum Ersten schließt die praxistheoretische Grundlage an den Gedanken der (wiederholten) Herstellung von Geschlechtlichkeit und Sexualität in Form von Handlungen an, die im Kontext von *doing gender* und *doing sexuality* in der erziehungswissenschaftlichen Geschlechterforschung sowie im Sinne von Performativität in den Queer Studies und damit zugleich auch in der Sexualpädagogik diskutiert werden (Kapitel 3.1, 3.2 und 3.3). Entsprechend schließt sie auch an die Vorstellungen der sozialen Konstruktion von Geschlecht in Abgrenzung zur Geschlechtlichkeit und Sexualität als Naturgegebenes an (Kapitel 3.3). Zum Zweiten schließt sie an die Kritik eines ontologisch verstandenen Subjekts und die Vorstellung von Prozessen der Subjektivierung an, wie sie, bspw. von Judith Butler angeregt, im sexualpädagogischen Diskurs und in den Diskursen der erziehungswissenschaftlichen Geschlechterforschung diskutiert werden (Kapitel 3.2 und 3.3) und macht damit zugleich den Zusammenhang von gesellschaftlichen und individuellen sexualitätsbezogenen Entwicklungsprozessen verstehbar (Kapitel 3.1). Zum Dritten macht die praxistheoretische Grundlage sowohl die Statik gesellschaftlicher Sexualität, etwa in Form der Konstruktion und Diskriminierung bestimmter gesellschaftlicher Gruppen (Kapitel 6.4), aber zugleich auch den emergenten gesellschaftlichen Wandel nachvollziehbar (Kapitel 3.1). Damit wird auch die (Re-)Produktion gesellschaftlicher Ungleichheiten verstehbar (Kapitel 3.2 und 3.3). Zum Vierten ermöglicht die praxistheoretische Grundlage die theoretische Berücksichtigung von Körperlichkeit (Kapitel 3.1), die bislang in der Auseinandersetzung mit Sexualität eine eher geringe Rolle gespielt hat (Dekker, 2013), und zugleich auch von weiterer Materialität, in Form von Artefakten, Technologien, Räumen, Bildern etc. im Kontext von Sexualität, die bspw. in der Form digitaler Medien eine immer größer werdenden Rolle in Prozessen der sexuellen Bildung einnehmen (Kapitel 3.1). Körperliche Entwicklungen, Veränderungen und Erfahrungen, die in Beziehung zu weiteren Materialien stehen, werden als Teil sexueller Bildung fassbar. Zum Fünften setzt ein solcher praxistheoretischer Bildungsbegriff, mit dem Fokus auf dem Handeln, nicht länger die Bevorzugung eines reflexiven bürgerlichen Subjekts fort, wie sie unter anderem in der Sozialen Arbeit kritisiert wird (Kapitel 2.4). Und letztlich kann ein solcher Bildungsbegriff auch stärker die grundlegende Sozialität von Bildung berücksichtigen, wie sie von Norbert Ricken (2012) und Stephan Sting (2016) eingefordert wird. Das Subjekt steht der Gesellschaft nicht länger gegenüber, sondern wird als mit ihr verwoben verstanden.

5.2 Praxistheoretische Begriffe

Wie folgt werden die zentralen Begriffe der „Familie der Praxistheorie" (Reckwitz, 2016) als Grundlage für eine Ausarbeitung einer praxistheoretischen Skizze transaktionaler sexueller Bildung zusammengefasst.

Praxis und Praktiken

„Unter ‚sozialer Praxis' wird üblicherweise das In-Gang-Setzen und Ausführen von Handlungsweisen verstanden, die in relativ routinisierten Formen verlaufen. Nicht jede Hantierung, nicht jedes Tun ist schon Praxis. Durch häufiges und regelmäßiges Miteinandertun bilden sich gemeinsame Handlungsgepflogenheiten heraus, die sich zu kollektiven Handlungsmustern und Handlungsstilen verdichten und so bestimmte Handlungszüge sozial erwartbar werden lassen" (Hörning, 2001, S. 160). Wesentliche Merkmale von Praxis – und auch Praktiken als Elementen von Praxis – sind demnach routinisierte Wiederholungen, die durch die Wiederholung und soziale Teilung sozial erwartbar werden und über räumliche und zeitliche Grenzen hinweg bestehen. Im Vergleich von Praxis und Praktiken wird deutlich, dass Praxis mehr als Praktiken ist – sie ist das gegenwärtige und kontingente Vollzugsgeschehen, das Fließen sozialer Praktiken (Asmussen, 2020). In der Betrachtung von Praxis werden in der Regel zwei „Ebenen" unterschieden, die allerdings zum Teil unterschiedlich benannt werden (Hillebrandt, 2014). Differenziert werden Praktiken und Praxisformen oder -formationen. Praktiken sind die kleinste Einheit, materielle Ereignisse in Form von körperlichen Handlungen. Sie sind zugleich Attraktoren und Effekte der Praxis und nur als Folgepraktiken denkbar. Sie vollziehen sich immer im Anschluss an bereits geschehene Praktiken und bringen andere Praktiken hervor, sodass von einer Logik der Verkettung gesprochen wird, welche im Gesamtbild den Vollzug der Praxis entstehen lässt (Hillebrandt, 2014). Praxisformen oder -formationen als zweite Ebene bezeichnen regelmäßig verkettete Praktiken, an denen unterschiedliche wiederkehrende diskursive und materiale Elemente teilnehmen (Hillebrandt, 2014). Als Beispiel nennt Frank Hillebrandt (2014) die medizinische Praxis, in der spezialisierte Praktiken und diverse Aktanten wie Ärzt:innen und medizinische Geräte verbunden sind. Damit eine solche Praxisformation realisiert wird, müssen „die involvierten Körper und Dinge in spezifischer Weise wirksam" werden (Hillebrandt, 2014, S. 60). Praktiken müssen realisiert werden und entsprechend ist keine Praxisformation ohne Praktiken denkbar. Zugleich wird sie „nur wirksam, wenn sie sich ständig ereignet" (Hillebrandt, 2014, S. 60). Die Verkettungen von Praktiken und Praxisformationen, welche die Praxis bilden, sind jedoch nicht als Determinierung zu verstehen. Das Zustandekommen von Praktiken ist nicht aus der Vergangenheit determiniert, sondern immer von den aktuellen Bedingungen und dem Zusammenspiel der Beteiligten abhängig (Allert & Asmussen, 2017). In Abgrenzung zum methodischen Strukturalismus ist dabei zu betonen, dass Praktiken praxistheoretisch nicht als „Erscheinungsformen objektivierter sozialer Strukturen oder vorab festgelegter Regeln verstanden" werden, sondern als „Konstitutionsereignisse sozialer Praxisformen und -formationen, deren Eigenlogik jenseits vorab theoretisch festgelegte Regelsysteme analysiert werden muss. Praktiken werden mit anderen Worten nicht als abgeleitete Phänomene betrachtet, deren Entstehung Quellen wie Regel- und Normsystemen entspringt, die sich mithilfe einer im akademischen Feld konstruierten, scholastischen Theorie objektiv bestimmen lassen. Praktiken sind vielmehr elementare Ereignisse der Sozialität, die sich zu erwartbaren und regelmäßigen Praxisformationen verketten können, ohne dass diese Verkettung aus einem theoretischen Regelsystem ableitbar wäre" (Hillebrandt, 2014, S. 59).

Körper und praktisches Wissen

Der Begriff des Körpers ist für Praxistheorien von zentraler Bedeutung, weil es die Körper sind, welche die Praktiken ausführen und somit die Praxis konstituieren. Menschliche Körper sind stets Teil der sich vollziehenden Praxis bzw. der Praktiken. Und dies gilt „nicht nur für besondere, stark Körper ausgerichtete Praxisformen wie physische Gewaltanwendung des Staates, Sexualität, medizinische Operationen oder Sport. Es gilt für jede beobachtbare Praxis" (Hillebrandt, 2014, S. 61). Dabei werden die menschlichen Körper nicht als außer soziale, gewissermaßen natürliche Bedingungen der Praxis gefasst, sondern als mit ihr relational verwoben. Sie sind zugleich Produkte und Quellen der Praxis, da sie Praktiken erzeugen und zugleich durch Praktiken geformt werden (Hillebrandt, 2014). Entsprechend gehen soziologische Praxistheorien nicht von einer ursprünglichen oder natürlichen Leiberfahrung aus (Hillebrandt, 2014). Trotzdem ist es möglich, den Leibbegriff neben den Körperbegriff zu stellen – existenzielle Leiberfahrungen, wie das Weinen oder Lachen werden dann als soziokulturell vermittelt verstanden. Sie sind in diesem Verständnis dadurch möglich, dass zuvor entsprechende Dispositionen inkorporiert wurden. „Sie erscheinen uns als natürlich, weil die Dispositionen, die sie verursachen, sich als zweite Natur in die Körper eingeschrieben haben" (Hillebrandt, 2014, S. 65).

Für ein Verständnis des Körpers und seiner Rolle für die und in der Praxis, lässt sich das Habituskonzept von Pierre Bourdieu (1987/2023) heranziehen (Audehm, 2021; Hillebrandt, 2014; Reckwitz, 2004). Auch wenn Michael Asmussen und Heidrun Allert (2017) es nicht für ihr Konzept einer transaktionalen Bildung nutzen, auf das sich diese Arbeit zentral bezieht, wird es hier herangezogen, da es gemeinsam mit den Konzepten des sozialen Raums und der Kapitalsorten ein Verständnis für die Grenzen des Möglichkeitsraums transaktionaler sexueller Bildung ermöglicht (Kapitel 6.4).

Das Konzept des Habitus ist eines der bedeutsamsten Konzepte der soziologischen Theorie Pierre Bourdieus im Rahmen seiner „Theorie der Praxis", die den Gegensatz von Subjektivismus und Objektivismus in der sozialwissenschaftlichen Theoriebildung überwindet.

> „Die Konditionierungen, die mit einer bestimmten Klasse von Existenzbedingungen verknüpft sind, erzeugen die Habitusformen als Systeme dauerhafter und übertragbarer Dispositionen, als strukturierte Strukturen, die wie geschaffen sind, als strukturierende Strukturen zu fungieren, d. h. als Erzeugungs- und Ordnungsgrundlagen für Praktiken und Vorstellungen, die objektiv an ihr Ziel angepasst sein können, ohne jedoch bewusstes Anstreben von Zwecken und ausdrückliche Beherrschung der zu deren Erreichung erforderlichen Operationen vorauszusetzen, die objektiv ‚geregelt' und ‚regelmäßig' sind, ohne irgendwie das Ergebnis der Einhaltung von Regeln zu sein, und genau deswegen Kollektiv aufeinander abgestimmt sind, ohne aus dem ordnenden Handeln eines Dirigenten hervorgegangen zu sein" (Bourdieu, 1987, S. 98–99).

Dieses Zitat verdeutlicht zunächst einmal, dass der Habitus ein System dauerhafter Dispositionen des Denkens und Handelns darstellt, welche das Subjekt strukturieren. Der Begriff des Habitus umfasst selbstverständlich gewordene und routinisierte Dispositionen der Wahrnehmung, des Handelns und Denkens. Das Konzept macht also deutlich, dass die sozialen Akteure nicht voraussetzungslos aufeinandertreffen – sie haben Sozialität inkorporiert (Hillebrandt, 2014). Demnach ist die permanente Hervorbringung der Praxis kein ahistorisches Geschehen, sondern auf die komplexen Strukturen des Habitus als inkorporierte Sozialität zurückzuführen. Es lassen sich mit diesem Konzept also die längerfristigen Dispositionen beschreiben, welche erklären, warum Individuen so – oder so ähnlich – bzw. nicht anders denken und handeln (Koller, 2018). Zugleich wird die relative Stabilität sozialer Praktiken nachvollziehbar (Koller, 2010). Der Begriff vermittelt zwischen subjektivem Handeln bzw. den Praktiken der Akteure und den bestehenden gesellschaftlichen Strukturen (Hillebrandt, 2014). Der Habitus fungiert also als eine Ordnungsgrundlage für die Praktiken der Subjekte, ohne dass er den Subjekten bewusst ist. Zudem wird deutlich, dass der Habitus ein kollektives Phänomen ist. Die kollektive Dimension des Habitus erklärt, warum in relativ homogenen Gruppen ebenso relativ homogene Dispositionen zu finden sind. Als Ursache hierfür sieht Pierre Bourdieu die Homogenität der Existenzbedingungen und die vergleichbaren sozialen Konditionierungen der Mitglieder einer Gruppe (Bourdieu, 1987/2023). Allerdings räumt er ein, dass es so etwas wie einen individuellen Habitus bzw. Unterschiede zwischen den individuellen Habitusformen gibt. Der Habitus entsteht also durch die objektiven Existenzbedingungen im subjektiven Handeln, indem er verinnerlicht, genauer gesagt einverleibt wird und wirkt dann seinerseits strukturierend auf das individuelle bzw. kollektive Handeln in Praktiken. Dabei spielt die körperliche Dimension der Einverleibung eine wesentliche Rolle.

> „Eine Institution, zum Beispiel die Wirtschaftsform, ist nur dann vollständig und richtig lebensfähig, wenn sie dauerhaft nicht nur in den Dingen, also in der über den einzelnen handelnden hinausreichenden Logik eines bestimmten Feldes objektiviert ist, sondern auch in den Leibern, also in den dauerhaften Dispositionen, die diesem Feld zugehörigen Erfordernisse anzuerkennen und zu erfüllen" (Bourdieu, 1987, S. 108).

Zu beachten ist, dass das Habituskonzept nicht nur mentale Verkörperungen beinhaltet, sondern auch emotionale Aspekte der inkorporierten Sozialität als konstitutiv, für die Erzeugung von Praktiken versteht. Es ist nicht auf Bewusstsein und Vernunft reduziert (Hillebrandt, 2014). Der Begriff umfasst also das gesamte Funktionieren des sozialisierten Körpers, sodass sich das Habituskonzept als Konzept der Sozialisation verstehen lässt (Hillebrandt, 2014). Der so verstandene Sozialisationsprozess ist niemals abschließbar – der Prozess der Genese des Habitus setzt sich in der Praxis beständig fort (Hillebrandt, 2014). Der Körper ist jedoch nicht nur speichernd, sondern auch ausdrückend tätig. Die Denk-, Wahrnehmungs-, Bewertungs- und Handlungsdispositionen werden in die Gestaltung der Praxis eingebracht. Der Habitus ist also „Bindeglied zwischen den sich materialisierenden Formen der Sozialität und dem aktuellen Vollzug der Praxis" (Hillebrandt, 2014, S. 69). Das Handeln und Gestalten in der Praxis ist somatisch zu verstehen – die Subjekte bringen ihre inkorporierten Erfahrungen in der Praxis ein „indem sie Praktiken inszenieren, die sich zu Praxisformen verketten und dadurch den in den Dingen, Artefakten und Körpern materialisierten Sinn praktisch relevant werden lassen" (Hillebrandt, 2014, S. 69). Der Ursprung der aktiven Gestaltung der Praxis ist also keine ursprüngliche, der Sozialität fremde Intentionalität, sondern der Habitus, „der sich im Verlauf der Geschichte als ein komplexes System von Denk-, Wahrnehmungs-, Bewertungs- und Handlungsdispositionen in den menschlichen Körper eingeschrieben hat" (Hillebrandt, 2014, S. 69–70). Menschen sind gleichermaßen durch die Praxis geformt und formen sie. Sie sind in Form ihrer körperlich verstrickten Präsenz elementare Bedingungen des Vollzugs der Praxis. „Die sozialisierten Körper sind unvermeidlich eingeschlossen in den Vollzug sozialer Phänomene, der von der Praxistheorie als Praxis bezeichnet wird" (Hillebrandt, 2014, S. 70). Die Wirkung der Strukturen in und durch das Subjekt, genauer gesagt den Habitus, ist jedoch nicht determinierend, sondern rahmend zu verstehen – die Subjekte haben eine „bedingte Freiheit". Sie können nicht jenseits ihres Habitus handeln, jedoch stellt dieser eine enorm große Variationsbreite bereit und beinhaltet die Möglichkeit der Weiterentwicklung. Im Blick auf die produktive Gestaltung der Praxis spielt der „praktische Sinn" eine wichtige Rolle (Bourdieu, 1987). Dieser ermöglicht dem Subjekt das intuitive „Mitspielen" bzw. „die fast perfekte Vorwegnahme der Zukunft in allen konkreten Spielsituationen" (Bourdieu, 1987, S. 122). Der Erwerb des Habitus und des praktischen

Sinns sind für die Subjekte nicht erinnerbar – sie werden vergessen (Audehm, 2021).

Daher lässt sich der praktische Sinn auch als „schweigendes Wissen" verstehen, das wiederum auch als „praktisches Wissen", „inkorporiertes implizites Wissen", „unbewusstes Wissen", „tacit knowledge" oder „knowing how" bezeichnet wird (Kraus et al., 2021a). All diese Begriffe bezeichnen Wissensformationen, die es Subjekten erlauben, spezifische Handlungen als Elemente von sozialen und kulturellen Praktiken zu inszenieren, und die zugleich in den entsprechenden Praktiken selbst erworben werden (Kraus et al., 2021a). Auch Heidrun Allert und Michael Asmussen (2017) nutzen ein solches Wissensverständnis im Rahmen ihres Konzepts der Transaktionalen Bildung. Daher wird es auch hier auf Sexualität und sexuelle Bildung übertragen – vor allem aber auch, weil es im Kontrast zum Habituskonzept stärker die kreativen, gestaltenden und problemlösenden Anteile, als die festschreibenden Anteile menschlicher Erfahrungen hervorhebt und daher für eine Konzeption von Bildung besonders produktiv ist. Praktisches Wissen ermöglicht es den Teilnehmenden der sozialen Praxis angemessen agieren und reagieren zu können und zwischen passenden und nicht passenden Handlungen zu unterscheiden (Allert & Asmussen, 2017). Es ist den Teilnehmenden von Praktiken meist nicht selbst bewusst. Sie folgen vielmehr „selbstverständlichen" Regeln (Asmussen, 2020). Es geht dabei um Urteile und Einsichten in praktische Situationen, um Vorstellungen vom richtigen sozialen Miteinander, um Normen, welche die Angemessenheit von Handlungen beurteilen und zugleich um den praktischen Einsatz dieses Wissens im Hinblick auf die Bewältigung von Problemen der Praxis bzw. schlichtweg im Hinblick auf die Ausführung der Praktiken (Asmussen, 2020). Praktisches Wissen ist nicht als distanziertes Wissen, sondern als Teil der Praxis zu verstehen. Ebenso wie der Habitus und der praktische Sinn bei Pierre Bourdieu bildet es sich in der Praxis heraus, findet dort seinen Ausdruck und entwickelt sich dort auch weiter (Hörning, 2001). Die Normen und Maßstäbe des Handelns sind keinesfalls formuliert, sondern entstehen performativ in der Praxis (Hörning, 2004). Entsprechend geht es nicht nur um die bloße Wiederholung von Praktiken durch praktisches Wissen und die Anwendung von Normen, sondern um die emergente Weiterentwicklung von Praxis mittels praktischen Wissens. Praktisches Wissen ermöglicht den Umgang mit Störungen, Unerwartetem und Unbestimmtheit bzw. Kontingenz (Hörning, 2004). Es kommt vielfältig zum Ausdruck – „im Tun (...) im darauf bezogenen Sprechen – im Gewahrwerden, im Vermuten, im Erklären, im Schlussfolgern, im Rechtfertigen, im Kritisieren" (Hörning, 2004, S. 37).

Subjekt und Gesellschaft/Subjektivierung

Entsprechend des Habituskonzepts gehen Praxistheorien nicht von einem essenziellen Subjektverständnis aus, sondern fragen nach Praktiken der Subjektivierung, die bei Pierre Bourdieu als Genese des Habitus beschrieben werden. Es wird also nicht ein Subjekt als Substanz betrachtet, sondern der im Rahmen von Praxis stattfindende fortlaufende Prozess der Subjektivierung. Dabei finden sich in praxistheoretischen Diskursen unterschiedliche Beschreibungen der Subjektivierungsprozesse, die hier in ihrer Differenzierung nicht dargestellt werden können. Für ein näheres Verständnis steht die Konzeptualisierung von Thomas Alkemeyer (2013) und Thomas Alkemeyer und Nikolaus Buschmann (2016) im Vordergrund: Sie verstehen Subjekte als Verkörperung anerkannter Teilnahmebefähigungen. Im Rahmen von Praktiken entsteht – in den Spannungsfeldern von Passivität und Aktivität, Anpassung und Widerstand sowie Routine und Reflexivität – eine Mitspielfähigkeit bzw. eine Handlungsmacht (Alkemeyer & Buschmann, 2016). Diese Handlungsfähigkeit oder Handlungsmacht ist also eine „historisch und gesellschaftlich bedingte (...) Möglichkeit, sich prinzipiell zu den Bedingungen verhalten zu können, denen sich diese Macht allererst verdankt" (Alkemeyer & Buschmann, 2016, S. 273–274). Thomas Alkemeyer und Nikolaus Buschmann gehen also von einer gegenseitigen Konstituierung von Subjekten und Praktiken aus. „Wenn wir von Subjektivierung sprechen, interessieren wir uns dafür, wie Individuen durch ihr Engagement in sozialen Praktiken Welt- und Selbstverhältnisse eingehen, die es ihnen ermöglichen, nicht nur reproduzierend, sondern auch transformierend oder subversiv in der sozialen Welt tätig zu werden: Praktiken und ihre Subjekte konstituieren sich, so unsere These, gegenseitig und verändern somit auch gemeinsam ihre Gestalt" (Alkemeyer, 2013, S. 33–34). Auch das Subjekt wird also performativ verstanden.

Ebenso wie das Subjekt wird auch die Gesellschaft in Praxistheorien nicht essentialistisch verstanden. Auch sie entsteht in sozialen Vollzügen und kann nicht als vom Subjekt unabhängig betrachtet werden (Asmussen, 2020). „Es gibt demnach nicht die Gesellschaft, sondern lediglich Prozesse der Vergesellschaftung. Praxis entfaltet sich innerhalb einer flachen Ontologie" (Asmussen, 2020, S. 144). Entsprechend stehen das Subjekt, seine Handlungen, seine Intentionen nicht außerhalb der Gesellschaft – sie sind stets mit sozialer Praxis verknüpft und entstehen erst in der Verwobenheit von Subjekt und Praxis (Asmussen, 2020).

Diese Verwobenheit von Gesellschaft und Subjekt wird in praxistheoretischen Diskursen mit dem Begriff der Relationalität gefasst, „der zwischen den scheinbar ontologisch getrennten Sphären vermittelt. Beide bedingen sich gegenseitig, sind co-konstitutiv durch menschliches Tun erzeugt" (Asmussen, 2020, S. 157). Statt einer ontologischen Differenz wird von einem „constitutive-entanglement" ausgegangen. Dies hat Folgen für die Theoretisierung von Bildung. Da das Subjekt nicht von der Gesellschaft zu trennen ist, beide einander konstituieren und gemeinsam ihre Gestalt verändern, kann Bildung nicht nur im Subjekt verortet werden (Asmussen, 2020).

Materialität

Eine weitere Rolle im Kontext von Praktiken spielt auch Materialität jenseits von Körpern (Allert & Asmussen, 2017; Asmussen, 2020). Das Potenzial von Materialität, in Form von Dingen und Artefakten, ist vielfältig. Sie kann ein wesentlicher Teil der Stabilität von Praktiken sein, aber sie kann die Teilnehmenden auch irritieren und Dynamiken auslösen (Asmussen, 2020). Es ist jedoch nicht die Materialität, z. B. eine Technik an sich, die bspw. stabilisiert oder dynamisiert, sondern „es ist der Umgang mit diesen Dingen, die Art und Weise, mit der sie behandelt, eingesetzt, verworfen, umgemodelt werden, die über ihr Schicksal in der Praxis entscheidet, eine Praxis, die wiederum durch den Eingang der technischen Dinge irritiert sowie provoziert wird und darüber zu neuen Reflexions- und Suchprozessen im Handeln und Verstehen Anlass gibt" (Hörning, 2005, S. 298, zit. n. Asmussen, 2020, S. 74). Materialität kann also vielfältige Wirkungen, Bedeutungen und Rollen in Praktiken einnehmen. Praktiken formen die dingliche Welt und die Subjekte, aber die dingliche Welt formt auch die Praxis und die Subjekte. Praktiken, die Teilnehmenden der Praxis sowie Materialität sind relational konstitutiv verbunden (Allert & Asmussen, 2017; Asmussen, 2020). Sowohl Subjekte und Praktiken als auch Objekte können sich im Rahmen der sozialen Praxis verändern und gehen in ihren immer neuen Formen in die gleiche Praktik oder andere Praktiken ein und verändern diese wiederum. Sie alle werden emergent erzeugt. „Es handelt sich hier also um ein ständiges relationales Wechselspiel, in dem – ontologisch verstanden – im Tun, in der Involviertheit in Praktiken Situationen erzeugt und Realität verändert wird" (Allert & Asmussen, 2017, S. 47). Entsprechend unterscheiden sich praxistheoretische Ansätze von mentalistischen Konzepten. Sie räumen dem Mentalen keinen Vorrang ein, sondern verstehen Praktiken als „Bündel körperlicher und mentaler Aktivitäten" (Asmussen, 2020, S. 63). „Mentales ist also nicht mehr die kausale Ursache von Handeln, sondern *ein* Bestandteil von Praxis" (Asmussen, 2020, S. 63).

Performativität, Emergenz und Kontingenz

Praktiken entstehen, bestehen und verändern sich nur in und durch eine ständige Ausführung – in einem performativen Prozess (Allert & Asmussen, 2017). Sie werden im Tun (re-)produziert. Die in der permanenten Wiederholung stattfindende Reproduktion und Erneuerung, die Veränderungen zulässt und abweichende und neue Praktiken entstehen lässt, wird als Emergenz bezeichnet (Allert & Asmussen, 2017). „Ein Phänomen ist dann emergent, wenn es auftaucht, ohne dass es vorhersehbar gewesen wäre, auch wenn sein Auftauchen im Nachhinein plausibel erscheinen mag" (Asmussen, 2020, S. 60). Praktiken entstehen in jeder Ausführung in einem relationalen Zusammenspiel neu. So variabel wie die Praktiken sind, ist auch das Zusammenspiel von Praktiken und Teilnehmenden (Allert & Asmussen, 2017). Die Teilnehmenden verändern sich und es können Teilnehmende hinzutreten oder austreten. Praktiken können zustande kommen oder auch nicht. Dies ist nicht nur von den menschlichen Akteuren abhängig, sondern es sind „auch materielle Dinge, die das Zustandekommen von Praktiken co-konstitutiv fördern oder verhindern können" (Allert & Asmussen, 2017, S. 48) sowie den Verlauf modifizieren können.

Grundlage des Konzepts der Emergenz ist die praxistheoretische Kernannahme der Unbestimmtheit bzw. Kontingenz menschlicher Lebenspraxis (Asmussen, 2020). Dies meint, dass gegenwärtige und zukünftige Situationen nicht durch die Vergangenheit determiniert sind, sondern durch die beteiligten Akteure erst hergestellt werden. „Wissen und Deutungsschemata gehen den Situationen nicht voraus. Die Akteure können Verstehen nur in Interaktion und in der Auseinandersetzung mit der Situation selbst erzeugen. Sie bestimmen die Situation, indem sie in ihr interagieren und sie somit erst herstellen und bestimmen" (Allert & Asmussen, 2017, S. 37). Die Situation ist also nicht vor den Akteuren gegeben. Durch die Entstehung und Wiederholung von Praktiken kann lediglich der Eindruck entstehen, dass Bestimmtheit und Sicherheit gegeben sind, da Wiederholungen die Situation erwartbar werden lassen (Allert & Asmussen, 2017). Praktiken gehen mit Kontingenz um – die Unbestimmtheit wird aber durch Praktiken nicht ausgeschaltet, da sie durch ihren performativen Charakter selbst kontingent sind. „Neben Störungen und Überraschungen, die eine Praktik z. B. zusammenbrechen lassen können, zeigt sich Kontingenz (...) auch durch graduelle Veränderungen, die in *jeder* Praktik durch ihren performativten (sic!) Charakter angelegt sind. Eine Praktik ist demnach nicht genau kopierbar. In jeder Wiederholung steckt eine Veränderung" (Asmussen, 2020, S. 59). Durch Praktiken hergestellte Bestimmtheit bleibt also immer fragil. Das zu Erwartende in Situationen kann durch abweichende Handlungen aufgehoben werden und die Unbestimmtheit tritt wieder stärker hervor. Neue Anschlusshandlungen werden erforderlich und die Situation wird neu konstituiert (Allert & Asmussen, 2017).

Der Reflexionsbegriff in der Praxistheorie

In klassischen Bildungsbegriffen, so auch in den Bildungsverständnissen von Uwe Sielert, Anja Henningsen oder anderen Autor:innen des sexualpädagogischen Diskurses (Kapitel 4) gilt die Distanzierung zu den konkreten individuellen und gesellschaftlichen Lebenszusammenhängen als wesentlicher Teil von Bildung. Demgegenüber verstehen Vertreter:innen der Praxistheorie Reflexion als Teil der Praxis. „Widerstand und Subversion können somit immer nur innerhalb der relationalen Verflechtung verschiedenster Akteure in der Praxis gesehen werden" (Asmussen, 2020, S. 109). Karl H. Hörning (2004) bspw. versteht auf Basis des amerikanischen Pragmatismus Denken und Handeln als nicht voneinander trennbar. Zwecke und Ziele des Handelns sind der Handlung selbst nicht vorgeordnet, sondern gehen aus den ablaufenden Handlungszusammenhängen hervor. Sie sind Teil der Praxis. Zur Erläuterung führt er die Figur des reflexiven Mitspielers ein, der unter Rückgriff auf praktisches Wissen reflexive

Praktiken ausführt (Hörning, 2004). Auch Heidrun Allert und Michael Asmussen (2017) verstehen Reflexion als in der Praxis verortet: „es müssen die vielfältigen und konstitutiven Verflechtungen aller Akteure und ihre Abstimmungen, ihre Aushandlungsprozesse, ihr Anders-Handeln, ihre alternativen Spielzüge in der Situation, im Tätigkeitsfluss betrachtet werden. Dort ist Reflexion zu finden. Damit ist sie kein mentales Phänomen der Distanzierung von Situationen mit anschließendem Erkenntnisgewinn, der zum Umdenken führt. Sondern Reflexion ist (...) in der konkreten Praxisverwobenheit zu finden und kann eher als ein ‚Schritt nach vorne', als ein Such-Handeln im relationalen Gefüge gesehen werden" (Allert & Asmussen, 2017, S. 61). Reflexion meint also kein Heraustreten, sondern ein Voranschreiten in der Praxis. „An etwas herumbasteln, erfinden, erschaffen, vortäuschen, einmischen und intervenieren sind sowohl Formen des Verstehens als auch der Transformation. In unbestimmten Situationen müssen wir kreativ und produktiv werden, wir müssen sie (wechselseitig mit allen beteiligten Akteuren) konstituieren um sie zu erkennen" (Allert & Asmussen, 2017, S. 35).

5.3 Transaktionale Bildung

Das Konzept der transaktionalen Bildung wurde von Heidrun Allert und Michael Asmussen (2017) bzw. Michael Asmussen (2020) entworfen und entfaltet, um Aspekte der Digitalisierung theoretisch als Teil von Bildung fassen zu können, ist jedoch keineswegs auf Medienbildung eingeschränkt. Kernannahme ist die Verortung von Bildung in sozio-materiellen Praktiken als „produktive Verwicklung" (Allert & Asmussen, 2017, S. 27). Bildung wird als produktiver, gestaltender Umgang mit Unbestimmtheit konzipiert. Die folgende Darstellung orientiert sich an den von Michael Asmussen (2020) ausgearbeiteten Bausteinen einer praxistheoretischen Bildungstheorie.

Bildung als relational, performativ und sozial

In den ersten drei Bausteinen einer praxistheoretischen Bildungstheorie charakterisiert Michael Asmussen (2020) Bildung als relational, performativ und sozial. Im ersten Baustein legt er die Aufhebung der in Bildungstheorien üblichen Dichotomisierung von Subjekt und Gesellschaft dar. Das Subjekt wird der Gesellschaft und in ihr potenziell verorteten Bildungsproblemen nicht gegenübergestellt. Winfried Marotzki und Wanda Orlikowski kontrastierend geht Michael Asmussen davon aus, dass an die Stelle einer „konstitutive(n) ontologische(n) Differenz" zwischen Subjekt und Gesellschaft ein „constitutive entanglement" tritt (Asmussen, 2020, S. 353). Aufbauend auf den praxistheoretischen Grundlagen müssen Subjekt und Gesellschaft auch im Kontext von Bildung als relational verknüpft verstanden werden. Transformationen des Subjekts sind zugleich auch in der Gesellschaft zu verorten, zumal beide nicht voneinander zu trennen sind. Hieraus folgert Michael Asmussen (2020), dass Bildung nicht (mehr) als eine Reaktion des Subjekts auf gesellschaftlich induzierte Problemlagen verstanden werden kann, wie z. B. bei Wolfgang Klafki (Kapitel 2.2). Bildung und Gesellschaft entwickeln sich gleichzeitig – Problem und Lösung schreiten gleichzeitig voran.

Im zweiten Baustein überträgt er die Relationalität auf den Bildungsprozess und stellt zugleich dessen Performativität heraus (Asmussen, 2020). Ein praxistheoretischer Bildungsbegriff fasst Bildung nicht als Transformation von Selbst- und Weltverhältnissen. Stattdessen wird das relationale Gefüge der Praxis, mit dem das Subjekt verwoben ist, zur zentralen Analysekategorie. Mit dem Subjekt verändert sich zugleich dessen Position und das relationale Gefüge. Da Bildungsprozesse Teil der emergenten Entwicklung sind, wird kein äußerer Anlass vorweg gesetzt (Asmussen, 2020). Veränderungen in Subjekt und Gesellschaft sind gleichfalls performativer Teil der Praxis. „Es geht um das Tun, um den Vollzug in der Praxis, innerhalb derer sich Subjekte performativ-gestaltend mit praxisinhärenter Unbestimmtheit (…) auseinandersetzen und Praxis gleichzeitig konstituieren" (Asmussen, 2020, S. 356).

Im dritten Baustein konkretisiert Michael Asmussen den Ort des Veränderungsprozesses und hebt die soziale Verflechtung hervor. Bildung findet in einem praxistheoretischen Bildungsbegriff „nicht nur auf epistemischer Ebene statt, sondern auch auf Ebene der Praxis" (Asmussen, 2020, S. 359). Damit sind nicht nur mehrere Subjekte beteiligt, sondern auch Artefakte, Körper etc. Auch Sinn und Bedeutung, als Elemente von Bildung, sind nicht nur im Individuum verortet, sondern vollziehen sich „in den sozio-materiellen Aushandlungsprozessen innerhalb der relationalen Praxis" (Asmussen, 2020, S. 161).

Bildung als Öffnung und Gestaltung eines Möglichkeitsraumes – Bestimmtheit und Unbestimmtheit

Im vierten Baustein konkretisiert Michael Asmussen (2020) Bildung als Öffnung und Gestaltung eines Möglichkeitsraumes innerhalb der Praxis in Abgrenzung zu einem Verständnis von Bildung als Lösung oder Reflexion von (gesellschaftlichen) Problemen. Ausgangspunkt ist das Verständnis von Bestimmtheit und Unbestimmtheit in der Praxis. Bestehende Routinen, also durch Praxis hergestellte Bestimmtheit, können von allen Beteiligten – auch von Artefakten und Dingen – „gestört" oder unterbrochen werden, sodass Unbestimmtheit entsteht. Unbestimmtheit wie auch Bestimmtheit bestehen in jeder Praxis, an der komplexe Akteure beteiligt sind – sie sind „gleichursprünglich" (Allert & Asmussen, 2017). Bestimmtheit und Unbestimmtheit sind in der Gegenwart der Praxis vorhanden und ringen miteinander – Bestimmtheit kann jederzeit wieder instabil werden (Asmussen, 2020). „Es ist das Wechselspiel von Bestimmtheit und Unbestimmtheit, das in Bildungsprozessen relevant ist" (Asmussen, 2020, S. 185). „In den Überführungen von Unbestimmtheit zu Bestimmtheit oder von Bestimmtheit zu Unbestimmtheit zeigt sich, welche Handlungen anschlussfähig sind und welche nicht, was funktioniert, ob Anders-Handeln notwendig wird" (Asmussen, 2020, S. 186). Die Unbestimmtheit entsteht in der Praxis und kommt also nicht von außen, etwa einseitig aus der Gesellschaft und lässt sich als Möglichkeitsraum verstehen. Es geht in Abgrenzung zu anderen Bildungsverständnissen also nicht darum, dass von außen kommende Probleme vom Subjekt auf Distanz gebracht und bearbeitet werden. Bildung meint in diesem Verständnis die Auseinandersetzung mit inhärent unbestimmten Situationen (Allert & Asmussen, 2017). Hierbei lassen sich Problem, Lösung und Beteiligte nicht ohne Weiteres unterscheiden. Alle Beteiligten sowie der relationale Prozessverlauf ergeben sich performativ. Ein potenzielles Problem selbst ist Teil der Praxis und verändert sich in ihr. „Deswegen muss ein praxistheoretischer Bildungsbegriff davon ausgehen, dass Bildungsprozesse einen Möglichkeitsraum in der Praxis eröffnen, in dem die Beteiligten Subjekte agieren (und nicht lediglich reagieren)" (Asmussen, 2020, S. 361–362). Es ist ein Raum, der potenzielle Möglichkeiten enthält – auch wenn diese nicht von vornherein zu benennen sind. Fest steht lediglich, dass Alternativen zur derzeitigen Praxis möglich sind (Asmussen, 2020). Entsprechend wird die Unbestimmtheit im transaktionalen Bildungsverständnis prozessontologisch verstanden. Unbestimmtheit und zugleich auch Reflexion, als weiteres Element von Bildungstheorien, werden nicht länger im Subjekt oder in der Gesellschaft verortet, um den praxistheoretischen Grundannahmen Folge zu leisten, so der fünfte Baustein von Michael Asmussen (2020).

Im Anschluss stellt sich die Frage, welche Handlungen als Bildung zu verstehen sind, also wie „einfache" Transformationen, die Teil der Emergenz sind, von Bildungsprozessen zu unterscheiden sind. Hierfür nutzen Heidrun Allert und Michael Asmussen (2017) und Michael Asmussen (2020) die von Christoph Richter und Heidrun Allert (2017) konkretisierte Unterscheidung von poetischen und regulativen Spielzügen. Der Begriff des Spiels verweist auf die spielerische transformierende Fortsetzung der Praxis, die weder isoliert noch zielgerichtet oder regelhaft unkonventionell ist, sondern eine situationsgebundene Transaktion, in und durch welche sich die Praxis, also die Spielsituation selbst verändert (Asmussen, 2020). Regulative Spielzüge stützen die Vorhersehbarkeit und Kalkulierbarkeit einer problematischen, genauer gesagt unbestimmten Situation, indem sie auf bestehende explizite Regeln zurückgreifen und dabei die Passung von expliziter Regel und Situation aktiv absichern (Richter & Allert, 2017). Dadurch werden bekannte Anschlusshandlungen möglich. Regulative Spielzüge greifen also auf „bewährte" Regeln und Handlungen zurück, um unbestimmte Situationen zu transformieren und in Bestimmtheit zu überführen. Poetische Spielzüge – die hier als Bildung verstanden werden – bringen demgegenüber „alternative Interaktions- und Erfahrungsformen ins Spiel" (Richter & Allert, 2017, S. 249), um eine potenziell problematische Situation zu überwinden. „Sie suchen die Lösung der problematischen Situation nicht auf der Ebene expliziter oder explizierbarer Regeln, sondern in der Qualität der praktischen Erfahrung selbst. Sie stellen formalisierte Praktiken infrage, indem sie sich den mit ihnen einhergehenden, vermeintlichen Sachzwängen und Alternativlosigkeiten widersetzen, mit kodifizierten Regeln brechen und eine qualitativ andere Form des Miteinanderseins für möglich halten" (Richter & Allert, 2017, S. 249–250). Bildung ist in diesem Sinne also ein kreativer Prozess des Ausprobierens, der mit bestehenden Erwartungen bricht und anderes Anschlusshandeln möglich macht (Asmussen, 2020). Poetische Spielzüge können in bestehenden Situationen der Unbestimmtheit stattfinden, aber auch selbst Bestimmtheit auflösen und eine Situation in eine unbestimmte Situation überführen, und die beteiligten Akteure zu neuem Anschlusshandeln auffordern. Sie sind produktiv und performativ. Zugleich ermöglichen poetische Spielzüge den Akteuren die Praktiken auszuloten, Grenzen und ihre Logik zum Teil zu erkennen, da Aushandlungsprozesse notwendig werden (Allert & Asmussen, 2017). Entsprechend sind poetische Spielzüge nicht nur auf der Ebene des Subjekts zu verorten – sie sind im Sozialen zu verorten und fordern bestehende Praktiken und ihre Akteure heraus (Asmussen, 2020).

In diesem Möglichkeitsraum, der Möglichkeit, Praxis durch poetische Spielzüge zu transformieren und Unbestimmtheit herzustellen, verorten Heidrun Allert und Michael Asmussen (2017) das in anderen Bildungstheorien prominent vertretende Konzept der Autonomie. Es wird in der gesellschaftlichen Praxis und nicht gegenüber der Gesellschaft platziert. „Souverän sind wir durch die Möglichkeit anders handeln und Eigensinn aufbringen zu können, d. h. uns in einer Praktik konstituieren, eine Differenz herstellen und Performativität aufrechterhalten zu können – darin erfahren wir Autonomie und sind gleichzeitig in der sozialen Praktik auf andere Akteure verwiesen" (Allert & Asmussen, 2017, S. 59). In den kreativen und tastenden Spielzügen der Praxis erkunden und konstituieren sich die Subjekte selbst und zugleich die Situation. Möglichkeiten und Grenzen werden im Handeln ersichtlich (Allert & Asmussen, 2017). „Diese tätige und transformative Form der Erkenntnis kommt im von John Dewey und Arthur Bentley 1949 entlehnten Begriff Transaktional zum Ausdruck. Produktiv sein und Kreativität werden im vorliegenden Beitrag deshalb als transaktional bestimmt: Nicht als zielgerichtete Tätigkeit auf ein Produkt hin, sondern als Form der Auseinandersetzung mit Unbestimmtheit" (Allert & Asmussen, 2017, S. 35–36). Zumal das Subjekt selbst in den Prozess verwoben ist, „ist die reflexive Selbstkonstitution eine transaktionale Selbstkonstitution" (Allert & Asmussen, 2017, S. 61). Es wird deutlich, dass in einem transaktionalen Bildungsverständnis Reflexion gleichfalls in der Praxis verortet und nicht als Heraustreten verstanden wird. In einem solchen Bildungsverständnis geht es also nicht um einen heraustretenden Erkenntnisgewinn, den ein Subjekt erreicht, sondern um einen mit der Praxis verwobenen, kreativen und nicht nur epistemisch tätigen Schritt nach vorn, der zugleich Subjekt und Praxis, also auch Gesellschaft verändert (Allert & Asmussen, 2017).

Heidrun Allert und Michael Asmussen sprechen daher auch von „Bildung als produktiver Verwicklung" (Allert & Asmussen, 2017, S. 62).

Materialität und Körper in Bildungsprozessen

Im sechsten Baustein hebt Michael Asmussen (2020) die Bedeutung von Materialität, von Körpern und Artefakten für einen praxistheoretischen Bildungsbegriff hervor. Gemäß der praxistheoretischen Grundlagen sind sie Teil der (Bildungs-)Praxis, bspw. als konstituierende Elemente von Praktiken oder als Störungen bestehender Praktiken. Besondere Aufmerksamkeit lenkt Michael Asmussen (2020) hierbei auf die Leiblichkeit der Akteure. Körper dürfen seiner Ansicht nach nicht als neutral betrachtet werden. Sie konstituieren den Möglichkeitsraum der Bildung mit ihren Eigenschaften mit. „Nicht jeder Körper kann alles, nicht jedem Körper wird in seiner Morphologie alles sozial zugetraut, erlaubt, anerkannt" (Asmussen, 2020, S. 371). Bestimmte körperliche Eigenschaften „limitieren, präferieren oder ermöglichen" also den bildungsrelevanten Möglichkeitsraum (Asmussen, 2020, S. 372). Hierbei spielen auch Macht und Anerkennungsprozesse eine große Rolle (Asmussen, 2020). Zugleich geht Michael Asmussen (2020) davon aus, dass körperliche Widerfahrnisse, im Sinne leiblicher Erfahrungen für die Bildungsprozesse relevant sind. Sie können bspw. Möglichkeitsräume eröffnen oder begrenzen oder Praxis irritieren.

Praktisches Wissen im Bildungsprozess

Im siebten Baustein benennt Michael Asmussen die Bedeutung von praktischem Wissen für Bildungsprozesse im Sinne transaktionaler Bildung. Praktisches Wissen entsteht in der Praxis, in der Bewältigung von Problemen und hat entsprechend performativen Charakter, so Michael Asmussen (2020) mit Bezug zu Karl H. Hörning (2004). Es ermöglicht den Subjekten den Umgang mit komplexen Situationen und entwickelt sich zugleich in diesen bzw. allgemein in der Praxis weiter – es befähigt die Subjekte „die Praxis kreativ mit- und umzugestalten" (Asmussen, 2020, S. 373). Es ist nicht als auf einzelne Subjekte bezogen zu verstehen, sondern als kollektiv geteiltes Wissen. In Bezug auf das Konzept der transaktionalen Bildung ist davon auszugehen, dass praktisches Wissen im Rahmen von Bildungsprozessen entsteht und zugleich auch dort genutzt wird und den Prozess co-konstituiert (Asmussen, 2020).

Normative Aspekte des praxistheoretischen Bildungsbegriffs

Normativ setzt Michael Asmussen zunächst einmal „offene und erkundende Prozesse der Erfahrungsverarbeitung, die mit einer Flexibilisierung der Selbst-Umweltverhältnisse einhergehen" (Asmussen, 2020, S. 155) und somit das, was er unter Bildung versteht. In Bezug auf die Transformation von Praxis hält er jedoch eine Konkretisierung der normativen Zielbestimmungen für nötig, da Neues zuvor gegebenes abgelöst werden könnte, ohne besser zu sein. An diesem Punkt bringt er zeitgenössische Ethikdebatten ins Spiel und skizziert die zehn Grundfähigkeiten des Menschen nach Martha Nussbaum (Asmussen, 2020). Es wird jedoch deutlich, dass sich diese Auswahl auch ersetzen lässt, da sie nicht theorieimmanent verknüpft ist. Diese Offenheit wird für die vorliegende Arbeit genutzt, indem mit der sexuellen Gesundheit ein normatives Ideal des sexualpädagogischen Diskurses genutzt und an die Stelle von Martha Nussbaum gesetzt wird (Kapitel 6.3).

6. Transaktionale sexuelle Bildung

Definition (lang)
Transaktionale sexuelle Bildung meint die Realisierung von gesellschaftlich und/oder kontextuell neuartigen sexuellen Handlungen (auch Denken, Fühlen etc.) als Teil der sexuellen Praxis, welche bestehende sexuelle Praktiken dahingehend verändern, dass aus Sicht der Subjekte ein Zuwachs an sexueller Gesundheit entsteht. Dieser Prozess der transaktionalen sexuellen Bildung ist in der Unbestimmtheit der sexuellen Praxis verortet. Er ist kein rein geistiger Prozess, sondern umfasst den gesamten Menschen – körperlich und geistig – sowie seine Umgebung. Im Rahmen des Prozesses verändert sich nicht nur das (sexuelle) Subjekt, sondern auch die sexuelle Praxis bzw. die Sexualität der Gesellschaft. Daher kann es auch auf gesellschaftlicher Ebene zu einem Zuwachs an sexueller Gesundheit kommen. Die subjektive und gesellschaftliche Zunahme an sexueller Gesundheit erfolgen dabei nicht linear auf ein Ziel vollkommener sexueller Gesundheit hin. Es handelt sich vielmehr um pendelnde Annäherungsprozesse, weil sich zum einen das gesellschaftliche Bild von sexueller Gesundheit permanent wandelt und zum anderen, weil sich auch die sexuellen Bedürfnisse und Empfindungen der Bildungssubjekte permanent weiterentwickeln. Die Möglichkeit der Subjekte sexuelle Praktiken bzw. sexuelle Praxis zu verändern, und somit der Möglichkeitsraum der transaktionalen sexuellen Bildung, ist aus Perspektive der Subjekte aufgrund bestehender Praktiken, welche die Sexualität der Gesellschaft strukturieren, in verschiedener Hinsicht eingeschränkt. Das praktische Wissen der Subjekte, ihr Habitus, Kapitalausstattungen (Pierre Bourdieu), soziale Zugehörigkeiten in intersektionaler Verschränkung sowie der konkrete (Sozial-)Raum begrenzen oder eröffnen Möglichkeiten der transaktionalen sexuellen Bildung.

Grundlage einer so verstandenen sexuellen Bildung ist ein Verständnis von Sexualität als Praxis. Daher werden wie folgt zunächst die oben ausgeführten Grundlagen der Praxistheorie auf Sexualität als Praxis übertragen (Kapitel 6.1). Im sich anschließenden Kapitel 6.2 wird das Verständnis einer transaktionalen sexuellen Bildung konkretisiert und in Kapitel 6.3 wird die Norm der sexuellen Gesundheit erläutert. Kapitel 6.4 zeichnet den Möglichkeitsraum sexueller Bildung nach.

6.1 Der Ort der transaktionalen sexuellen Bildung: die sexuelle Praxis

Grundlage der vorliegenden Theorieskizze sind die Kernelemente einer soziologischen Praxistheorie. Transaktionale sexuelle Bildung und Sexualität werden als Praxis verstanden. Ein entsprechendes Verständnis von Sexualität als Praxis wurde bereits unter anderem von Rüdiger Lautmann (2012) und Thorsten Benkel (2012) in den sexualwissenschaftlichen/sexualpädagogischen Diskurs eingebracht. Es wird wie folgt entlang der oben entfalteten praxistheoretischen Grundbegriffe konkretisiert.

6.1.1 Sexuelle Praxis, Praktiken und Praxisformen

Vor dem Hintergrund der dargestellten praxistheoretischen Grundannahmen und der Definition von Karl H. Hörning (2004) lässt sich Sexualität als Praxis wie folgt verstehen: Die sexuelle Praxis – als Ausschnitt der Praxis – ist soziales Handeln, das als sexuell verstanden wird, das relativ routinisiert wiederholt wird und das über räumliche und zeitliche Grenzen hinweg besteht, sodass eine soziale Erwartbarkeit entsteht. Dabei steht der Begriff sexueller Praxis für den Gesamtzusammenhang an aktuellen kontingenten sexuellen Praktiken, für das Fließen sexueller Praktiken, für sexuelle Handlungen insgesamt. In diesem Verständnis ist Sexualität weder etwas Natürliches noch etwas, das aus spezifischen bspw. gesellschaftlichen oder biologischen Strukturen abzuleiten wäre, sondern etwas sozial in Handlungen permanent Hervorgebrachtes. Zur sexuellen Praxis gehören auch die Praktiken dazu, welche Sexualität als solche ausweisen bzw. benennen – also diskursive Praktiken, welche beschreiben, was Sexualität auszeichnet oder auszuzeichnen hat.

Als Elemente von sexueller Praxis lassen sich mit Frank Hillebrandt (2014) zwei „Ebenen" unterscheiden. Sexuelle Praktiken in Form von körperlichen Handlungen sind die kleinste Einheit. Da es die kleinste Einheit ist, ist hierbei von einer enormen Anzahl auszugehen. Beispiele für sexuelle Praktiken sind Flirten, Küssen, das Tragen spezifischer Kleidung, sexuelle Witze, aber auch sprachliche Handlungen und Gefühle, wie sprachliche Tabus, Scham, Beschämungen etc. Derart verstandene Praktiken sind nie isoliert gegeben, sondern Teil einer Kette. Sie vollziehen sich im Anschluss an vorherige Praktiken und bringen andere hervor (Hillebrandt, 2014). Eine spezifische partikulare Art, jemanden zu berühren oder jemanden zu küssen, ist noch keine Praktik – erst Wiederholung, Erwartbarkeit und Verkettung machen eine Handlung zu einer Praktik. Die zweite Ebene sind Praxisformen oder auch Praxisformationen. Sie bestehen aus mehreren wiederkehrenden und auf bestimmte Weise verketteten Praktiken (Hillebrandt, 2014). Solche Praxisformationen können sehr unterschiedliche Dimensionen annehmen. Sie können sich bspw. hinsichtlich ihrer zeitlichen Ausdehnung und hinsichtlich der Anzahl der teilnehmenden Akteure, Artefakte und Dinge unterscheiden. Beispiele für Praxisformationen als Teil von sexueller Praxis sind eheliche Sexualität, sexuelle Anbahnungsprozesse in einem Nachtclub, die sexuelle Entwicklung in der Pubertät oder auch Sexualaufklärung

Grafik 1: Die sexuelle Praxis (sexuelle Praktiken und Praxisformationen) als Ausschnitt der gesellschaftlichen Praxis

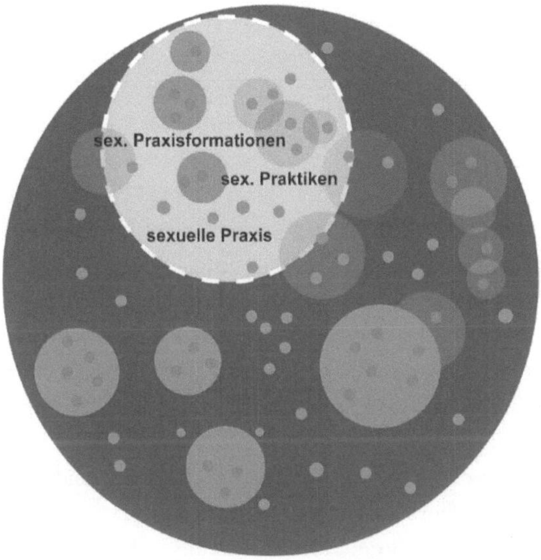

in Schulklassen. Nur wenn die einzelnen menschlichen Akteure, Artefakte und Dinge daran in spezieller Weise teilnehmen, also Praktiken ausführen, wird die jeweilige Praxisformation realisiert. Sexualaufklärung in der Schule – als Beispiel für eine sexuelle Praxisformation – realisiert sich nur durch die Anwesenheit eines Biologielehrers, durch Anschauungsmaterial, durch die Anwesenheit der Schüler:innen und durch bestimmte Handlungen der Akteure. Praxisformationen sind entsprechend nicht ohne Praktiken zu denken. Sexuelle Praktiken hingegen müssen nicht Teil einer sexuellen Praxisformation sein. Der Vollzug von Praktiken als auch die Verkettung sind nicht als determiniert zu verstehen. Das Zustandekommen und die Art der Umsetzung sind immer von den aktuellen Gegebenheiten und den jeweiligen Handlungen der Beteiligten abhängig (Allert & Asmussen, 2017). Sexualaufklärung in der Schule muss also nicht als Teil des Biologieunterrichts stattfinden und kann sich deutlich unterscheiden – bspw., weil ein:e Lehrer:in Praktiken der Sexualaufklärung unterschiedlich umsetzt.

6.1.2 Körper, praktisches Wissen und Sexualität

Was generell bereits für die praxistheoretische Perspektive gilt, nämlich die große Bedeutung des Körpers (Asmussen, 2020; Hillebrandt, 2014), wird in der Betrachtung von Sexualität umso deutlicher: Sexualität als Praxis bzw. Praktiken werden durch Körper ausgeführt. Die sexuelle Praxis entsteht durch Handlungen des Körpers – was jedoch nicht als rein körperliches Handeln misszuverstehen ist, sondern bspw. auch Denken, Sprache und Wahrnehmung beinhaltet. Die (sexuellen) Körper sind jedoch nicht natürlich gegeben, sondern relational mit der Praxis der Sexualität verwoben. Sie erzeugen die sexuelle Praxis und werden durch sexuelle Praktiken geformt. Für dieses Verhältnis lässt sich auch in Bezug auf Sexualität das Habituskonzept von Pierre Bourdieu (1987/2023) heranziehen: Im fortlaufenden Prozess der Genese des Habitus entstehen im Subjekt mehr oder minder dauerhafte Dispositionen des sexuellen Denkens und Handelns, welche das sexuelle Subjekt strukturieren. Kinder verinnerlichen etwa, was als Sexualität zu betrachten ist und was nicht und welche Handlungen in welchen Kontexten erlaubt sind. Der Habitus fungiert als unbewusste Ordnungsgrundlage für die sexuellen Praktiken der Subjekte. Diese Ordnungsgrundlage ist ein kollektives Phänomen: Auf Basis gleicher Bedingungen und vergleichbarer Konditionierungen entstehen in relativ homogenen Gruppen relativ homogene Dispositionen. Zum Beispiel werden sich die Einstellungen, Emotionen und Handlungen unterschiedlicher religiöser Gruppen bezüglich außerehelichem Geschlechtsverkehr unterscheiden. Ein wesentlicher Aspekt des Habituskonzepts ist die körperliche Einverleibung (der Sexualität). Es geht also keinesfalls nur um Bewusstseinsebenen, also etwa Einstellungen oder Wissen gegenüber Sexualität, sondern auch um mit Sexualität verknüpfte Emotionen, Wahrnehmungen und unbewusste Handlungen. Der Begriff des sexuellen Habitus umfasst das gesamte sexuelle Erleben und Handeln von Menschen. Die entstehenden und sich stetig entwickelnden Dispositionen werden sogleich in die Ausführung von sexuellen Praktiken eingebracht, sodass der Körper keinesfalls nur als speichernd, sondern zugleich auch als hervorbringend tätig ist. Die Kinder, die in einer Situation verinnerlichen, welche „sexuellen" Handlungen in welchem Kontext erlaubt sind, bringen diesen Aspekt in der nächsten Situation in die Ausführung von Praktiken ein, etwa im Spiel mit anderen Kindern. Menschen sind also gleichermaßen durch die sexuelle Praxis geformt und formen sie – sie verorten sich in der binären Geschlechtermatrix als Mann oder Frau, weil sie diese inkorporiert haben und handeln als Mann oder Frau, wie sie es inkorporiert haben.

Die aktive Gestaltung der sexuellen Praxis, die etwa in der Perspektive des *doing gender* oder *doing sexuality* betrachtet wird, ist daher kein Ergebnis einer der Sozialität fremden Intentionalität, sondern entsteht aus ihr selbst. Entsprechend ist die sexuelle Praxis nicht ahistorisch zu verstehen, sondern auf inkorporierte Sozialität bzw. Sexualität zurückzuführen. Allerdings ist dies, auch bei Pierre Bourdieu (1987/2023), nicht als determinierend angelegt, da die Subjekte eine bedingte Freiheit im Rahmen ihres Habitus haben. Dennoch fokussiert das Habituskonzept stärker den strukturierenden Aspekt von Praxis und unterscheidet sich damit deutlich von anderen Autor:innen, die eher die Möglichkeiten der (subversiven) Veränderung von Praxis hervorheben, etwa Judith Butler (zum Vergleich von Pierre Bourdieu und Judith Butler siehe Reckwitz, 2004). Um diese Veränderbarkeit, die auch in den handelnden Körpern angelegt ist, auch hier stärker zu fokussieren, wird wie folgt das Konzept des praktischen Wissens ergänzt, welches auch Michael Asmussen und Heidrun Allert in ihrem Ansatz der transaktionalen Bildung nutzen. Ebenso wie das Konzept des Habitus fasst es die Prozesse der körperlichen Einverleibung und die hieran gekoppelte Performanz. Es hebt hierbei jedoch stärker die kreativen, gestaltenden und problemlösenden Anteile, als die festschreibenden Anteile von körperlichen Einverleibungen hervor. Das sexualitätsbezogene praktische Wissen ermöglicht es den Akteuren, sich in soziale sexuelle Praktiken einzubringen – es enthält bspw. Normen des richtigen Handelns und Ideen der Problemlösung. In die Situation der Sexualaufklärung in der Schule als Beispiel fließen die praktischen Wissensbestände der Lehrenden wie auch der Schüler:innen ein. Der:die Lehrer:in „weiß" womöglich, ohne dass es an der Universität gelehrt wurde, wann Scham aufseiten der Schüler:innen entsteht und wie er damit umgehen kann. Die Schüler:innen wissen bspw., dass sie hier nicht ihre eigenen Geschlechtsorgane entblößen dürfen, auch wenn von Geschlechtsorganen die Rede ist. In Bezug auf das Beispiel des *Safer Sex* wissen die Beteiligten vielleicht, wann und wie darüber gesprochen werden kann, wer verantwortlich sein könnte, wer in der Situation welche Handlung übernimmt oder generell wann es wichtig ist, die Praktik des *Safer Sex* zu initiieren. Diese Beispiele machen zwei Aspekte deutlich: Entsprechend dem Ausdruck des inkorporierten und impliziten Wissens handelt es sich bei praktischem Wissen in der Regel nicht um explizit abfragbares Wissen. Es ist den Teilnehmenden von sexuellen Praktiken in der Regel nicht bewusst – sie handeln gewissermaßen intuitiv und haben das nötige Wissen körperlich verinnerlicht. Und praktisches Wissen bezieht sich nicht unbedingt auf ein isoliertes Themengebiet. Das Wissen der Schüler:innen, dass im Sexualaufklärungsunterricht keine Geschlechtsorgane zu entblößen ist, dürfte im Kontext vieler Praktiken greifen.

Die Verinnerlichung des sexualitätsbezogenen praktischen Wissens geschieht in der sexuellen Praxis und dort wird es auch genutzt, sodass das praktische Wissen nicht als distanziertes Wissen, sondern als Teil der sexuellen Praxis zu begreifen ist. Ein Kind lernt an den Reaktionen der Eltern, dass es seine Geschlechtsorgane in bestimmten Situationen nicht anfassen oder zeigen darf. Es verinnerlicht insbesondere auch die damit verbundenen Emotionen. Später differenziert das Kind dieses Wissen und lernt weitere Situationen kennen. Anhand der Beispiele der schulischen Sexualaufklärung und des *Safer Sex* kann aber auch verdeutlicht werden, dass mithilfe dieses Wissens die Praktiken nicht einfach repliziert werden, sondern auch weiterentwickelt und sich auch das praktische Wissen selbst weiterentwickelt. Verhaltensweisen (das Zeigen von Modellen von Geschlechtsorganen), Aussagen (Selbstbefriedigung ist etwas „normales"), Begriffe (bspw. für Geschlechtsorgane) und Modelle der Sexualaufklärung (Paomi-Modelle), die heute in der schulischen Sexualaufklärung genutzt werden, waren vor 50 Jahren noch undenkbar. Zwischen heute und vor 50 Jahren fand ein „schleichender" Übergang statt, in dem bspw. Neues ausprobiert, Grenzen überschritten und neue Grenzen gezogen wurden. Auch für diese Übergänge kommt praktisches Wissen zum Einsatz, da es auch für den Umgang mit Störungen, mit Neuem genutzt wird. Lehrende werden unter anderem regelmäßig mit neuen Begriffen, Verhaltensweisen oder Ideen der Schüler:innen konfrontiert sein, die in den Vollzug der Praktik integriert werden, bspw. über das Aufstellen von Regeln für den Sexualaufklärungsunterricht. Praktisches Wissen ist also wesentlich für die emergente Weiterentwicklung von sexuellen Praktiken, da es die Unbestimmtheit bzw. Kontingenz der Praxis bewältigt.

6.1.3 Das sexuelle Subjekt und die Sexualität der Gesellschaft

Entsprechend der dargestellten praxistheoretischen Grundlagen (Alkemeyer, 2013; Alkemeyer & Buschmann, 2016; Asmussen, 2020; Hillebrandt, 2014) ist nicht nach der Beschaffenheit des sexuellen Subjekts zu fragen, sondern nach Praktiken der sexuellen Subjektivierung. Demgemäß wird hier nicht von einem substanziellen sexuellen Subjekt ausgegangen, das nach außen abgeschlossen ist, sondern von fortlaufenden Prozessen der sexuellen Subjektivierung, durch welche das sexuelle Subjekt permanent wieder und neu hervorgebracht wird. Die sexuellen Subjekte sind „weder eine vollkommen eigenständige und unabhängige Grundlage ihres Handelns, noch lediglich Produkte von Kräften jenseits ihrer Einflussnahme" (Rieske & Budde, 2022, S. 64). Stattdessen werden die Subjekte relational gedacht – sie sind unter anderem in zeitliche, körperliche, diskursive und soziale Verhältnisse eingebunden und auf andere Menschen angewiesen (Rieske & Budde, 2022).[2] Entsprechend schreiben sich auch die konkreten gesellschaftlichen Sexualitätsverhältnisse, etwa die heterosexuelle Ordnung der Gesellschaft (Kapitel 6.4) in Menschen ein. Zugleich entsteht in den Prozessen der Subjektivierung permanent auch die Sexualität der Gesellschaft. Genau wie das sexuelle Subjekt, ist auch die Sexualität der Gesellschaft nicht essentialistisch und getrennt vom Subjekt zu verstehen. Durch die Ausführung der sexuellen Praktiken, in welchen sich die Sexualität der Subjekte konstituiert, konstituiert sich auch die Sexualität der Gesellschaft. Prozesse der Subjektivierung sind also

2 Trotzdem wird in der vorliegenden Theorieskizze am Subjektbegriff festgehalten – einerseits weil „ein menschliches Leben bei aller Bedingtheit und Bezogenheit immer selbst gelebt werden" muss und Menschen in begrenzten „Spielräume(n) (…) teilweise auch die Grenzen der eigenen Existenz verändern" können (Rieske & Budde, 2020, S. 64) und andererseits, weil der Subjektbegriff aus dem sexualpädagogischen Diskurs nicht wegzudenken ist und zudem eine Substituierung, bspw. mit dem Akteursbegriff, wie bei Pierre Bourdieu, neue Fragen und Probleme aufwerfen würde.

zugleich Prozesse der Vergesellschaftung. Die Sexualität der Gesellschaft und der Subjekte sind relational miteinander verbunden. Wie in weiten Teilen des aktuellen sexualitätsbezogenen Diskurses, etwa in den Queer Studies (Kapitel 3.3), werden die Körper in der Praxistheorie nicht als außersozial oder natürlich verstanden. Die Seite des biologischen Geschlechts der *sex/gender*-Unterscheidung wird nicht anerkannt. Stattdessen werden Körper und sexuelle Praxis als relational verwoben verstanden. Körper, aber auch Artefakte und Dinge erzeugen und ermöglichen sexuelle Praktiken und werden zugleich in und durch Praktiken geformt. Körperliche Erfahrungen und Wahrnehmungen, wie Erregung, Sehnsüchte, Lust etc., werden also nicht als natürlich, sondern als soziokulturell vermittelt verstanden. Sie entstehen und bestehen nicht jenseits von Praxis, obgleich sie den Menschen als natürlich erscheinen „weil die Dispositionen, die sie verursachen, sich als zweite Natur in die Körper eingeschrieben haben" (Hillebrandt, 2014, S. 65).

Durch die Teilnahme an sexuellen Praktiken konstituieren sich die Subjekte in ihrer Sexualität – sie bringen sich selbst hervor, indem sie handeln. Das, was von außen als sexuelle Identität beschreibbar wird und was das Subjekt möglicherweise als sexuelle Identität empfindet, entsteht aus der mehr oder weniger konstanten Teilnahme an sexuellen oder mit Sexualität verknüpften Praktiken. Ein bestimmter Kleidungsstil, etwa das Tragen einer der schwulen Szene zugerechneten Lederhose, wird als Teil der sexuellen Identität identifiziert. Die Teilnahme an einer heterosexuellen Beziehung wird ebenso zu einem Teil der sexuellen Identität. Die Teilnahme an sexuellen Praktiken, die praxistheoretisch emergent sind, ermöglicht es auch zugleich, diese mitzugestalten. Das Subjekt wird innerhalb der Praktiken performativ wirksam (Alkemeyer & Buschmann, 2016). Das sexuelle Subjekt, sexuelle Praktiken und die Sexualität der Gesellschaft schreiten also gemeinsam voran und verändern ihre Gestalt. Die Teilnahme an der Praxisformation einer heterosexuellen Beziehung ermöglicht dem Subjekt auch die Veränderung der zugehörigen Praktiken. Allerdings lässt dieses Beispiel auch erahnen, dass die Möglichkeiten der Gestaltung verschiedentlich begrenzt sein können – etwa, wenn man daran denkt, dass ein heterosexuelles Paar in einem ländlichen Umfeld lebt und dort wenig Toleranz bezüglich abweichender Handlungen gegeben ist. Zugleich ist natürlich auch die Teilnahme an bestimmten Praktiken und Praxisformationen mitunter stark begrenzt, etwa dort, wo von der gängigen Norm abweichende Praktiken gesellschaftlich mittels entsprechender Praktiken, etwa der Beschämung (Blumenthal, 2023) stark sanktioniert werden. Die Teilnahme an nicht-heterosexuellen sexuellen Praktiken dürfte in konservativen Orten schwierig bis unmöglich sein, bspw. wenn der Kontext der Praktik, wie ein schwuler Treffpunkt, fehlt. Diese gesellschaftlichen, mitunter sozialräumlichen oder an Differenzkategorien geknüpften Begrenzungen des Spielfeldes der sexuellen Subjektivierung und zugleich der sexuellen Bildung werden in Kapitel 6.4 näher untersucht.

6.1.4 Materialität und Räume als Elemente sexueller Praxis

Neben den Körpern der Menschen, welche die Praxis konstituieren, spielen auch andere materiale Dinge und Artefakte in der Praxis eine Rolle (Asmussen, 2020; Hillebrandt, 2014). Als sexuell wahrgenommene oder genutzte Dinge und Artefakte, genauer gesagt ihre Nutzung, Wahrnehmung etc., lösen sexuelle Praktiken aus, machen sie möglich, verändern sie etc. Ein paar Beispiele:

- Ein für einen anderen Menschen anziehender Kleidungsstil löst einen Flirt aus.
- Eine neue Sex-Dating-Internetseite macht sexuelle Kontakte unter Gleichgesinnten möglich, die sonst nicht möglich gewesen wären.
- Pornovideos sind Teil von Masturbation.
- Der Konsum eines Pornovideos verändert den ehelichen Geschlechtsverkehr eines Paares.
- In einem Internetforum bekommt eine Jugendliche Ideen, wie sie sich kleiden möchte.

Dabei wird die (sexuelle) Materialität als relational konstitutiv mit der sexuellen Praxis verbunden betrachtet (Allert & Asmussen, 2017). Dinge und Artefakte werden erst durch die sexuelle Praxis zu sexuellen Dingen und Artefakten – sie werden durch die sexuelle Praxis geschaffen und verändert. Zugleich wird die sexuelle Praxis durch sexuelle Dinge und Artefakte beeinflusst.

Neben Dingen und Artefakten gelten auch Räume als bedeutsame Elemente von Praxis und Praktiken (Budde & Rißler, 2021). Räume strukturieren sexuelle Praktiken, aber werden auch durch sie strukturiert. Räume können als ebenso relational-konstitutiv mit der sexuellen Praxis verbunden verstanden werden, wie Materialität und Körper (Budde & Rißler, 2021). Mit dem Raum wird eine Kategorie aufgegriffen, die zuletzt ebenfalls zu einem prominenten Gegenstand der sozial-, kultur- und erziehungswissenschaftlichen Auseinandersetzung geworden ist (Budde & Rißler, 2021), so auch in der Sozialen Arbeit, etwa im Rahmen der Betrachtung von Bildungsprozessen in der Kinder- und Jugendarbeit (Deinet, 2009; Deinet & Reutlinger, 2014). Dabei lassen sich absolutistische (substantialistisch-gegenständliche) Behälterraumkonzepte von relationalen (Beziehungs-)Raumkonzepten unterscheiden, wie Jürgen Budde und Georg Rißler (2021) mit Bezug zu Martina Löw (2001) ausführen. Beide Konzepte schließen sich jedoch nicht aus, sodass es mittlerweile zu einer Verknüpfung kommt (Budde & Rißler, 2021). In der Verbindung beider Konzepte, wie in der praxistheoretischen Konzeptionalisierung von Theodore R. Schatzki gegeben, entsteht ein Raumkonzept, das es ermöglicht, Räume und Praktiken als aneinander gebunden und in einem wechselseitigen Verhältnis stehend zu verstehen (Budde & Rißler, 2021). Praktiken sind auf spezifische Raumkonstellationen angewiesen, um sich überhaupt vollziehen zu können, und zugleich entstehen soziale Räume erst durch Praktiken. Ebenso sind auch Räume auf menschliche Aktivitäten angewiesen, um Teil menschlicher Sozialität zu werden, und zugleich strukturieren sie Praktiken. Nicht nur Praktiken und Materialität – wie oben dargestellt –, sondern auch Praktiken und Räume „konstituieren einander und stehen in präfigurierenden Wechselwirkungen zueinander. Eine eindimensionale Determinationsvorstellung allerdings greift hier zu kurz, denn mit Schatzki werden Räume eben auch als objektive Materialitäten ‚sichtbar'. Diese Objektivität determiniert Praktiken aber nicht – ebenso wenig wie die Praktiken durch die (normativen) Organisationsitems bereits vorab festgelegt sind. Praktiken reflektieren vielmehr auf Räume, die zwar spezifische praktische Gebrauchsweisen nahelegen, aber notwendigerweise auch unterschiedliche Aktivitäten im gleichen (objektiv-physischen) Raum zu lassen" (Budde & Rißler, 2021, S. 473). Hierzu zwei sexualitätsbezogene Beispiele:

- Ein Jugendzentrum für queere Jugendliche als Element des Sozialraums „Stadtteil" ermöglicht spezifische queere Praktiken. Zugleich sind es queere Praktiken, welche das Jugendzentrum gestalten.
- Das Vorhandensein von Räumen mit Türen in einem von einer Familie bewohnten Haus ermöglicht sexuelle Praktiken, die in einer Einzimmerwohnung nicht möglich wären. Zugleich ist die Abtrennung eines Schlafzimmers und die Schaffung eines geschützten Raumes eine historisch kontingente Praxis.

6.1.5 Performativität und Emergenz des Sexuellen

Sexuelle Praktiken zeichnen sich als solche durch ihre ständige Ausführung aus – nur durch diese entstehen sie, und durch sie verändern sie sich zugleich. Sie sind also an die Handlung/Ausführung geknüpft – dies drückt der Begriff der Performativität aus (Allert & Asmussen, 2017). Spezifische sexuelle Handlungen werden zur benennbaren sexuellen Praktik, weil sie wiederholt werden und erwartbar sind, etwa die Praktik der Sexualaufklärung oder des *Safer Sex*. In der permanenten Wiederholung werden sie zwar gewissermaßen reproduziert, also wiederholt, aber zugleich werden sie auch erneuert, abgewandelt oder gar aufgelöst. Diese Offenheit und Unvorhersagbarkeit im Entwicklungsprozess wird mit dem Begriff der Emergenz benannt (Asmussen, 2020). Die Praktik des *Safer Sex* kann sich bspw. auflösen, wenn andere Techniken oder Praktiken entwickelt werden, welche Schutz vor sexuell übertragbaren Krankheiten bieten. Teil der Variabilität von sexuellen Praktiken ist auch die Variabilität der Teilnehmenden. Akteure können hinzu- oder hinaustreten. Zum Beispiel können externe Personen, etwa aus Sexualberatungsstellen in die Sexualaufklärung an Schulen eingebunden werden.

Praktiken können zustande kommen oder auch nicht. Dies ist nicht nur von den handelnden Menschen abhängig, sondern auch von Dingen und Artefakten (Allert & Asmussen, 2017). Beispielsweise haben Kondome neue sexuelle Praktiken möglich gemacht. Und Sexualaufklärung in der Schule basiert unter anderem auf dem Vorhandensein der Institution Schule und dem Vorhandensein von Anschauungsmaterial.

6.2 Transaktionale sexuelle Bildung als Veränderung der Praxis

Vorliegendes Kapitel konkretisiert transaktionale sexuelle Bildung hinsichtlich ihrer sozialen, materialen und räumlichen Verwobenheit (Kapitel 6.2.1), ihrer Verortung im Räumen der Unbestimmtheit (Kapitel 6.2.2), der Neuartigkeit des Handelns (Kapitel 6.2.3), der Schnittstelle von individuellen Änderungen zur gesellschaftlichen Praxis (Kapitel 6.2.4), ihrer Unterschiede zu Lernen (Kapitel 6.2.5) und ihrer Auslöser (Kapitel 6.2.6).

6.2.1 Soziale, materiale und räumliche Verwobenheit

Transaktionale (sexuelle) Bildung wird performativ durch das Handeln der Subjekte in der Praxis hervorgebracht (Asmussen, 2020). Es ist also der vielfältige und soziale Vollzug der Praxis, welcher transaktionale sexuelle Bildung beinhaltet. Entsprechend ist transaktionale sexuelle Bildung kein Heraustreten, kein reflexives, distanziertes Nachdenken, in welchem die Welt aus einer Außenperspektive bearbeitet wird und in welchem sich das Subjekt eine neue Perspektive auf die Welt erarbeitet, sondern sie ist Teil der sexuellen Praxis. Dies bedeutet nicht, dass Nachdenken nicht Teil von Praktiken transaktionaler sexueller Bildung ist, aber auch Nachdenken steht nicht außerhalb der Praxis, sondern ist Teil der Praxis. Vielmehr ist transaktionale sexuelle Bildung eben nicht nur (anders) nachdenken, sondern auch anders handeln, reden, wahrnehmen oder agieren. Der Veränderungsprozess der transaktionalen sexuellen Bildung umfasst nicht nur den Geist des Bildungssubjekts, sondern ist mit der gesamten sozialen, materialen und räumlichen Praxis verknüpft. Dies begründet die Benennung der (sexuellen) Bildung als transaktional durch Heidrun Allert und Michael Asmussen (2017), wie sie hier aufgegriffen wird. Sie schließen hiermit an die pragmatische Philosophie John Deweys und Arthur Bentleys (1949) an, die den sozialen Austausch als grundlegenden Aspekt der menschlichen Existenz betrachteten und alle menschlichen Handlungen als Teil eines transaktionalen Ganzen verstanden.

Das transaktionale sexuelle Bildungsgeschehen ist also nicht nur epistemisch, sondern vielfach sozial, material und räumlich verwoben. Transaktionale sexuelle Bildung findet in Praktiken statt, an denen zum Teil vielfältige Personen teilnehmen und ist vielfältig mit anderen Praktiken und Personen verknüpft, welche die Praktiken beeinflussen. Entsprechend findet sie in vielfältigen Raumkonstellationen statt und es sind vielfältige Körper, aber auch Artefakte und Dinge an sexuellen Praktiken und Prozessen der transaktionalen sexuellen Bildung, als Teil von Praxis, beteiligt. Sexuelles Handeln, wie sexuelle Beziehungen, schulische Sexualaufklärung etc. sind immer auch auf Räume angewiesen und beinhalten die Körper und Körperwahrnehmungen der Akteure, Emotionen, körperliche Haltungen, Wahrnehmungen etc. Entsprechend beinhaltet auch sexuelles „Anders-Handeln" mit dem Ziel der Verbesserung der sexuellen Gesundheit, also transaktionale sexuelle Bildung, Körperlichkeit und Materiales und ist mit räumlichen Strukturen relational verknüpft.

6.2.2 Sexuelle Bildung in Räumen der Unbestimmtheit

(Sexuelle) Bildung nutzt Möglichkeitsräume innerhalb der sexuellen Praxis (Allert & Asmussen, 2017; Asmussen, 2020). Sexuelle Praxis ist immer auch unbestimmt und in Entwicklung. Bestehende sexuelle Routinen, also Praktiken werden irritiert, verändert, ergänzt etc. Ein Beispiel sind neu entstehende Verhütungsmittel, wie die Antibabypille, welche bestehende Praktiken irritieren und verändern, und damit anderes Handeln möglich machen. In dieser Unbestimmtheit sexueller Praktiken, die in jeder Ausführung einer Praktik vorhanden ist und als Möglichkeitsraum verstanden wird, findet transaktionale sexuelle Bildung statt. Dieser Raum bietet ein Potenzial für neues Denken und Handeln, für Alternativen zur derzeitigen Ausführung einer sexuellen Praktik. Zum Beispiel wurden durch die Menschen in den vergangenen Jahren zunehmend digitale Medien in sexuelle Beziehungen eingebunden, die Sexualaufklärung an Schulen und auch die Darstellung von LGBTIQ*-Personen in der Gesellschaft haben sich verändert. Da diese Neuerungen auch graduell, kleinschrittig voranschreiten, wird in der Theorieskizze nicht von qualitativen Sprüngen als Kriterium für das Stattfinden von Bildung ausgegangen, wie etwa bei Christoph Koller (2018), für den qualitative Sprünge in der Veränderung von Welt- und Selbstreferenz ausschlaggebend sind. Veränderungen von Praktiken als Teil von transaktionaler sexueller Bildung in der vorliegenden Theorieskizze können graduell und langsam vonstattengehen, aber auch schnell und umfangreich sein. Durch die Erfindung der Antibabypille und ihren weitverbreiteten Verkauf hat sich der heterosexuelle Geschlechtsverkehr bspw. weitreichend und relativ schnell verändert (Herzog, 2015), da die Praktik des heterosexuellen Geschlechtsverkehrs intensiv irritiert wurde. Demgegenüber verändert sich das gesellschaftliche Klima gegenüber homosexuellen Orientierungen trotz gesetzlicher Anpassungen in Deutschland nur langsam (Merz & Lemke, 2020) und auch das Geschlechterverhältnis erweist sich als relativ stabil (Bereswill & Ehlert, 2022).

6.2.3 Transaktionale sexuelle Bildung als „Anders-Handeln"

Prozesse der transaktionalen sexuellen Bildung sind gemäß den bisherigen Ausführungen also Elemente von sexuellen Praktiken, die auf Basis von Unbestimmtheit sexueller Praktiken anders als bisher ausgeführt werden und dadurch die sexuellen Praktiken und mithin die Sexualität der Gesellschaft und die sexuellen Subjekte verändern. Es stellen sich die Fragen, wann eine Handlung als neuartig oder anders gelten kann und ob jede neuartige oder abweichende Handlung als transaktionale sexuelle Bildung zu verstehen ist. Zur Klärung dieser Fragen soll im Folgenden zunächst auf die praxistheoretische Unterscheidung von regulativen und poetischen Spielzügen zurückgegriffen werden (Allert & Asmussen, 2017; Richter & Allert, 2017). Poetische Spielzüge, die als Bildung verstanden werden, bringen neue, alternative Handlungen ins Spiel ein (Richter & Allert, 2017). Sie stellen Bestimmtheit infrage, in dem sie mit bestehenden Handlungsvollzügen brechen oder sie nutzen bestehende Unbestimmtheiten, um Praktiken zu transformieren. Transaktionale sexuelle Bildung gemäß diesem Verständnis ist also ein kreativer Prozess, der Neues mit sich bringt, neue Handlungen, neue Gedanken, neue Praktiken etc. und dementsprechend auch neue Anschlusshandlungen möglich macht (Asmussen, 2020). Regulative Spielzüge hingegen greifen auf bewährte, übliche Regeln und Handlungen zurück und stellen damit in einer Situation der Unbestimmtheit Bestimmtheit her (Richter & Allert, 2017). Sie erhalten bestehende Praktiken.

Im Anschluss hieran stellt sich die Frage, wann etwas als neu oder anders gilt. Das „neue" ist hierbei aus zwei Perspektiven als solches zu identifizieren. Eine Handlung als Teil einer Praktik kann einerseits aus Perspektive eines Subjekts als neu identifiziert werden. Neue Handlungen können aber auch aus der Perspektive externer Beobachtung, etwa der Sozialforschung im Rahmen quantitativer Untersuchungen identifiziert werden. In beiden Perspektiven ist ein Kontrast zum jeweiligen Kontext entscheidend. Praktiken und Abweichungen in ihrer Ausführung werden in dieser Arbeit also als regional und kontextuell gebunden verstanden. Die Darstellung einer von der heteronormativen Matrix abweichenden geschlechtlichen Praktik wird womöglich von Stadtviertel zu Stadtviertel und auch im Vergleich zum ländlichen Raum sehr unterschiedlich praktiziert werden. Während sie in einigen Städten oder Stadtvierteln offen dargestellt und wenig beachtet wird, wird sie womöglich im ländlichen Raum eher verborgen oder zurückhaltend dargestellt. Entsprechend kann sich das Neuartige nur aus dem jeweiligen Kontext oder der jeweiligen Regionalität ergeben, denn eine im ländlichen Raum progressive, neue oder andere Umgangsweise mit Geschlecht ist in einer Stadt womöglich nicht neu, sondern alltäglich. „Beide" Praxiskontexte und die Vielzahl der verwandten Praktiken sind als sexuelle Praxis der Gesellschaft relational verbunden, doch das „Neuartige" lässt sich nur in einem festgelegten Kontext anhand eines Kontrastes ausmachen.

Es stellt sich die Frage, wie Veränderungen an einem Ort, etwa in einem Stadtteil oder in einer Familie, oder eines einzelnen Subjekts mit weiterreichenden Änderungen in Sozialräumen oder in der Gesamtgesellschaft zusammenhängen. Inwiefern beeinflussen singuläre sexuelle Bildungsprozesse eines Subjekts die Sexualität der Gesellschaft?

6.2.4 Die Relation individueller und gesellschaftlicher Veränderungen

Gemäß der Vorlage der transaktionalen Bildung (Allert & Asmussen, 2017; Asmussen, 2020) ist transaktionale sexuelle Bildung im vorliegenden Konzept im relationalen Gefüge von Gesellschaft und Subjekt zu verorten, da praxistheoretisch Gesellschaft und Subjekt nicht zu trennen sind und einander konstituieren. Daher kann auch der Prozess der transaktionalen sexuellen Bildung nicht nur im Subjekt verortet werden. Das sexuelle Subjekt und die Sexualität der Gesellschaft entwickeln sich auch im Prozess der transaktionalen sexuellen Bildung gemeinsam fort. Somit ist davon auszugehen, dass jeder Prozess der sexuellen Bildung auf individueller Ebene, also jede individuelle Veränderung sexueller Praktiken, die zu einer Zunahme sexueller Gesundheit führt, auch eine Auswirkung auf die sexuelle Praxis der Gesellschaft hat.

Grafik 2: Die relationale Verknüpfung von individueller und gesellschaftlicher Entwicklung im Prozess der transaktionalen sexuellen Bildung

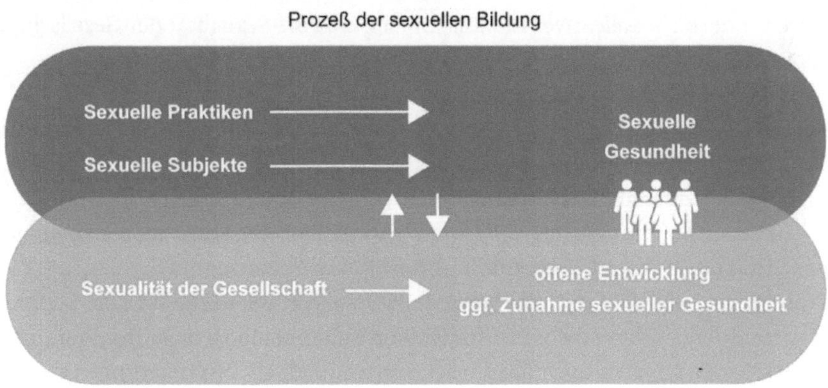

In welchem Maße auch gesellschaftliche Veränderungen angestoßen werden und ob diese auch zu einer Zunahme sexueller Gesundheit insgesamt führen, ist jedoch nicht vorherzusagen und auch im Nachhinein nicht zu bestimmen, da sie von vielen Faktoren abhängig sind. Relevant ist z. B. die individuelle Ausstattung des Bildungssubjekts mit den Kapitalsorten nach Pierre Bourdieu (Kapitel 6.4.1). Hat ein Mensch bspw. ein großes soziales Kapital, etwa viele Freunde oder Follower, mit denen er sexuelle Bildungsprozesse, also seine Veränderungen sexueller Praktiken, teilt, wird er womöglich auch viele Nachahmer finden und die gesellschaftliche Praxis stärker beeinflussen. Verändert ein Mensch hingegen eine intime sexuelle Praxis, etwa eine Praxis der Selbstbefriedigung, und berichtet an keiner Stelle über diese Veränderung, so wird dies nur minimale Auswirkungen auf die Sexualität der Gesellschaft haben. Beide Beispiele verweisen auf die Bedeutung von sozialen Beziehungen und Kommunikation für Prozesse der sexuellen Bildung und ihre Auswirkung auf die gesellschaftliche Praxis, die in einer weiteren Hinsicht interessant sind. Im Sinne Pierre Bourdieus (1992/2015) (Kapitel 6.4.1) ist davon auszugehen, dass sich soziale Gruppen im Rahmen symbolischer Kämpfe bzw. Repräsentationsarbeit kollektiv bemühen (können), gesamtgesellschaftlich sexuelle Praktiken zu verändern. Ein Beispiel ist der langjährige öffentliche und politische Kampf um die Sichtbarkeit und Anerkennung von Lesben und Schwulen bzw. LGBTIQ* (Lautmann, 2017). Hierbei wurden Stück für Stück unter anderem Praktiken des „Sich-Zeigens" und Praktiken der Rechtsprechung verändert. Sexuelle Bildungsprozesse sind hierbei also in Kollektiven gelagert und werden über diese in die Gesellschaft getragen. Eine Bedeutung für die Veränderung gesellschaftlicher Praktiken kann dabei auch kommunikativen Praktiken zukommen (Langer & Wrana, 2024). Indem von veränderten sexuellen Praktiken bzw. sexuellen Bildungsprozessen erzählt oder berichtet wird bzw. sie in digitalen Medien dargestellt werden, können sie sich ausbreiten und gesellschaftliche Praktiken verändern. Ebenso wie die „Entunterwerfung" bei Michel Foucault (Langer & Wrana, 2024), ist sexuelle Bildung dann nicht mehr nur der Akt eines Individuums, sondern ein kollektiver Prozess, in dem sich die Sexualität der Gesellschaft verändert.

Sexuelle Bildungsprozesse können also primär auf den Kontext eines Bildungssubjekts beschränkt bleiben und nahezu gar nicht auf die Gesellschaft ausstrahlen, sie können aber auch weite Kreise ziehen, etwa über Kollektive, Erzählungen oder (digitale) Medien.

In Bezug auf die pädagogische Bildungspraxis verweist dies auf ein Potenzial der Ermöglichung und Unterstützung kollektiver Prozesse und Strukturen. Ein Produkt sexueller Bildung, also bspw. Institutionen, welche die sexuelle Bildung fördern wollen, sollten nicht nur Individuen in der Veränderung ihrer Praktiken unterstützen, sondern auch dazu beitragen, individuelle Veränderungen zu publizieren, sie in Kollektive zu tragen oder Kollektive zu entwickeln, die gemeinsam daran arbeiten, Praktiken zu verändern. Ebenso bedeutsam kann es sein, im Sinne einer Ressourcenorientierung positive Veränderungen aufzuspüren und kommunikativ zu verbreiten (Kapitel 8.1).

6.2.5 Zur Unterscheidung von Lernen und transaktionaler sexueller Bildung

Die Kriterien für das Vorliegen transaktionaler sexueller Bildung sind in dieser Theorieskizze zum einen eine Veränderung der Praxis, ein „Anders-Handeln“, das sich an einem kontextuellen Kontrast festmachen lässt, und zum anderen die Steigerung der sexuellen Gesundheit durch das „Anders-Handeln“. Demgegenüber verstehe ich sexualitätsbezogenes Lernen als reproduzierenden Vorgang. Gegebenes Wissen, Ausführungen, Problemlösungen etc. werden weitergegeben. Sexuelle Bildung verändert die Praxis, während sexuelles Lernen sie reproduziert und aufrechterhält. Allerdings kann empirisch betrachtet, sexualitätsbezogenes Lernen in sexuelle Bildungsprozesse münden, nämlich dann, wenn Lernprozesse Veränderungen in der Praxis auslösen, die zu mehr sexueller Gesundheit führen. Zum Beispiel erfährt ein Jugendlicher in einer sexualpädagogischen Veranstaltung von einem Online-Beratungsangebot. In der Folge nutzt er dieses Angebot und er fühlt sich durch die neue Unterstützung sexuell gesünder.

Sexuelle Bildung unterscheidet sich von sexuellem Lernen also hauptsächlich durch das utopische Moment, das sexuelle Praxis im Hinblick auf sexuelle Gesundheit verändert.

6.2.6 Auslöser transaktionaler sexueller Bildung

Eine bildungstheoretisch häufig thematisierte, aber sehr unterschiedlich beantwortete Frage ist, wie Bildungsprozesse ausgelöst werden (Koller, 2009).

Das zentrale auslösende Moment im Konzept der transaktionalen sexuellen Bildung und zugleich eine wesentliche Voraussetzung ist ein Raum der Unbestimmtheit, in welchem die Bildungsprozesse grundsätzlich verortet werden (Kapitel 6.2.2). Unbestimmtheit macht transaktionale sexuelle Bildung möglich und stößt sie unter Umständen an. Die Unbestimmtheit kann auf verschiedene Weise entstehen und sehr unterschiedliche Dimensionen haben.

Auslöser

Aus Perspektive des Subjekts kann Unbestimmtheit zum Ersten aus subjektiven Empfindungen entstehen, etwa wenn eine Unzufriedenheit mit der eigenen Sexualität oder der Sexualität in einer Beziehung gegeben und das subjektive sexuelle Wohlempfinden eingeschränkt ist. In einer solchen Situation entsteht womöglich ein Raum des Nachdenkens oder des Ausprobierens, der bestehende Praktiken hinterfragt und verändert. Zum Zweiten kann die Unbestimmtheit von außen an die Subjekte herangetragen werden. Zum Beispiel können sich gesellschaftliche und regionale Praktiken verändern oder ein Familienmitglied verändert sein Verhalten. Zum Dritten können auch spezifische Erfahrungen, wie Krankheiten, die Geburt eines Kindes oder die Erfahrung von sexualisierter Gewalt, Unbestimmtheit auslösen und auch neue Artefakte oder die Veränderung räumlicher Strukturen können als Auslöser fungieren. Zum Vierten ist es aber auch denkbar, dass Unbestimmtheit in (sexual-)pädagogischen Situationen (bewusst) ausgelöst wird, etwa durch die Vermittlung von spezifischem Wissen, wie in der „Pädagogik vielfältiger Lebensweisen" (J. Hartmann, 2002) oder durch dekonstruktive Herangehensweisen (Busche et al., 2022; Höblich, 2022; Tuider et al., 2012). Hier werden Anknüpfungspunkte für die pädagogische Gestaltung sexueller Bildungsangebote ersichtlich.

Dimensionen der Unbestimmtheit

Sexuelle Praktiken changieren zwischen Bestimmtheit und Unbestimmtheit. Die Unbestimmtheit kann dabei sehr unterschiedlich dimensioniert sein. Sie, und damit auch die Möglichkeitsräume für transaktionale sexuelle Bildung, weiten sich deutlich aus, wenn z. B. sexuelle Praktiken irritiert werden, indem neue Artefakte ins Spiel kommen (Antibabypille, Kondome; Internet), oder wenn Subjekte sich biografischen sexuellen Veränderungen gegenübersehen (Geburt eines Kindes, Pubertät, Alterssexualität). Diese Situationen erfordern von sich aus „Anders-Handeln" und kreative Lösungen. Ein Festhalten an gegebenen Mustern ist aufgrund der neuen menschlichen oder nicht-menschlichen Akteure schlichtweg nicht möglich. Aber auch kleine Veränderungen im Umfeld eines Menschen können transaktionale sexuelle Bildungsprozesse anstoßen, etwa wenn ein Paar erfährt, dass ein befreundetes Paar gemeinsame Unternehmungen macht und dieses als Vorbild genutzt wird.

Unbestimmtheit ist also auf vielfältige Arten und in vielerlei Situationen in der sexuellen Praxis gegeben. Ob es im Raum der Unbestimmtheit dann zu Prozessen der transaktionalen sexuellen Bildung im vorliegenden Verständnis kommt, ist von weiteren Faktoren abhängig. Zum einen wäre erst dann von transaktionaler sexueller Bildung zu sprechen, wenn in der Folge der Veränderung der Praktiken die sexuelle Gesundheit der sich bildenden Subjekte ansteigt. Nicht jede Neuerung ist also als transaktionale sexuelle Bildung zu verstehen (Kapitel 6.2.3).

Zum anderen können Räume der Unbestimmtheit durch regulative Spielzüge, wieder in Bestimmtheit überführt werden (Kapitel 6.2.3), sodass keine transaktionale sexuelle Bildung realisiert werden kann. Beispielsweise kann ein Kind in einer Familie Praktiken des Umgangs mit Intimität infrage stellen, in dem es darauf besteht, bei der Körperhygiene allein im Badezimmer zu sein. Die Eltern jedoch können regulierend eingreifen und bspw. den Schlüssel des Badezimmers dem Zugriff des Kindes entziehen.

6.3 Sexuelle Gesundheit als Norm

Das zunächst weite Verständnis von Bildung als kreativer Prozess der Neugestaltung von Praxis (Konzept der transaktionalen Bildung) wird hier eingeschränkt, indem eine Norm ergänzt wird. Im vorliegenden Konzept ist die kreative Veränderung von sexueller Praxis durch „Anders-Handeln" dann im positiven Sinne transaktionale sexuelle Bildung, wenn sie aus Perspektive des Bildungssubjekts zu mehr sexueller Gesundheit führt. Aufgrund der dargestellten relationalen Verknüpfung kann es dabei auch auf gesellschaftlicher Ebene zu Verschiebungen sexueller Praktiken und zu einer Steigerung der sexuellen Gesundheit führen. Entsprechend geht es also in der pädagogischen Gestaltung der sexuellen Bildungspraxis nicht nur um die Zielkategorie des sexuell gebildeten und damit sexuell gesunden Menschen, sondern auch um die Zielkategorie der sexuell gebildeten und sexuell gesunden Gesellschaft.

Ausgewählt wurde die Norm der sexuellen Gesundheit aus drei Gründen.

Zum ersten kommt dem Begriff der sexuellen Gesundheit im sexualpädagogischen Diskurs eine große Bedeutung zu – abzulesen etwa an aktuellen Einführungs- und Sammelbänden zur Sexualpädagogik (Böhm et al., 2022; Voß, 2023). Zugleich ist der Gesundheitsbegriff generell in Sozialer Arbeit und Gesellschaft stark im Fokus.

Zum Zweiten nimmt der Begriff der sexuellen Gesundheit – zumindest im Verständnis der WHO, wie ich es nutze (s. u.) – weitere Aspekte und Normen des sexualpädagogischen Diskurses auf bzw. integriert sie. Beispielsweise beinhaltet die Norm der sexuellen Gesundheit die Freiheit von sexualisierter Gewalt und Diskriminierung sowie das Ideal der sexuellen Selbstbestimmung (s. u.).

Um dies näher darzustellen, wird im Folgenden zunächst der hier verwendete Begriff der sexuellen Gesundheit erläutert. Im Anschluss geht es um Konflikte, die aus der Subjektivität des sexuellen Gesundheitsbegriffs entstehen können sowie um die Wandelbarkeit der Norm der sexuellen Gesundheit.

6.3.1 Definition sexueller Gesundheit

(Sexuelle) Gesundheit lässt sich sehr unterschiedlich definieren (Franke, 2012). So kann sie z. B. als Abwesenheit von Störungen, als Leistungsfähigkeit, als Gleichgewichtszustand oder als Wohlbefinden verstanden werden. In der vorliegenden Arbeit wird das Verständnis der Weltgesundheitsorganisation (Bundeszentrale für Gesundheitliche Aufklärung, 2010) genutzt, welche sexuelle Gesundheit als umfassendes sexuelles Wohlbefinden und nicht als Abwesenheit von Krankheit versteht. Dieses Verständnis wird aus drei Gründen ausgewählt. Zum Ersten beinhaltet es einen deutlichen Fokus auf das subjektive Erleben von Menschen und schließt damit an zentrale Perspektiven der Sexualpädagogik und der Sozialen

Arbeit an. Zum Zweiten ist es das Gesundheitsverständnis, welches den sexualpädagogischen Diskurs dominiert (u. a. Sielert, 2015; Voß, 2023) und zum Dritten knüpft das Verständnis in seiner Verknüpfung mit der Ottawa-Charta an zentrale ethische Prämissen der Sozialen Arbeit und Pädagogik an. So hat die Ottawa-Charta das Ziel, (sexuelle) Gesundheit zu demokratisieren und den Menschen, in Bezug auf ihre (sexuelle) Gesundheit, Mitsprache und Teilhabe zu ermöglichen. (Sexuelle) Gesundheit soll stärker durch die Menschen selbst hergestellt und bewertet werden als durch Expert:innen. Dieses Ansinnen knüpft nahtlos an zentrale ethische Prämissen der Sozialen Arbeit und Pädagogik an, die ebenfalls Teilhabe und Demokratie hoch bewerten.

Sexuelle Gesundheit wird von der WHO (World Health Organization [WHO], 2020) wie folgt definiert:

> „Sexuelle Gesundheit ist untrennbar mit Gesundheit insgesamt, mit Wohlbefinden und Lebensqualität verbunden. Sie ist ein Zustand des körperlichen, emotionalen, mentalen und sozialen Wohlbefindens in Bezug auf die Sexualität und nicht nur das Fehlen von Krankheit, Funktionsstörungen oder Gebrechen. Sexuelle Gesundheit setzt eine positive und respektvolle Haltung zu Sexualität und sexuellen Beziehungen voraus sowie die Möglichkeit, angenehme und sichere sexuelle Erfahrungen zu machen, und zwar frei von Zwang, Diskriminierung und Gewalt. Sexuelle Gesundheit lässt sich nur erlangen und erhalten, wenn die sexuellen Rechte aller Menschen geachtet, geschützt und erfüllt werden".

Folgende Merkmale werden ersichtlich:

- Sexuelle Gesundheit wird nicht in der Binarität von gesund und krank verstanden und meint daher keinesfalls nur die Abwesenheit von Krankheiten.
- Sexuelle Gesundheit bezieht sich nicht nur auf den Körper, sondern auch auf emotionale, mentale und soziale Aspekte.
- Sexuelle Gesundheit wird sehr weit interpretiert und mit Lebensqualität und Wohlbefinden verknüpft.
- Sexuelle Gesundheit betrachtet auch interaktionale Merkmale, z. B. Respekt, Sicherheit, Gewalt und Diskriminierung.
- Sexuelle Gesundheit stützt sich auf die sexuellen und reproduktiven Menschenrechte.
- Sexuelle Gesundheit wird nicht auf ein spezifisches Alter bezogen.

Ein Blick auf diese Merkmale verdeutlicht, dass sexuelle Gesundheit in Teilen subjektives Erleben darstellt, und insofern in der pädagogischen Arbeit individuell als Zielkategorie zu bestimmen wäre. Wann und mit welchen sexuellen Praktiken sich ein Subjekt wohlfühlt, dürfte sehr unterschiedlich ausfallen. Aus Perspektive des Subjekts entscheidet sich also nicht nur, ob es sich um „Anders-Handeln" handelt, sondern auch, ob ein Mehr an sexueller Gesundheit entstanden ist.

Gleichwohl lassen sich im Anschluss an andere Gesundheitsverständnisse, etwa solche, die bipolar Gesundheit und Krankheit unterscheiden, Indikatorenkataloge entwickeln, um Aspekte sexueller Gesundheit gesamtgesellschaftlich messen, politische Strategien ableiten (Jansen et al., 2013) oder die sexuelle Gesundheit in spezifischen Bevölkerungsgruppen messen zu können (Hyde et al., 2016). Hierfür lassen sich unterschiedliche Dimensionen von (sexueller) Gesundheit unterscheiden, bspw. medizinische Befunde, Prognose und Therapiemöglichkeiten oder das Ausmaß der subjektiv erlebten Beeinträchtigung. Insofern sind auch gesellschaftliche Entwicklungen hin zu mehr sexueller Gesundheit empirisch nachvollziehbar. Anknüpfungspunkte für die empirische Erforschung transaktionaler sexueller Bildung werden deutlich.

6.3.2 Normkonflikte und ethische Orientierungen

Theoretisch wird hier aufgrund der Relationalität von Subjekt und Gesellschaft davon ausgegangen, dass eine Veränderung der sexuellen Praxis, die zu einem Zuwachs an individueller sexueller Gesundheit führt, in unterschiedlichem Maße auch die sexuelle Praxis der Gesellschaft verändert (Kapitel 6.2.4). Allerdings ist aufgrund der Subjektivität von sexueller Gesundheit in der empirischen Praxis von Konflikten auszugehen. So mag es für einen Menschen sexuelles Wohlbefinden auslösen, wenn Geschlechter klar binär zum Ausdruck kommen, gleichzeitig kann ein diesbezüglicher Zwang für andere Menschen sehr problematisch sein. Daher wird es auf Produktebene transaktionaler sexueller Bildung, also in der Ermöglichung und Rahmung von Bildungsprozessen, erforderlich sein, diese Konflikte in reflexiven Prozessen wahrzunehmen und begründete Lösungen bzw. Orientierungen zu entwickeln. Dabei sind prinzipiell unterschiedlichste ethische Orientierungen denkbar, bspw. auch religiöse Werte, wie sie kirchlicher sexualpädagogischer Arbeit zugrunde liegen (Bundesstelle der katholischen jungen Gemeinde e. V., 2011). Die hier favorisierte normative Orientierung sind die sexuellen und reproduktiven Rechte (International Planned Parenthood Federation, 2008). Sie beinhalten unter anderem den Schutz vor Zwang und Gewalt, die Freiheit von Diskriminierung, das Recht auf Information und Bildung, das Recht auf Gesundheitsversorgung sowie das Recht auf sexuelle Selbstbestimmung, etwa im Hinblick auf eine Familiengründung. Die sexuellen und reproduktiven bieten sich hier aus vier Gründen als Norm an: Zum Ersten sind die sexuellen und reproduktiven Rechte aus den allgemeinen Menschenrechten abgeleitet. Damit schließen sie an grundlegende Orientierungen der Sozialen Arbeit an, etwa an ein Verständnis von Sozialer Arbeit als Menschenrechtsprofession (Eberlei et al., 2018; Henningsen, 2020). Zum Zweiten sind die sexuellen und reproduktiven Rechte die im sexualpädagogischen Diskurs und der pädagogischen Praxis der sexuellen Bildung am häufigsten genutzte Norm (Böhm & Voß, 2023; pro familia Bundesverband, 2012). Zum Dritten schließen die sexuellen und reproduktiven Rechte für den sexualpädagogischen Diskurs wichtige für sich stehende Normen, wie den Schutz vor sexualisierter Gewalt oder die Freiheit von Diskriminierung, ein. Und zum Vierten sind sie eng mit dem Konzept der sexuellen Gesundheit verknüpft. So gelten sie als wichtiger Beitrag zur Realisierung sexueller Gesundheit (WHO, 2020).

6.3.3 Ersetzbarkeit und Wandlung der Norm

Abschließend ist hier festzuhalten, dass die Norm der sexuellen Gesundheit im Wandel und ersetzbar ist. Es ist vorstellbar, sie in zehn Jahren oder in anderen regionalen Kontexten zu ersetzen oder zumindest abzuwandeln. Betrachtet man die vergangene stetige Weiterentwicklung der Definition sexueller Gesundheit durch die WHO (Böhm & Voß, 2023), so ist sogar mit Sicherheit davon auszugehen, dass sie sich in näherer Zukunft verändern wird. Die Norm der sexuellen Gesundheit als Zielrichtung einer sexuellen Bildung ist also nicht fest an diese Theorieskizze der sexuellen Bildung gekoppelt, sondern greift einen aktuellen historischen gesellschaftlichen Kontext auf, indem sie Normen heranzieht, die im Kontext von Sexualität und Sozialer Arbeit sowie Pädagogik aktuell sehr präsent sind.

Daher beinhaltet die vorliegende Bildungsskizze keine Teleologie, in dem Sinne, dass davon ausgegangen wird, dass die Subjekte und die Gesellschaft zwingend zu immer mehr sexueller Gesundheit kommen. Es ist nicht davon auszugehen, dass durch transaktionale sexuelle Bildungsprozesse insgesamt immer mehr an sexueller Gesundheit entsteht – vielmehr ist es ein niemals enden wollender Annäherungsprozess – einerseits weil sich die Norm der sexuellen Gesundheit immer parallel weiterentwickeln wird und andererseits – daran gekoppelt – weil sich im Rahmen der sexuellen Praxis immer neue Herausforderungen ergeben werden, welche die sexuelle Gesundheit (gesellschaftlich und subjektiv) beeinträchtigen. Beispielsweise werden neue Technologien entwickelt (digitale Medien, neue Verhütungsmittel), neue Krankheiten entstehen (HIV) oder andere gesellschaftliche Veränderungen (Religion, Wirtschaft etc.) verändern die sexuellen Rahmenbedingungen. Das Voranschreiten der sexuellen Praxis beinhaltet also ein Voranschreiten der Ziele der transaktionalen sexuellen Bildung.

Auf der Ebene der Subjekte, die relational mit der sexuellen Praxis verknüpft ist, verhält es sich vergleichbar: Im Laufe des Lebens verändert sich die subjektiv wahrgenommene Zielnorm der sexuellen Gesundheit. Die wahrgenommene Sexualität des Körpers verändert sich, etwa die empfundene Lust und auch die innerlichen Wünsche und Ziele verändern sich. Während bspw. in jungen Jahren vielleicht zunächst Lustgewinn im Vordergrund steht, kommen später Fragen und Themen der Reproduktion auf – auch dies relational gesellschaftlich verknüpft. Gleichfalls kommen auch neue veränderte Rahmenbedingungen auf das Subjekt zu, welche einen Einfluss auf das sexuelle Gesundheitserleben haben, etwa gesetzliche Änderungen zum Umgang mit Transgeschlechtlichkeit oder sich verändernde Leistungen der Krankenkassen.

Insgesamt kann man also festhalten, dass die Zielperspektive der sexuellen Gesundheit (subjektiv und gesellschaftlich), die Praxis der transaktionalen sexuellen Bildung und die gesamte sexuelle Praxis parallel, aber ohne vorgegebenes Ziel voranschreiten.

6.4 Gesellschaftliche Konturen des Möglichkeitsraums

Grundsätzlich macht die praxistheoretische Grundlage dieser Theorieskizze deutlich, dass sexuelle Praktiken nicht beliebig veränderbar und mithin transaktionale sexuelle Bildungsprozesse nicht beliebig steuer- oder umsetzbar sind. Allerdings verweisen die praxistheoretischen Grundlagen und insbesondere auch das Konzept der transaktionalen Bildung gleichzeitig auf die Spielräume der kreativen Weiterentwicklung von Praktiken im Rahmen von transaktionaler sexueller Bildung. Die sexuelle Praxis, die sexuellen Subjekte und die Sexualität der Gesellschaft beinhalten immanent die Möglichkeit der Weiterentwicklung. Hieran anschließend lässt sich fragen, wie sich die Möglichkeitsräume der transaktionalen sexuellen Bildung deutlicher fassen lassen. Welche gesellschaftlichen Bedingungen ermöglichen es Menschen, die sexuelle Praxis weiterzuentwickeln und welche verhindern es?

Diesbezüglich werden die folgenden theoretischen Konzepte herangezogen:

- Habitus, sozialer Raum und Kapital (Pierre Bourdieu),
- soziale Kategorien und Zugehörigkeiten,
- Intersektionalität,
- (Sozial-)Raum.

Es entsteht ein dreidimensionales Modell des Möglichkeitsraums (3S-Modell; siehe Grafik 3).

6.4.1 Subjektgeschichte

Die Subjektgeschichte wird hier mit den Konzepten des Habitus, des Kapitals und der Positionierung in einem sozialen Raum von Pierre Bourdieu (1987, 1992/2015, 1987/2023) erfasst. Die Erfahrungen des Subjekts kondensieren in einem bestimmten Moment in einem Habitus, in einer spezifischen Ausstattung

Grafik 3: Der Möglichkeitsraum transaktionaler sexueller Bildung/3S-Modell

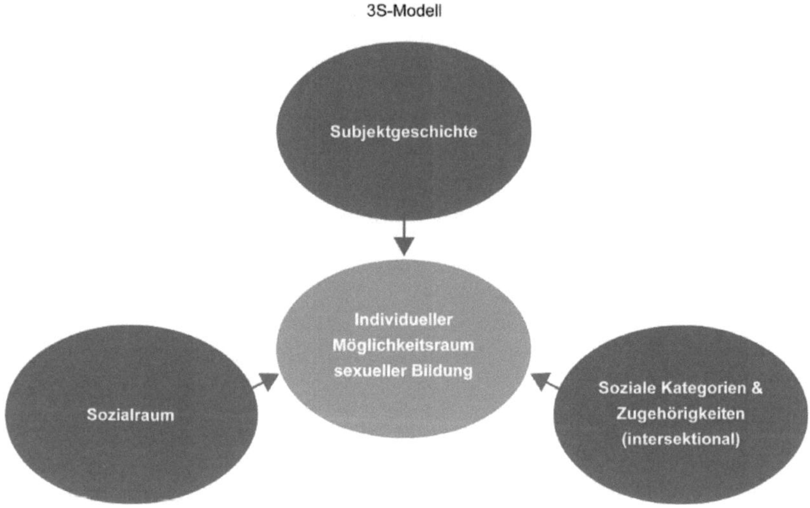

mit Kapital sowie einer darauf basierenden Positionierung in einem sozialen Raum.

Das Habituskonzept macht verstehbar, warum der Handlungsraum aus Perspektive der Subjekte nicht beliebig ist und wie dies zur relativen Stabilität von (sexuellen) Praktiken beiträgt (Koller, 2010). Ohne das Konzept erneut darzustellen, lässt sich hier zunächst übertragen auf Sexualität und transaktionale sexuelle Bildung Folgendes festhalten: Der sexuelle Habitus erklärt, warum sexuelle Praktiken nicht ad hoc beliebig veränderbar sind und warum nicht jedes Subjekt beliebige Handlungsmöglichkeiten für die Ausführung oder Veränderung von spezifischen sexuellen Praktiken zur Verfügung hat. Ein Mensch bspw., der in einem Umfeld aufgewachsen ist, in dem Sexualität an eine geschlechtsspezifische Hierarchie gebunden und stark mit Macht und Gewalt verknüpft war, könnte entsprechend Schwierigkeiten haben, Sexualität in einer liebevollen gleichberechtigten Beziehung zu leben. Allerdings ist der sexuelle Habitus als Teil des sexuellen Selbst veränderbar. In Prozessen der transaktionalen sexuellen Bildung verändern Subjekte sich selbst und auch ihren sexuellen Habitus. Diese Begrenzung des Möglichkeitsraums, die in den Subjekten selbst liegt, aber auf den gesellschaftlichen Erfahrungen beruht, lässt sich auch mit dem oben ergänzend herangezogenen Konzept des praktischen Wissens erklären. Subjekte bringen unterschiedliches praktisches Wissen in potenzielle Bildungssituationen ein. Diese Unterschiedlichkeit kann sich ganz allgemein auf die Gestaltung einer spezifischen Praktik beziehen, etwa auf die Fähigkeit, sich in einer Gruppensituation produktiv einzubringen, aber auch auf die sehr spezifische Fähigkeit, Unbestimmtheit zu erzeugen, aufrechtzuerhalten oder zu nutzen, um im Sinne eines kreativen Prozesses transaktionale sexuelle Bildung zu realisieren.

Kapital

Eng mit dem Habituskonzept verknüpft ist der Kapitalsorten-Ansatz von Bourdieu (1992/2015). Das Konzept ermöglicht es zu verstehen, warum einzelne Individuen – oder auch Gruppen von Individuen mit ähnlichen Ressourcen – unterschiedliche Möglichkeiten haben, sexuelle Praktiken bzw. sexuelle Praxis in ihrem Sinne – also zugunsten ihrer sexuellen Gesundheit – zu verändern. Es konkretisiert damit auch die Schnittstelle zwischen der Veränderung einer individuell ausgeführten Praktik und weiterreichenden Veränderungen in der Praxis (Kapitel 6.2.4). Das Konzept der Kapitalsorten verknüpft das Konzept des Habitus mit Fragen der gesellschaftlichen Machtverteilung und ermöglicht es, unterschiedliche Verfügungsmöglichkeiten zu erklären (Koller, 2018). Im Kern steht der Kapitalbegriff, mit dem Pierre Bourdieu alle Formen akkumulierter Arbeit fasst, auf welche die Individuen als Ressourcen zurückgreifen können. Pierre Bourdieu (1992/2015) unterscheidet dabei drei zentrale Arten von Kapital.

Das ökonomische Kapital beinhaltet Geld sowie alle unmittelbar in Geld konvertierbaren materiellen Güter. Kulturelles Kapital – als zweite Kapitalsorte – differenziert er in drei Formen. Es besteht zum Ersten als inkorporiertes kulturelles Kapital. Gemeint sind verinnerlichte, kulturelle Verhaltensweisen, z. B. „gutes Benehmen", die nicht weitergegeben werden können. Zum Zweiten besteht es in Form von objektiviertem kulturellem Kapital, etwa dem Besitz von Kunstwerken und zum Dritten besteht es als institutionalisiertes kulturelles Kapital, z. B. in Form von Bildungstiteln. Soziales Kapital – als dritte grundlegende Kapitalsorte – meint soziale Ressourcen, also bspw. die Zugehörigkeit zu einer Gruppe oder bestehende Netzwerke.

Eine weitere Kapitalsorte, die quer zu den genannten drei liegt, benennt Bourdieu mit dem Begriff des symbolischen Kapitals (Bourdieu, 1987). Gemeint ist die soziale Anerkennung, über die ein Akteur verfügt. Diese Kapitalsorte liegt quer zu den anderen Kapitalsorten, da es diese entscheidend modifizieren kann: Die soziale Zugehörigkeit zu einer Gruppe (soziales Kapital), aber auch kulturelle Verhaltensweisen (kulturelles Kapital) können in einem spezifischen sozialen Rahmen oder auch in einer Gesellschaft hilfreich sein, weil sie anerkannt sind, sie können aber auch die Anerkennung reduzieren. Zum Beispiel wird die offensichtliche Zugehörigkeit zur LGBTIQ*-Community in vielen Bereichen der Gesellschaft zu geringerer Anerkennung führen, während sie womöglich in einem bestimmten Stadtviertel oder spezifischen Clubs in Berlin zu mehr Anerkennung führen wird. Ebenso wie die anderen Kapitalsorten, wird die Verfügung über symbolisches Kapital es Akteuren also leichter machen, sexuelle Praktiken weiterzuentwickeln.

Bezogen auf die hier vorgelegte Skizze der transaktionalen sexuellen Bildung erklärt der Kapitalsorten-Ansatz also einerseits, warum sexualitätsbezogene Bildungsprozesse von Individuen mehr oder minder möglich sind, bspw. wenn spezifisches Kapital fehlt. Zum Beispiel können sexualitätsbezogene Praktiken in einer Bildungsinstitution, etwa die sexualitätsbezogene Lehre an einer Hochschule, eher verändert werden, wenn das kulturelle Kapital einer Promotion oder einer Berufung auf eine Professur vorliegt. Ein anderes Beispiel sind geschlechtsspezifische Strukturen bzw. Praktiken in einem Dorf oder einer Familie – sie werden für ein Subjekt eher veränderbar sein, wenn es mit ausreichend sozialem Kapital ausgestattet ist und entsprechend in seinem Veränderungsansinnen ausreichend anerkannt und unterstützt wird. Andererseits erklärt der Kapitalsorten-Ansatz, warum partikulare Veränderungen von Praktiken, also individuelle sexualitätsbezogene Bildungsprozesse stärker oder weniger stark auf die sexuelle Praxis wirken. Ein Subjekt, das durch seine Kleidung binäre sexuelle Identitäten hinterfragt, wird sehr unterschiedliche Wirkungen auf die sexuelle Praxis hervorrufen in Abhängigkeit seines symbolischen Kapitals. Ein bekannter Fußballspieler, der für viele Jugendliche ein Idol ist, wird womöglich mehr Nachahmer finden als ein „jedermann" in einem kleinen Dorf. Letzterer wird wahrscheinlich eher Ablehnung erfahren, als Nachahmer finden.

Sozialer Raum

Mit dem Konzept des sozialen Raums beschreibt Pierre Bourdieu die unterschiedliche Ausstattung von Gruppen und Individuen mit den von ihm differenzierten Kapitalsorten und die hieran geknüpfte Positionierung in einem mehrdimensional gedachten Raum (Bourdieu, 1992/2015). Die Betrachtung des sozialen Raums und von Gruppen in diesem Raum, hinsichtlich der zur Verfügung stehenden Ressourcen, verdeutlicht die relationale Positionierung von Gruppen und Individuen zueinander. Jedem Akteur und jeder Gruppe von Akteuren kommt im sozialen Raum eine Position zu, die in Zusammenhang mit dem Vorhandensein von Kapital steht. Auf diese Weise lassen sich Positionen von Individuen beschreiben und zugleich Gruppen an Akteuren ausmachen, die ähnliche Positionen einnehmen und mit ähnlichem Kapital ausgestattet sind. Symbolische Gruppen, also unter anderem die unten konkretisierten sozial konstruierten Gruppen, haben ähnliche Kapitalausprägungen, die auf den jeweiligen Gruppenzugehörigkeiten (und ihrer Verwobenheit) basieren. Mehrfachzugehörigkeiten im Sinne der Perspektive der Intersektionalität (s. u.) können dies verstärken oder ausgleichen. Die Mitglieder dieser Gruppen befinden sich nicht unbedingt räumlich in der Nähe. Sowohl die Gruppen selbst als auch ihre Position und somit die Struktur des sozialen Raums sind bei Bourdieu nicht festgeschrieben. Im Rahmen von Repräsentationsarbeit bzw. symbolischen Kämpfen ringen gesellschaftliche Mitglieder – einzeln, aber auch als Gruppe – um Anerkennung und die Realisierung eigener Interessen und gleichzeitig um die Position im sozialen Raum. Übertragen auf die hier entwickelte Theorieskizze lässt sich davon ausgehen, dass die symbolischen Kämpfe im Rahmen von Praktiken stattfinden und es sich entsprechend um einen „Kampf" um die Veränderung oder Neugestaltung von Praktiken, bspw. der Kapitalverteilung, handelt. Der Prozess eines solchen Kampfes, der sexuelle Praktiken verändert und zu mehr sexueller Gesundheit für Einzelne oder Gruppen an Individuen im sozialen Raum führt, lässt sich hier als transaktionale sexuelle Bildung verstehen. Ein anschauliches Beispiel ist der langjährige öffentliche und politische Kampf um die Sichtbarkeit und Anerkennung von Lesben und Schwulen bzw. LGBTIQ* (Lautmann, 2017). Hierbei wurden Stück für Stück unter anderem Praktiken des „sich Zeigen" und Praktiken der Rechtsprechung verändert, die zu mehr sexueller Gesundheit der „Betroffenen" geführt haben.

Symbolische Positionierungen, Zugehörigkeiten zu sozial konstruierten Gruppen haben also Auswirkungen auf die Handlungsmöglichkeiten der Subjekte. Sie werden wie folgt anhand von exemplarischen, im Kontext von Sexualität relevanten Gruppen / Kategorien konkretisiert.

6.4.2 Soziale Kategorien und Zugehörigkeiten (intersektional)

Die in der Praxis ablaufende wiederkehrende soziale Konstruktion von Gruppen bzw. Kategorien (z. B. mit/ohne Behinderung, heterosexuell/homosexuell), welche eng mit Aspekten der Sexualität verknüpft sind, strukturiert die Sexualität der Gesellschaft bzw. die sexuelle Praxis und damit auch die sexuellen Subjekte. Einerseits bestehen Zwänge der Reproduktion sozialer Kategorien (Butler, 1991). Subjekte können sich nicht beliebig hervorbringen – „vielmehr gibt es historisch und kulturell spezifische Ordnungen (il-)legitimer Subjektpositionen, die machtvoll etabliert werden und zugleich umkämpft sind" (Rieske & Budde, 2022). Ein Beispiel ist der kategoriale Zwang, sich einem der beiden binär konstruierten Geschlechter zuzuordnen (s. u.). Andererseits sind die sozialen Kategorien, genauer gesagt die Zugehörigkeiten mit weiterführenden Zwängen und Begrenzungen, aber auch mit Ressourcen der Handlungsfähigkeit verbunden. „Die Möglichkeiten der (mit-)Bestimmung über das eigene Leben und dessen Bedingungen (Autonomie) bzw. das Ausmaß an Fremdbestimmung (Heteronomie) hängen von der eigenen sozialen Position innerhalb einander überlagernder Ungleichheitsverhältnisse ab" (Rieske & Budde, 2022, S. 67).

Entsprechend hat die Zugehörigkeit zu sozialen Kategorien einen Einfluss auf die Möglichkeitsräume transaktionaler sexueller Bildung einzelner Menschen. Diese Zugehörigkeiten sind in jeder Situation unterschiedlich wirksam und im intersektionalen Sinne miteinander verwoben (s. u.). Durch Zugehörigkeiten ergeben sich Benachteiligungen, aber auch Freiheitsräume, die für ein Verständnis transaktionaler sexueller Bildung betrachtet werden können und insbesondere auch für die Gestaltung der pädagogischen Bildungspraxis zu berücksichtigen sind – auch deshalb, weil die entsprechenden Konstruktionen, im Sinne Pierre Bourdieus im Rahmen symbolischer Kämpfe, als veränderbar gelten. Sie können, bspw. im Sinne einer intersektionalen sexuellen Bildung (J. Hartmann, 2024) oder einer Sexualpädagogik der Vielfalt (Tuider et al., 2012) dekonstruiert werden.

Bevor beispielhaft einzelne sozial konstruierte Kategorien dargestellt werden, die für die sexuelle Praxis von großer Bedeutung sind, wird zunächst mit dem Konzept der Intersektionalität der interdependente Charakter der Kategorien aufgezeigt.

Intersektionalität

Theoretisch ist umstritten, ob es sich bei der Rede von Intersektionalität um einen Ansatz, ein Konzept, eine Perspektive oder ein Paradigma handelt (Walgenbach, 2012b). Katharina Walgenbach (2012b) versteht Intersektionalität als ein Paradigma, als einen theoretischen Orientierungsrahmen, der vielfältige Ansätze und Analyseebenen möglich macht und dessen Offenheit gerade den aktuellen akademischen Erfolg erklärt. Dieser Erfolg zeigt sich auch im Kontext des Themengebiets der vorliegenden Arbeit, zumal in zunehmendem Maße sexuelle Bildung und Intersektionalität verknüpft werden (Busche, 2021; Busche et al., 2022; Thuswald & Sattler, 2021; Voß, 2020). Als Paradigma bietet Intersektionalität eine spezifische Perspektive auf (wissenschaftliche) Probleme und fordert dazu auf, „etwas als etwas zu sehen" (Walgenbach, 2012b). In der vorliegenden Arbeit fordert es dazu auf, in der Praxis hergestellte und miteinander verwobene Ungleichheitsverhältnisse, bspw. ungleiche Ressourcenausstattungen als Bedingungsfaktoren transaktionaler sexueller Bildung zu sehen.

Verbindende Elemente der vielfältigen Forschung und Theoriebildung unter der Überschrift „Intersektionalität" sind gemeinsame Prämissen, wie „insbesondere die Verortung in kritischen Theorietraditionen und politisch-theoretische Debatten sowie das Erkenntnisinteresse, die Wechselbeziehungen von sozialen Machtverhältnissen nicht allein deskriptiv zu identifizieren, sondern diese auch zu kritisieren und zu transformieren" (Walgenbach, 2012b, o. S.).

Katharina Walgenbach definiert Intersektionalität wie folgt:

> „Unter Intersektionalität wird dabei verstanden, dass soziale Kategorien wie Gender, Ethnizität, Nation oder Klasse nicht isoliert voneinander konzeptualisiert werden können, sondern in ihren ‚Verwobenheiten' oder ‚Überkreuzungen' (intersections) analysiert werden müssen. Additive Perspektiven sollen überwunden werden, indem der Fokus auf das gleichzeitige Zusammenwirken von sozialen Ungleichheiten gelegt wird. Es geht demnach nicht allein um die Berücksichtigung mehrerer sozialer Kategorien, sondern ebenfalls um die Analyse ihrer Wechselwirkungen" (Walgenbach, 2012b, o. S.).

Zentrale Prämisse ist also die Analyse mehrerer sozialer Kategorien in ihrer Verwobenheit als Wirkmechanismen und Element von Herrschafts- und Normierungsverhältnissen. Eindimensionale und additive Perspektiven auf soziale Kategorien bzw. Machtverhältnisse werden abgelehnt.

Die Ursprünge des Konzepts liegen im Black Feminism und der *Critical Race Theory* (Erel, 2007; J. Hartmann, 2012; Walgenbach, 2012b). Als zentral gilt die schwarze US-amerikanische Juristin Kimberlé Crenshaw, die mit dem Begriff spezifische Erfahrungen schwarzer Frauen im Rechtssystem der USA nachvollziehbar machte. Anhand mehrerer Rechtsfälle zeigte sie auf, wie schwarzen Frauen die Anerkennung spezifischer Diskriminierungserfahrungen verweigert wurden. Dabei werden unterschiedliche Bedeutungsebenen des Begriffs *intersectionality* sichtbar (Walgenbach, 2012b) – einerseits Intersektionalität als Überschneidung von Kategorien und Herrschaftsstrukturen (*race/gender* und *racism/sexism*) und andererseits Intersektionalität als Konzeptualisierung der sozialen Position schwarzer Frauen innerhalb sich überlappender Systeme. Anhand der Fälle zeigte Kimberlé Crenshaw auf, dass amerikanische Antidiskriminierungsgesetze derart eindimensional konzeptualisiert waren, dass sie der Überschneidung von Diskriminierungen nicht gerecht werden konnten. Und anhand der Analogie der Straßenkreuzung zeigte sie auf, dass Diskriminierungen aus einer oder aus mehreren Richtungen gleichzeitig kommen können. Konkret zeigte sie, dass die Diskriminierungen schwarzer Frauen gleich zu denen weißer Frauen verlaufen können, dass sie sich aber auch stark unterscheiden können, da sie Diskriminierungen erfahren, die mehr sind als die Summe rassistischer und sexistischer Diskriminierung. Sie verdeutlichte also das komplexe Zusammenwirken.

Während Intersektionalität in den USA gemäß der Interessen von Kimberly Crenshaw eher rechtlich-politische Dimensionen hat und auf *race*, *class* und *gender* fokussiert, werden in Europa meist mehrere soziale Kategorien einbezogen (Walgenbach, 2012b). Intersektionalität wird als eine theoretische Analyseperspektive genutzt und in Beziehung zu dekonstruktivistischen Macht- und Identitätstheorien gesetzt. Umstritten ist hierbei, ob Crenshaws Metapher der Straßenkreuzung unproblematisch übertragen werden kann. Katharina Walgenbach (2012b) problematisiert den durch die Kreuzungsmetapher implizierten genuinen Kern der sozialen Kategorien. Dieser wäre nur zu deklarieren, „wenn man spezifische Lebensformen, Subjektpositionen oder Diskurse privilegiert und zum theoretischen Zentrum erklärt" (Walgenbach, 2012b, o. S.). Ebenfalls sieht sie die Gefahr, die sozialen Kategorien zu stabilisieren, anstatt sie zu hinterfragen. Vor diesem Hintergrund schlägt sie den Begriff der interdependenten Kategorien vor, um die gegenseitige Abhängigkeit hervorzuheben (Walgenbach, 2012a). An die Stelle von Interdependenzen zwischen Kategorien treten also interdependente Kategorien. „Damit haben soziale Kategorien keinen ‚genuinen Kern' mehr, der sich durch den Einfluss anderer Kategorien verändert, vielmehr werden sie selbst als interdependente Kategorie gefasst" (Walgenbach, 2012b, o. S.). Eine solche dekonstruierende Perspektive kommt der hier vorliegenden Arbeit entgegen, zumal sie zentralen praxistheoretischen Grundannahmen gerecht wird: Praxistheoretisch werden Unterscheidungen sozialer Kategorien in Praktiken sozial hergestellt und haben eben keinen genuinen Kern, und zudem sind die Herstellungsprozesse in der Praxis vielfach miteinander verwoben und können nicht isoliert betrachtet werden.

Für die empirische Erforschung transaktionaler sexueller Bildung, aber auch für die Berücksichtigung des Paradigmas Intersektionalität in der Gestaltung der pädagogischen Praxis stellt sich die Frage nach der Auswahl und Gewichtung der interdependenten Kategorien – einer Problematik, die im Diskurs um Intersektionalität generell als schwierig gilt (Walgenbach, 2012b). Von Bedeutung ist hier vor allem, wer die Entscheidung trifft, welche Kategorien (nicht) relevant sind. „Folglich gilt auch für Intersektionalitätsdebatten, dass Wissensproduktion stets ‚situiert' und ‚partikular' verläuft" (Haraway, 1991, zit. n. Walgenbach, 2012b). Eine genauere intersektionale Betrachtung der Bedingungsfaktoren transaktionaler sexueller Bildung, die hier nicht im Detail geleistet werden kann, muss sich entsprechend der eigenen Situiertheit bewusst sein und Auswahlprozesse transparent begründen und darstellen.

Geschlecht, sexuelles Begehren und sexuelle Lebensformen

Zwei für die sexuelle Praxis wesentliche soziale Kategorien sind das Geschlecht sowie die Sexualität. Obgleich Sexualität und Geschlechtlichkeit sich im 21. Jahrhundert in öffentlichen, politischen und wissenschaftlichen Diskursen vielfältiger zeigen und eine größere Bandbreite an Begehrens-, Liebes-, Beziehungs- und Lebensformen als legitim gilt, ist davon auszugehen, dass die von Judith Butler (1991) entworfene heterosexuelle Matrix weiterhin wirksam ist (J. Hartmann, 2017a). Dies betrifft sowohl die Wissenschaft, wenn vermeintlich feststehenden sexuellen Orientierungen Vorschub geleistet wird, indem Heterosexualität ausschließlich Homosexualität an die Seite gestellt wird, aber Fluidität oder Übergänge unthematisiert bleiben, als auch die Praxis, wenn sich Menschen weiterhin einem der beiden binär gedachten Geschlechter sowie einer klaren sexuellen Orientierung zuordnen müssen, um nicht Diskriminierungen ausgesetzt zu sein. In der Regel bleiben Praxis und Diskurse in binärem Denken verhaftet und die geschlechtliche und sexuelle Zweiteilung wird nicht infrage gestellt (J. Hartmann, 2017a). Männer und Frauen sowie Heterosexualität bleiben die zentralen Referenzpunkte. Sowohl die wirksame geschlechtliche Zuordnung als auch die Zugehörigkeit zu sexuellen Kategorien haben entsprechend weiterhin weitreichende Effekte auf die Subjekte bzw. Subjektivierungsprozesse. Mit Judith Butler (1991) lässt sich verstehen, wie die heterosexuelle Matrix und die entsprechenden Diskurse die (sexuellen) Subjektivierungsprozesse steuern. Während Geschlechtsidentitäten, die eine Kohärenz und Kontinuität von anatomischem Geschlecht, Geschlechtsidentität, sexueller Praxis und Begehren zeigen, intelligibel sind, werden abweichende Existenzen ausgeschlossen. Entsprechend sind auch bestimmte Verhaltensweisen, etwa im Sinne des *doing gender* (s. o.) oder im Sinne von Praktiken, eher möglich als andere. „Prozesse des doing gender und des doing heteronormativity stehen in unmittelbarem Zusammenhang" (J. Hartmann, 2017a, S. 59). „Geschlecht und Sexualität bringen sich über dieses Regulierungsprinzip in einer Weise hervor, die die potenzielle Vielfalt geschlechtlicher und sexueller Lebensweisen begrenzt" (J. Hartmann, 2017a, S. 59).

Diese Grenzen des sexuellen und geschlechtlichen Handelns, die hier den Möglichkeitsraum der sexuellen Bildung mitbestimmen, betreffen keinesfalls nur Menschen, die sich im intelligiblen Bereich befinden, also sich bspw. nicht einem der Geschlechter zuordnen wollen oder können, sondern auch Menschen, die vordergründig den Normen entsprechen, sich klar als Frau oder Mann und als heterosexuell verstehen. Das Geschlecht dient gesellschaftlich als „funktionaler Platzanweiser, der soziale Interaktionen ordnet" (Höblich, 2023, S. 78). Heterosexuelle, cisgeschlechtliche Männer und Frauen sind gleichermaßen an die Normen gebunden und können auf dem Weg zu sexueller Gesundheit in Prozessen der sexuellen Bildung nicht ohne Weiteres aus den üblichen Geschlechts- und Begehrenspraktiken ausscheren.

Die Schwierigkeit außerhalb der Normen zu leben oder sie zu verändern, zeigt sich an den Diskriminierungen gegenüber von der Norm abweichenden Menschen. Diese zeigen sich in vielfältigen Lebensbereichen, wie Familie, Schule, Ausbildung und Freizeit (Krell & Oldemeier, 2017; Oldemeier, 2020), aber auch in Behörden oder am Arbeitsplatz (Frohn & Heiligers, 2021), und sind zudem eng mit weiteren sozialen Kategorien, wie der Hautfarbe, verwoben (J. Hartmann, 2017a).

Alter/Lebenslauf

Eine weitere soziale Kategorie, welche die Entwicklungsräume transaktionaler sexueller Bildung und die sexuellen Praktiken von Menschen mitbestimmt, ist das Alter der Menschen, genauer gesagt spezifische sozial konstruierte Bilder von Sexualität in den jeweiligen Altersstufen. So gesehen sind es mehrere soziale Kategorien, welche Menschen im Laufe ihres Lebens durchlaufen (Kindheit, Jugendalter, junges Erwachsenenalter, Erwachsenenalter, Alter, hohes Alter), die mit Sexualität verknüpft sind. In unterschiedlichen Altersstufen werden aufgrund von generationierenden Praktiken (Honig, 2018) spezifische Verhaltensweisen erwartet und gelten als normal oder nicht angebracht. Entsprechend werden spezifische Altersstufen auch isoliert hinsichtlich ihrer Sexualität beforscht. Dies betrifft bspw. kindliche Sexualität (Quindeau & Brumlik, 2012), Jugendsexualität (Döring, 2019) und die Sexualität von alten Menschen (Baas & Schmitt, 2010).

Ein anschauliches Beispiel ist die aufgrund von Altersdiskriminierungen zunehmend in den Vordergrund rückende Sexualität älterer Menschen, die verschiedentlich normiert ist (Mantey & Meyer, 2023). Ein diesbezügliches Bild zeichnen Sven Lewandowski (2016) und Rüdiger Lautmann (Lautmann, 2017), welche die Erwartungen an Sexualität im Alter in ihrer historischen Entwicklung nachzeichnen. Zwei Beispiele für empirische Studien zur Sexualität im Alter, welche die Wirkungen von gesellschaftlichen Normen aufzeigen und die zudem eine Verwobenheit mit weiteren sozialen Kategorien in den Blick nehmen, sind die Studien von Claudia Krell (2014) und Rhiannon Jones (2017).

Entsprechend sind Menschen in altersspezifische Praxen der Sexualität eingebunden und mögliche Veränderungen dieser Praxen im Hinblick auf das Erreichen einer subjektiv besseren sexuellen Gesundheit können auf Widerstände oder fehlende Anerkennung stoßen. Zum Beispiel kann die Suche einer älteren Frau nach Partner:innen für Geschlechtsverkehr eher Ablehnung erfahren, da ältere Menschen eher asexuell wahrgenommen werden.

Behinderung

Eine weitere wirksame, sozial konstruierte Kategorie, welche die Gestaltungsmöglichkeiten im Kontext von Sexualität rahmt und begrenzt, stellt eine sogenannte Behinderung dar. Eine Zuordnung zur Kategorie „Mensch mit Behinderung“ grenzt die Möglichkeitsräume für Sexualität und transaktionale sexuelle Bildung je nach Kontext deutlich ein. Einerseits liegt dies in spezifischen Normen bzw. Bildern von Sexualität behinderter Menschen begründet. So werden Menschen mit Behinderung häufig auf ihre Beeinträchtigung reduziert und Sexualität, etwa in Form von sexuellen Beziehungen, werden nicht für möglich erachtet oder aktiv verhindert (Kunz, 2023). Beispielsweise werden sie nicht als potenzielle Eltern gesehen und ein Kinderwunsch wird mittels vorgeschriebener Kontrazeption, etwa der Dreimonatsspritze, verhindert. Und andererseits sind sie häufig sozial abhängig, insbesondere, wenn sie in stationären Einrichtungen der Behindertenhilfe leben (Kunz, 2023). Vormünder oder Organisationslogiken bestimmen ihre sexuellen Lebensweisen, bspw., wenn ein Vormund oder eine Einrichtung den Kontakt zu Partner:innen untersagt. Dabei werden sexuelle Verhaltensweisen eher akzeptiert, wenn sie einer romantischen, monogamen heterosexuellen Norm entsprechen (Kunz, 2023). Es lassen sich also intersektionale Verwobenheiten rekonstruieren. Entsprechend erfahren Menschen mit Behinderung auch in der Community der LGBTIQ* Ausgrenzungen und Diskriminierungen, und fühlen sich häufig „als Minderheit in der Minderheit“ (Kunz, 2023, S. 174).

Migrations- oder Fluchthintergrund

Auch ein (angenommener) sozial konstruierter Migrationshintergrund und eine gesellschaftliche Unterscheidung entlang der Differenz *race* sind im Kontext von Sexualität wirksame soziale Kategorien, deren Wirkung im intersektionalen Sinne eng verzahnt mit weiteren sozialen Kategorien sichtbar wird (Tuider, 2017).

So zeigt Elisabeth Tuider auf, wie „Othering entlang von Hautfarbe und zugeschriebener Ethnizität sowie rassistische Diskriminierungen (...) mit Normierungen von Geschlecht, insbesondere von Männlichkeit, sowie von Sexualität, insbesondere von Heterosexualität, verwoben" (Tuider 2017, S. 55) sind. Soziale Gruppenzugehörigkeiten in den Differenzen Migration, Geschlecht, Klasse und Sexualität sind verwoben und gleichzeitig werden die „Herrschaftsverhältnisse von Rassismus, Sexismus und Patriarchat (...) sichtbar" (Tuider, 2017, S. 56). Ein Beispiel sind die durch die Kölner Silvesternacht 2015 ausgelösten bzw. verschärften Integrationsdebatten. Sexuelle Übergriffe durch Gruppen junger Männer in der Silvesternacht wurden pauschal geflüchteten Männern zugeschrieben und als Opfer galten „weiße", deutsche Frauen, sodass ein „Bedrohungsdiskurs" stattfand, welcher das Bild des „bedrohlichen schwarzen Mannes" zeichnete und zugleich Migrant:innen eine primitive Sexualität zuschrieb (Fastabend & Wildfeuer, 2018, zit. n. Tuider, 2017). Das Täterbild war zugleich rassifiziert und vergeschlechtlicht und prägte als solches die öffentliche Debatte, in welcher die Menschenrechte Geflüchteter gegenüber dem Schutz der weißen deutschen Frau ausgespielt wurde (Tuider, 2017).

Ein weiteres Beispiel für die Begrenzung von Handlungsspielräumen durch die soziale Kategorie „Migration" und zugleich für die Verwobenheit der Differenzen Geschlecht und *race* sind Einbürgerungstests, in welchen Einstellungen gegenüber nicht heterosexuellen Orientierungen abgefragt werden. Schwul/lesbisch wird hierbei mit „weiß" und Migration bzw. rassifizierte *people of color* mit Heterosexualität und Homophobie gleichgesetzt (Tuider, 2017). Die eigene (vorgegebene) Normalität, die zur Bemessung des anderen genutzt wird, bleibt dabei verdeckt. „Im selben Moment jedoch, in dem die Akzeptanz von Homosexualität in der deutschen Mehrheitsgesellschaft ausgegeben und diese als emanzipiert propagiert wird, gerät sie zum Gradmesser der Modernität und Integration (...) für migrierte und geflüchtete Menschen" (Tuider, 2017, S. 63). Eine idealisierte Akzeptanz von LGBTIQ* basiert also „auf der Abgrenzung von den als unzivilisiert oder vormodern, insbesondere als muslimisch ausgegebenen Staaten und Gesellschaften, die in Kontrast zu westlichen Ländern und Gesellschaften gestellt werden" (Tuider, 2017, S. 63).

Beide Beispiele zeigen, dass die Handlungsspielräume von Migrant:innen und Geflüchteten aufgrund ihrer sozialen Gruppenzugehörigkeiten eingeschränkt sind. Sie werden als Migrant:innen und Geflüchtete wahrgenommen und mit entsprechenden Annahmen und Erwartungen in Bezug auf Sexualität konfrontiert, die zugleich vergeschlechtlicht und mit anderen sozialen Kategorien verwoben sind.

Es ist davon auszugehen, dass weitere soziale Kategorien wie die Religion gesellschaftlich wirksam sind, die hier jedoch nicht betrachtet werden. An dieser Stelle wäre die vorliegende Skizze begründet zu erweitern und zu vertiefen. Zudem ist zu berücksichtigen, dass die hier betrachteten aktuell wirksamen sozialen Kategorien sich in Bewegung befinden – Sexualität ist normativ im Wandel (s. o.).

6.4.3 Sozialraum

Ebenso wie die Zugehörigkeit zu symbolischen Gruppen haben auch die Anwesenheit in konkreten (Sozial-)Räumen, wie z. B. Ländern, Stadtteilen oder Institutionen, sowie die Zugehörigkeit zu sozialen Milieus, Gruppen oder Familien Auswirkungen auf die Möglichkeiten der Subjekte, sexuelle Praktiken (um-) zu gestalten und grundsätzlich spezifische Praktiken auszuführen.

Raum

Der relational mit Praktiken und Materialität verwobene Raum kann Praktiken (un-)möglich machen und wird zugleich durch Praktiken gestaltet (Budde & Rißler, 2021). Nicht nur die Umgestaltung im Sinne transaktionaler sexueller Bildung, sondern auch die Ausführung von jedweder Praktik lässt sich theoretisch, als mit dem Raum verbunden verstehen. Räume unterscheiden sich z. B. hinsichtlich architektonischer Strukturen, z. B. dem Vorhandensein von Wänden, welche geschützte Räume für sexuelle Praktiken bieten (Schlafzimmer) oder hinsichtlich des vorgehaltenen (ökonomischen, sozialen, kulturellen und symbolischen) Kapitals. Zum Beispiel gibt es in einem Stadtteil eine Sexualberatungsstelle, die Praktiken der sexuellen Bildung gezielt ermöglicht oder es gibt eine Selbsthilfegruppe zu einem sexuellen Thema.

Milieus, Gruppen und Familien

In Milieus, Gruppen und Familien, die an bestimmte (auch digitale) Orte gebunden sein können, werden spezifische Praktiken ausgeführt. Dazu gehören bspw. auch regulierende Praktiken, wie z. B. Strafe, Beschämung oder des Ausschlusses, die an den vorhandenen Normen und Werten des sozialen Kontextes orientiert sind und die sicherstellen, dass (sexuelle) Praktiken auf spezifische Weise erhalten bleiben und nur bestimmte Veränderungen zulassen. Es sind hier also die vermuteten Anschlusshandlungen, welche transaktionale sexuelle Bildung möglich machen oder verhindern. In dieser Perspektive greift das Konzept der transaktionalen sexuellen Bildung die interaktionale Gebundenheit von Bildung an soziale Anerkennung und kollektive Orientierungen auf (Sting, 2016, 2018). Ein Kind bspw., das in einer Situation mit strafenden Praktiken rechnen muss, wenn es sich anders sexuell verhält, also die gegebenen sexuellen Praktiken in einer Familie verändert, wird womöglich davor zurückschrecken, einen Raum der Unbestimmtheit zu eröffnen oder zu nutzen. Ein weiteres Beispiel ist ein Jugendlicher, der damit rechnen muss, im schulischen Sexualaufklärungsunterricht ausgelacht und somit beschämt zu werden, wenn er erzählt, dass er sich weder als Mann noch als Frau fühlt. Auch er würde womöglich davor zurückschrecken, einen Raum der Unbestimmtheit zu eröffnen oder zu nutzen, wenn er sich böte. Ein weiteres Beispiel sind politische Milieus. Sie unterscheiden sich bspw. hinsichtlich des Umgangs mit vielfältigen sexuellen und geschlechtlichen Lebensformen. Während in einem politisch rechten Milieu LGBTIQ* eher abgelehnt werden, werden sie womöglich in einem linken Milieu eher anerkannt. Die Möglichkeit der dort sozial und ggf. regional situierten Personen, spezifische Praktiken zu verändern und sich bspw. nicht einem der beiden binären Geschlechter zuzuordnen, unterscheiden sich entsprechend. Auch hier werden Anschlüsse für die Gestaltung der pädagogischen Bildungspraxis ersichtlich.

Relationale Verknüpfung

An vielen Stellen ist davon auszugehen, dass die räumlichen und sozialen Bedingungen miteinander verschmelzen, zumal sie einander hervorbringen. Beispiele für die Verschmelzung von räumlichen Strukturen und Gruppen oder Milieus in ihrer Wirkung auf die Möglichkeiten der transaktionalen sexuellen Bildung sind pädagogische Institutionen, wie ein Jugendclub oder eine Wohngruppe der stationären Erziehungshilfe. Hier finden sich miteinander verzahnte räumliche Strukturen und soziale Praktiken, die bspw. Aspekte der sexuellen Vielfalt anerkennen oder tabuisieren (Mantey, 2017) oder ganz generell in unterschiedlicher Art und Weise „Neuerungen“ zulassen. Zum Beispiel unterscheiden sich pädagogische Institutionen hinsichtlich der Offenheit gegenüber Vorschlägen durch Kinder und Jugendliche. Sie können in ihren Strukturen und Interaktionen gezielt Partizipation umsetzen oder auch von rigiden Regeln geprägt sein.

Neben den im Folgenden dargestellten Differenzen (Stadt/Land, Institution), welche eine Auswirkung auf die Ermöglichung transaktionaler sexueller Bildungsprozesse haben können, sind weitere Differenzierungen denkbar, etwa die Betrachtung von spezifischen Milieus, von Familien oder die Betrachtung unterschiedlicher Länder. Dies kann in der vorhandenen Arbeit nicht geleistet werden.

Raum – Stadt/Land

Es ist davon auszugehen, dass sich die sexualitäts- und geschlechtsbezogene Lebenssituation, die sexualitätsbezogenen Ressourcen und Erfahrungen von Menschen und infolgedessen ihre diesbezüglichen Praktiken, sehr stark von ihrem Lebensort abhängen und sich entsprechende Benachteiligungen im intersektionalen Sinne mit anderen Ungleichheiten verweben. Zum Beispiel gibt es spezifische sexualitätsbezogene Ressourcen, etwa Sexualberatungsstellen oder spezielle Treffpunkte für LGBTIQ*-Personen, fast ausschließlich in größeren Städten. Ein empirisch beforschtes Beispiel ist die Situation von LGBTIQ*-Personen auf dem Land. Hier liegen unter anderem Studien von Claudia Krell und Kerstin Oldemeier (2017), Alis Wagner und Kerstin Oldemeier (2020) sowie Stefan Timmermanns und Kollegen (2021) vor, die aufzeigen, dass sich die Erfahrungen und Lebensbedingungen zwischen Land und Stadt deutlich unterscheiden. Deutlich machen diese Studien bspw., dass Jugendliche auf dem Land aus Angst vor Diskriminierungen deutlich häufiger auf ein Outing verzichten, dass LGBTIQ*-Personen auf dem Land weniger Menschen haben, die sie unterstützen (Timmermanns et al., 2021) und in diesem Sinne also über weniger soziales Kapital im Sinne von Pierre Bourdieu verfügen; und dass sie in städtischen und ländlichen Regionen unterschiedlichen Diskriminierungserfahrungen ausgesetzt sind (Wagner & Oldemeier, 2020). Als Konsequenz ziehen sie häufig in die Stadt und suchen dort Anschluss an die queere Community (Wagner & Oldemeier, 2020). Hier finden sie eher Freiräume, um ihre Sexualität und Geschlechtlichkeit zu zeigen und zu leben.

Diese Beispiele zeigen, dass sich die Handlungsmöglichkeiten, im Sinne transaktionaler sexueller Bildung, zwischen unterschiedlichen Orten deutlich unterscheiden können und tendenziell auf dem Land eher eingeschränkt sind, bspw. weil sexualitätsbezogene Beratungsstellen fehlen. Entsprechende Benachteiligungen sind nicht nur für ein Verständnis transaktionaler sexueller Bildung relevant, sondern auch für die Gestaltung der Praxis der transaktionalen sexuellen Bildung. Hier kann es bspw. darum gehen, in einem Sozialraum spezifische Ressourcen herzustellen (Kapitel 8.1).

Institutionen

Weitere mitunter sehr wirksame jeweils unterschiedliche Rahmen sexueller Bildungsprozesse stellen pädagogische Institutionen her, die in Ausschnitten als Sexualkultur einer Institution verstanden werden können (Sielert, 2023a). Institutionen, ihre sexualitätsbezogenen Normen, Regeln, Prozesse, Tabus, Raumstrukturen etc. und ihre spezifischen sozialen Praktiken, ermöglichen, beeinflussen oder verhindern andere spezifische sexuelle Praktiken vor Ort. Beispielsweise führen rigide Normen und Regeln in der stationären Erziehungshilfe zur Geheimhaltung sexueller Aspekte (Domann et al., 2015; Helfferich & Kavemann, 2016; Mantey, 2017; Rusack, 2015). Entsprechende Mechanismen lassen sich in den unterschiedlichsten Institutionen nachzeichnen, z. B. in der Behindertenhilfe (Kunz, 2023; Ortland, 2020), in der Kinder- und Jugendhilfe (Helfferich & Steiner, 2015; Mantey, 2017; Linke, 2020; Staats, 2019), in Kindertagesstätten (Henningsen & List, 2019; Kägi, 2023), in der Haft (Borchert, 2023), in der Schule (Henningsen & List, 2019; R.-B. Schmidt & Schetsche, 1998). Umfangreiche empirische Erkenntnisse entstanden diesbezüglich im Kontext von Forschung zur Entstehung von sexualisierter Gewalt in pädagogischen Institutionen (Böllert & Wazlawik, 2014; Retkowski et al., 2018; Wazlawik et al., 2020; Wazlawik et al., 2019). Es ist also hier davon auszugehen, dass die Möglichkeiten transaktionaler sexueller Bildung durch institutionelle Kontexte begrenzt werden. Insbesondere, wenn die Institution den Lebensmittelpunkt von Menschen darstellt, etwa in der stationären Erziehungshilfe oder in Wohngruppen der

Behindertenhilfe, kommt diesem Lebensmittelpunkt gleichfalls die Wirkung bzw. das Ausmaß einer sozialen Kategorie zu, wie sie im Folgenden dargestellt werden, und auch gesellschaftlich wird er so wahrgenommen. Beispielsweise werden Kinder als „Heimkinder“ wahrgenommen. Der institutionelle Lebensmittelpunkt hat also sowohl in als auch außerhalb der Institution Auswirkungen auf die Sexualität.

7. Zusammenfassung entlang der bildungstheoretischen Heuristik und Diskussion

Definition (kurz)
Transaktionale sexuelle Bildung meint die Realisierung von neuartigen sexuellen Handlungen (auch Denken, Fühlen etc.) durch ein Subjekt, welche bestehende sexuelle Praktiken dahingehend verändern, dass aus Sicht des Subjekts ein situativer Zuwachs an sexueller Gesundheit entsteht. Dieser Prozess ist kein rein geistiger Prozess, sondern umfasst den gesamten Menschen. Im Rahmen des Prozesses verändern sich nicht nur das Subjekt, sondern auch die sexuelle Praxis bzw. die Sexualität der Gesellschaft. Die Möglichkeit der Subjekte, sexuelle Praktiken und damit auch die sexuelle Praxis zu verändern, ist aus Perspektive der Subjekte in verschiedener Hinsicht eingeschränkt. Die geronnene Geschichte der Subjekte, etwa ihr Habitus und ihre Ausstattung mit Kapital (Pierre Bourdieu), soziale Praktiken der Kategorisierung und entsprechende Zugehörigkeiten in intersektionaler Verschränkung sowie konkrete (Sozial-)Räume und soziale Beziehungen begrenzen die Möglichkeiten der transaktionalen sexuellen Bildung.

Basis dieses Verständnisses ist das soziologische Konzept von Gesellschaft als Praxis (Hillebrandt, 2014), welches im Folgenden zunächst auf Sexualität übertragen zusammengefasst wird. Im Anschluss werden gemäß der in Kapitel 2 entwickelten Heuristik die Themen Bildungssubjekt, der Bildungsprozess, Bildung und Gesellschaft sowie Bildung und Normativität zusammenfassend betrachtet und Bezüge und Kontraste zu den herangezogenen Theoriebeständen aufgezeigt.

7.1 Sexualität als Praxis

Die menschliche Sexualität wird hier als sexuelle Praxis verstanden, die als ein Ausschnitt der gesamten gesellschaftlichen Praxis verstanden wird (Kapitel 6.1). Zentraler Referenzpunkt dieses Verständnisses ist die soziologische Praxistheorie – eine sogenannte Theoriefamilie, deren gemeinsamer Nenner ein Verständnis des Menschen ist, der durch körperliche Handlungen (auch z. B. Denken, Reflexion und Fühlen) mit der Welt verbunden ist, und sowohl sich selbst als auch die Gesellschaft in diesen Handlungen (Praktiken) hervorbringt (u. a. Brümmer & Alkemeyer, 2021; Budde et al., 2018; Hillebrandt, 2014; in Bezug auf Sexualität Benkel, 2012).

Entsprechend wird auch die sexuelle Praxis in sozialen Handlungen permanent hervorgebracht. Sie umfasst alle Handlungen, die als sexuell verstanden und kommuniziert werden. Die einzelnen Elemente der sexuellen Praxis (sexuelle

Praktiken und Praxisformationen) werden routinisiert wiederholt, auch über räumliche und zeitliche Grenzen hinweg, sodass sie sozial erwartbar sind. Dennoch sind sie nicht determiniert, sondern in stetiger emergenter Entwicklung und zudem in ihrer Ausführung von den Gegebenheiten und den Beteiligten abhängig. Im Rahmen der sexuellen Praktiken bringen die Subjekte ihre Sexualität als auch die Sexualität der Gesellschaft (re-)produzierend hervor.

Wesentliches Element des (Re-)Produktionsprozesses ist der menschliche Körper bzw. Handlungen des Körpers, was auch Denken, Sprache und (auch emotionale) Wahrnehmung beinhaltet. Der sexuelle Körper erzeugt also die sexuelle Praxis. Zugleich wird er aber auch durch die sexuelle Praxis geformt (s. u.). Teil der sexuellen Praxis, und entsprechend auch sexueller Praktiken, sind jedoch nicht nur Menschen und ihre Körper, sondern auch materielle Dinge und Artefakte, wie das Internet sowie Räume und räumliche Strukturen. Sie sind Teil von Praktiken, können sie ermöglichen, auslösen oder auch verändern. Erst die Praxis macht sie zu sexuell relevanten Dingen, Artefakten und Räumen.

Dieses hier kurz skizzierte Sexualitätsverständnis einer transaktionalen sexuellen Bildung weist Kontraste, aber auch zahlreiche Anschlussstellen zu aktuellen Diskursen auf.

In Abgrenzung bspw. zu Uwe Sielert und Karlheinz Valtl (Kapitel 3.3.1) wird Sexualität hier nicht als „Energie" konzipiert, die durch das Subjekt zu kultivieren oder zu kontrollieren ist. Sie ist stattdessen etwas, das durch soziale Handlungen, durch Praktiken des Denkens, Fühlens und körperlichen Handelns hergestellt wird. Das bedeutet nicht, dass körperliche, biologische Aspekte von Sexualität, etwa sexuelles Begehren oder biologische Geschlechtsmerkmale geleugnet werden, aber das gesellschaftliche Verständnis von Sexualität, der Begriff, die damit verbundene Kommunikation und alle damit verknüpften Praktiken entstehen erst durch die gesellschaftliche Praxis. Sexualität ist vor allem Kultur. Hiermit schließt die Theorieskizze an ein poststrukturalistisches Verständnis von Sexualität als sozial hervorgebracht an, wie es bspw. in der erziehungswissenschaftlichen Geschlechterforschung, im Kontext der *doing*-Ansätze breit rezipiert wird (Kapitel 3.2). Zugleich werden die Kritiklinien der Queer Studies, etwa an der vermeintlichen Normalität von spezifischen sexuellen Lebensweisen oder an Heterosexualität als Herrschaftsverhältnis (Kapitel 3.3) anschlussfähig (s. u.). Im Unterschied zu Judith Butler und Michel Foucault jedoch, stehen in der praxistheoretischen Perspektive die Diskurse weniger stark im Vordergrund. Dem Körper und Körperlichkeit, körperlicher Einverleibung und körperlichem Ausdruck kommen ein größerer Stellenwert in der Herstellung, Reproduktion und performativen Veränderung von Sexualität zu (s. u.). Dies schließt zugleich an die große Bedeutung des Körpers an, der in sexualpädagogischen Diskursen immer wieder präsent ist (Kapitel 3.1). Dem Körper kommt nicht nur in Bezug auf das Sexualitätsverständnis, sondern auch im Prozess der sexuellen Bildung selbst eine große Bedeutung zu (s. u.).

Und auch die Vorstellung der emergenten, nicht determinierten Reproduktion von Sexualität in der Praxis, die zwar Beständigkeit beinhaltet, aber zugleich Veränderlichkeit ermöglicht, harmoniert mit virulenten Positionen im Diskurs: In Verknüpfung mit dem Konzept des Sozialen Raums nach Pierre Bourdieu (Kapitel 6.3) erklärt sie den soziologisch zu greifenden, politisch aufgeladenen Wandel der gesellschaftlichen Sexualität, der im sexualpädagogischen Diskurs häufig präsent ist (Kapitel 3.1). Mit dieser Vorstellung des Wandels und vor allem der Wandelbarkeit durch transaktionale Bildungsprozesse im Sinne eines Potenzials schließt die Theorieskizze zugleich erneut an Judith Butler an, die im Unterschied zu Pierre Bourdieu stärker die Möglichkeit hervorhebt, bestehende geschlechtliche Normen und entsprechende Praktiken zu verändern (Reckwitz, 2004) (Kapitel 6.1.2).

Des Weiteren schließt die Theorieskizze durch die praxistheoretische Vorstellung von Sexualität an die große Relevanz digitaler Medien für Sexualität an (Kapitel 3.1). Digitale Medien lassen sich als Teil sexueller Praktiken und Praxisformationen verstehen, in denen sexuelle Subjektivierungsprozesse ablaufen. Digitale Medien sind somit mit den sexuellen Subjekten und ihrer sexuellen Praxis verwoben. Transaktionale sexuelle Bildung wird durch die Nutzung von digitalen Medien ausgelöst, z. B. wenn durch neue Informationen Unbestimmtheit ausgelöst wird, und transaktionale sexuelle Bildung vollzieht sich in der Nutzung von digitalen Medien, etwa wenn ein Subjekt seine medialen sexuellen Praktiken verändert und so mehr sexuelle Gesundheit erlangt.

7.2 Das Bildungssubjekt einer transaktionalen sexuellen Bildung

Die zentrale Frage in dieser ersten heuristischen Kategorie ist, wie Subjektivität verstanden wird (Kapitel 2.5.1). Zentraler Referenzpunkt für die Beantwortung dieser Frage innerhalb der Theorieskizze ist das Konzept der transaktionalen Bildung (Allert & Asmussen, 2017; Asmussen, 2020) und die diesem zugrundeliegenden praxistheoretischen Grundbegriffe (Hillebrandt, 2014).

Vor dem praxistheoretischen Hintergrund wird in der vorliegenden Theorieskizze nicht von einem essenziellen Subjekt ausgegangen. Die sexuellen Subjekte entstehen durch die Teilnahme an der sexuellen Praxis in Prozessen der Subjektivierung, in denen zugleich die Sexualität der Gesellschaft, und damit auch geschlechtliche und sexuelle Differenzordnungen und Machtverhältnisse, (re-)produziert und entwickelt werden. Subjekt und Gesellschaft sind also nicht voneinander zu trennen und stehen sich nicht gegenüber. Hiermit schließt die Theorieskizze an das in den Queer Studies und der erziehungswissenschaftlichen Geschlechterforschung dominierende Konzept der Subjektivierung an (Kapitel 3.2 und 3.3) und entsprechend wird hier nicht von einem bürgerlichen Erkenntnissubjekt ausgegangen, wie es etwa in der Sozialen Arbeit (Sting, 2018), in der erziehungswissenschaftlichen Geschlechterforschung (J. Hartmann, 2002), aber auch im sexualpädagogischen Diskurs (Langer, 2023) kritisiert wird.

Die im sexualpädagogischen Diskurs häufig thematisierte sexuelle Identität von Menschen (Kapitel 3.1) entsteht in dieser Perspektive aus der mehr oder weniger konstanten, sich wiederholenden, aber wandelbaren Teilnahme an spezifischen sexuellen Praktiken. Das sexuelle Subjekt, der Mensch entsteht in und wird zugleich über seine Teilnahme an Praktiken beschreib- und fassbar. Das sexuelle Subjekt vor und nach dem sexuellen Bildungsprozess unterscheidet sich in seinen sexuellen Handlungen und in seiner subjektiv wahrgenommenen sexuellen Gesundheit. In Abgrenzung zur Theorie Hans-Christoph Kollers (Kapitel 2.3) ist es also nicht „nur" in seinem Denken und seinem Selbst- und Weltverhältnis verändert, sondern auch in seinen Handlungen, die zugleich mit der Praxis verknüpft sind und diese verändern.

Um die Prozesse der Einschreibung der Teilnahme an der Praxis in die Körper, also die Entstehung der Subjekte, und zugleich die Wirkung der Körper im Entstehungsprozess der sexuellen Praxis zu fassen, wurden zwei Konzepte herangezogen.

Das Konzept des Habitus von Pierre Bourdieu (1992/2015, 1987/2023) beschreibt die körperliche Einverleibung bzw. die Verinnerlichung von Sexualität, welche den sexuellen Habitus als Set an Dispositionen entstehen lässt. Dieser wiederum wird sogleich in die Ausführung von Praktiken eingebracht, sodass der Körper nicht nur als speichernd, sondern zugleich auch als hervorbringend verstanden wird. Dabei ist das Habituskonzept nicht determinierend, fokussiert jedoch stark den strukturierenden Aspekt von Praxis, der die Subjekte hervorbringt. Das Konzept des praktischen Wissens (Kraus et al., 2021b) hingegen – als zweites Konzept – hebt stärker die kreativen, gestaltenden, schaffenden und problemlösenden Anteile, als die festschreibenden Anteile von körperlichen Einverleibungen hervor. Das praktische Wissen oder auch inkorporiertes Wissen wird in der Praxis verinnerlicht sowie angewandt und ermöglicht es den Subjekten, sich in Praktiken einzubringen. Es enthält z. B. Normen des richtigen Handelns, aber auch Ideen der Problemlösung oder der kreativen Entwicklung und ist den Subjekten in der Regel nicht bewusst.

Da die sexuelle Praxis in der ständigen Ausführung entsteht und sich dabei permanent weiterentwickelt, weil Praktiken nicht nur wiederholt, sondern auch erneuert, abgewandelt oder ganz aufgelöst werden, entwickeln sich sowohl das sexuelle Subjekt als auch die Sexualität der Gesellschaft in einem emergenten Prozess ständig weiter.

Das Bild des Menschen ist also eines, das den Menschen als durch die Gesellschaft „gemacht" ansieht, ihm aber gleichzeitig Gestaltungsspielräume und Gestaltungspotenziale zuschreibt. Der Mensch kann die Unbestimmtheit der Praxis nutzen, um sich und damit zugleich die Gesellschaft zu gestalten – stößt hierbei allerdings auf Begrenzungen seines Handlungsspielraums (Kapitel 6.4). Das

Subjekt ist also kein souveränes Subjekt, das seiner Umwelt gegenübersteht, sie sich aneignet und somit zu „Aneignungsobjekten" degradiert, sondern ein Subjekt, das mit seiner Umwelt verwoben und auf sie angewiesen ist, während es sie gleichzeitig mitgestaltet. Anders als im Konzept der „Pädagogik vielfältiger Lebensweisen" (J. Hartmann, 2002) erschöpft sich das Moment der Autonomie dabei nicht im „Anders-Denken", es geht nicht (nur) darum, qua Kritik und Analyse die bestehenden heteronormativen Verhältnisse zu überwinden, sondern Autonomie zeigt sich im „Anders-Handeln", das zudem mit der sexuellen Gesundheit ein zwar subjektives, aber dennoch konkretes Ziel hat.

In Bezug auf die durch Wilhelm von Humboldt aufgeworfene Frage, welche Ebenen des Menschen an Bildungsprozessen beteiligt sind (Kapitel 2.1), kann konstatiert werden, dass eine transaktionale sexuelle Bildung den ganzen Menschen, im Sinne all seiner gedanklichen und körperlichen Handlungen und emotionalen Erfahrungen umfasst. Dies schließt an die Diskurse um Körperlichkeit und sozial-emotionale Herausforderungen im Kontext von sexueller Bildung an (Kapitel 3.1). Das sexuelle Subjekt der transaktionalen sexuellen Bildung ist ein denkendes, fühlendes und vielfältig handelndes Subjekt. In Kontrast zu Wilhelm Humboldt (Kapitel 2.1) und Karlheinz Valtl (Kapitel 4.1) hat das Bildungssubjekt keine individuellen ontologischen Potenziale, die zu entfalten sind. Seine Entwicklungen und Entwicklungsmöglichkeiten entstehen und vollziehen sich durch die Praxis und ihre Veränderung. Normatives Ziel ist es nicht, Potenziale zu entfalten, sondern sexuelle Praktiken derart zu verändern, dass das Subjekt einen Zuwachs an sexueller Gesundheit erfährt.

7.3 Der Bildungsprozess einer transaktionalen sexuellen Bildung

Das zentrale Thema dieser heuristischen Kategorie ist der Ablauf des Bildungsprozesses (Kapitel 2.5.2). Zu fragen ist bspw., wie Bildungsprozesse ausgelöst werden, wer daran beteiligt ist oder wie sich das Bildungssubjekt im Prozess der Bildung verändert. Auch hier liegt der Theorieskizze das Konzept der transaktionalen Bildung zugrunde (Allert & Asmussen, 2017; Asmussen, 2020).

Der Bildungsprozess der transaktionalen sexuellen Bildung ist im relationalen Gefüge von Gesellschaft und Subjekt verortet. Daher verändert sich im Bildungsprozess nicht nur das Bildungssubjekt, sondern in unterschiedlichem Umfang auch die Gesellschaft bzw. die sexuelle Praxis. Transaktionale sexuelle Bildung findet in der sexuellen Praxis statt und ist kein reflektierender Prozess des Heraustretens oder der rein geistigen Veränderung des Subjekts. Entsprechend ist das Bildungssubjekt der transaktionalen sexuellen Bildung in Parallele zu Wilhelm von Humboldt und Christoph Koller mit einer mannigfaltigen Umwelt verknüpft – die hier allerdings Teil des Veränderungsprozesses ist. Im Bildungsprozess handelt das Subjekt innerhalb der Verknüpfung mit seiner sozialen und materialen Umwelt. Dies bringt der Begriff der *Transaktionalität* zum Ausdruck, der in der pragmatischen Philosophie John Deweys und Arthur Bentleys (1949) für die grundlegende Verknüpfung des Menschen mit seiner Umwelt steht. Der Prozess der transaktionalen sexuellen Bildung findet sich in Praktiken, an denen zum Teil vielfältige Personen, Dinge und Artefakte teilnehmen und ist vielfältig mit anderen Praktiken, Personen und Materialität verknüpft, welche die Praktiken beeinflussen. Durch diese relationale Verknüpfung mit der Umwelt und zugleich durch die Verortung im Handeln unterscheidet sich der Prozess der transaktionalen sexuellen Bildung von der unter anderem in der Sozialen Arbeit kritisierten normativen Idee eines kritisch reflektierenden Subjekts, das auf die Gesellschaft schaut, wie sie etwa bei Uwe Sielert und Karlheinz Valtl und in abgewandelter Form auch bei Jutta Hartmann angelegt ist (Kapitel 4.1–4.3). Handlungslogiken sogenannter bildungsferner Milieus, die „klassische" Bildung nicht zum höchsten Gut erklären, werden also hier nicht abgewertet. Demgegenüber wird von einer grundlegenden Sozialität der Subjektkonstitution und damit auch der Bildungsstrategien der Subjekte ausgegangen. Menschen können sich nicht nur sexuell bilden, also sexuell gesünder werden, indem sie kognitive Leistungen bringen, sondern auch indem sie auf vielfältige Weisen anders handeln, etwa anders sprechen, zuhören, küssen oder streiten.

Durch diese Verortung im Handeln schließt die transaktionale sexuelle Bildung zudem an Konzepte des „Doings" an (Kapitel 3.2), welche die Entstehung von Geschlecht und Sexualität ebendort verorten (Kapitel 3.2). Das Konzept der transaktionalen sexuellen Bildung erweitert diese analytischen Ansätze hinsichtlich der pädagogischen Frage der normativen Veränderung der Herstellungsprozesse.

Zwei Merkmale unterscheiden Prozesse der transaktionalen sexuellen Bildung von der aus praxistheoretischer Perspektive grundsätzlich gegebenen emergenten Weiterentwicklung der Praxis.

Der Prozess der transaktionalen sexuellen Bildung zeichnet sich zum einen dadurch aus, dass er die Unbestimmtheit sexueller Praktiken nutzt und in dieser Unbestimmtheit „Neues" hervorbringt. Neues Denken und Handeln als Alternativen zur derzeitigen Ausführung von Praktiken entsteht. Im Prozess der transaktionalen sexuellen Bildung bricht das Subjekt mit bestehenden Handlungsvollzügen, verändert und transformiert Praktiken und in der Folge werden neue Anschlusshandlungen möglich.

Zum anderen zeichnet sich der Prozess der transaktionalen sexuellen Bildung dadurch aus, dass er zu mehr sexueller Gesundheit auf individueller Ebene führt und potenziell auch die gesamtgesellschaftliche sexuelle Gesundheit beeinflussen kann. Sexuelle Gesundheit wird als zentrale Norm gesetzt, um transaktionale sexuelle Bildungsprozesse theoretisch zu identifizieren bzw. von der allgegenwärtigen emergenten Weiterentwicklung von gesellschaftlicher Praxis zu unterscheiden. Hierbei kann es zu Konflikten zwischen Einzelnen, Gruppen und der Gesellschaft kommen, sodass für die pädagogische Gestaltung der sexuellen Bildung ethische Normen relevant werden.

Diese Merkmale unterscheiden sexuelle Bildung zugleich auch von sexuellem Lernen. Während sexuelles Lernen Praxis reproduziert, verändert sexuelle Bildung die sexuelle Praxis im Hinblick auf die sexuelle Gesundheit des Subjekts und der Gesellschaft. Allerdings können Lernprozesse sexuelle Bildung auslösen, sodass beides empirisch nicht immer trennscharf zu unterscheiden sein wird.

Im Blick auf den Prozess der transaktionalen sexuellen Bildung stellt sich mit Hans-Christoph Koller (Kapitel 2.3) die Frage, was transaktionale sexuelle Bildungsprozesse auslösen, ermöglichen oder auch verhindern kann. In Abgrenzung zu ihm wird dabei deutlich, dass es keinesfalls nur Krisenerfahrungen sind, die transaktionale sexuelle Bildung anstoßen oder ermöglichen können: Der Vollzug transaktionaler sexueller Bildungsprozesse ist von Räumen der Unbestimmtheit abhängig (Kapitel 6.2.2). Diese ist bspw. dann gegeben, wenn sexuelle Praktiken unterbrochen oder irritiert werden, indem z. B. neue Materialität ins Spiel kommt (z. B. Verhütungsmittel) oder wenn biografische Entwicklungen Unbestimmtheit auslösen (z. B. die Geburt eines Kindes). Auch pädagogisch kann Unbestimmtheit ausgelöst werden, etwa durch dekonstruktive Methoden (J. Hartmann, 2024; Tuider et al., 2012). Ob es in der Folge der Irritation bestehender Praktiken dann tatsächlich zu transaktionaler sexueller Bildung kommt, ist einerseits definitorisch von einer Zunahme der sexuellen Gesundheit abhängig und andererseits vom Möglichkeitsraum transaktionaler sexueller Bildung (Kapitel 6.4), also bspw. dem konkreten gesellschaftlichen und sozialräumlichen Umfeld.

7.4 Transaktionale sexuelle Bildung und Gesellschaft

Diese heuristische Kategorie fragt nach den Zusammenhängen von Bildung und Gesellschaft, etwa den vermuteten oder angestrebten gegenseitigen Wirkungen, nach Machtverhältnissen und der gesellschaftlichen Verortungen der Bildungstheorie (Kapitel 2.5.4).

Zentrale Bezugspunkte der vorliegenden Bildungsskizze sind diesbezüglich insbesondere die praxistheoretischen Grundlagen (Hillebrandt, 2014), die Gesellschaftstheorie Pierre Bourdieus (1987, 1992/2015, 1987/2023) sowie Diskurse zu Differenzordnungen und Intersektionalität (J. Hartmann, 2012, 2017a; Walgenbach, 2012b).

Zunächst lässt sich in dieser Kategorie festhalten, dass die transaktionale sexuelle Bildung in der vorliegenden Theorieskizze im relationalen Gefüge von Gesellschaft und Subjekt verortet ist und daher einseitige Wirkungsannahmen oder Wirkungsziele zu kurz greifen: Das sexuelle Subjekt steht der Sexualität der Gesellschaft nicht gegenüber und kann keine in der Gesellschaft verorteten Probleme lösen, ohne sich selbst zu entwickeln, und die Gesellschaft kann keine Interessen gegenüber den Subjekten durchsetzen, ohne dass die Subjekte selbst beteiligt wären. Entsprechend entwickeln sich Subjekte und Gesellschaft auch im Prozess der sexuellen Bildung gemeinsam weiter. Anders als in emanzipatorischen Bildungsverständnissen wird also im Konzept der transaktionalen sexuellen Bildung nicht verneint, was sexuelle Bildung überhaupt erst ermöglicht: das Soziale. Gesellschaft und Subjekt sind relational verbunden.

Das bedeutet jedoch nicht, dass das Verhältnis von Gesellschaft und Subjekt aus der Perspektive der Subjekte zufriedenstellend sein muss. Vielmehr ist festzuhalten, dass durch die vergangene Praxis und aktuelle Praxen bestehende Machtverhältnisse und damit verbundene Differenzordnungen und Benachteiligungen permanent (re-)produziert werden und dass Menschen unterschiedliche Möglichkeiten haben, sich und damit auch die Gesellschaft im Rahmen von transaktionaler sexueller Bildung zu entwickeln, weil der ihnen zur Verfügung stehende Möglichkeitsraum auf verschiedene Weise begrenzt oder mit Ressourcen ausgestattet ist.

1. Die Subjekte bringen aufgrund ihrer biografischen gesellschaftlichen Einbettung und Erfahrungen einen je spezifischen Habitus und unterschiedliches praktisches Wissen in potenzielle Bildungssituationen ein, haben unterschiedliche Ausstattungen mit (ökonomischem, sozialem, kulturellem und symbolischem) Kapital und sind unterschiedlich im sozialen Raum positioniert (Kapitel 6.4.1).
2. Die Subjekte gehören unterschiedlichen sozial konstruierten Gruppen an, da sie diesbezüglich bspw. Zwängen der kategorialen Zuordnung unterliegen. Die (mehrfachen und interdependenten) Zugehörigkeiten haben jeweils Auswirkungen auf ihre sexuelle Gesundheit und auf ihre Handlungsmöglichkeiten (Kapitel 6.4.2).
3. Zusätzlich hält der konkrete (Sozial-)Raum und die Zugehörigkeit zu spezifischen Milieus oder Gruppen, unterschiedliche Möglichkeiten der transaktionalen sexuellen Bildung bereit oder verhindert sie (Kapitel 6.4.3).

Im Kontrast zu Wilhelm von Humboldt sucht die vorliegende Bildungsskizze also den unmittelbaren Bezug zu den gegebenen gesellschaftlichen Verhältnissen, wie es auch Wolfgang Klafki und Hans-Christoph Koller tun (Kapitel 2). Positionierungen im sozialen Raum und die Ausstattung mit den Kapitalsorten nach Pierre Bourdieu, die Zugehörigkeit zu sozial hergestellten Gruppen sowie räumliche Bedingungen werden hinsichtlich der Bildungsmöglichkeiten der Subjekte reflektiert und sind in der pädagogischen Gestaltung transaktionaler sexueller Bildung zu berücksichtigen (Kapitel 6.4).

Damit schließt die Theorieskizze sowohl an das in der Sozialen Arbeit formulierte Ideal an, die soziale Abhängigkeit von Bildungsprozessen zu berücksichtigen (Kapitel 2.4), als auch an die in der Sexualpädagogik breit aufgegriffenen

Diskurse der Queer Studies und der Geschlechterforschung um Macht- und Herrschaftsverhältnisse im Kontext von Sexualität und Geschlecht (Kapitel 3.2 und 3.3): Kategoriale Zwänge der Zuordnung zu einem Geschlecht oder einer sexuellen Orientierung, entsprechende Differenzordnungen sowie weitere geschlechtliche und sexuelle Normen werden als Elemente von Praxis verstehbar, die permanent reproduziert werden, aber zugleich in performativen Prozessen auch veränderbar sind. Der pädagogisch erwünschte Veränderungsprozess hin zu mehr sexueller Gesundheit in diesen Prozessen wird hier als sexuelle Bildung verstanden.

Die aktuellen gesellschaftlichen Bedingungen werden zudem durch die Norm der sexuellen Gesundheit berücksichtigt. Sexuelle Gesundheit als subjektives Empfinden, das relational mit gesellschaftlichen Vorstellungen von sexueller Gesundheit verbunden ist, verändert sich stetig weiter und reagiert auf sexuelle gesellschaftliche Entwicklungen. Beispielsweise gilt spätestens seit dem Aufkommen von HIV die Praktik des *Safer Sex* als sexuell gesundheitsförderlich. Allerdings gibt es bezüglich sexueller Gesundheit Konflikte. Anders als bei Wilhelm von Humboldt geht das Konzept der transaktionalen sexuellen Bildung daher auch nicht von einer Idee der Einheit und Versöhnung von Gesellschaft und Individuum aus. Sexuelle Bildung, als die Gestaltung von sexueller Praxis, ist in Konflikte und symbolische Kämpfe um Privilegien und Macht eingebunden, da sexuelle Gesundheit von einzelnen Individuen und auch von Gruppen an Individuen unterschiedlich gefüllt wird. Ein Beispiel sind die gesellschaftlichen Auseinandersetzungen um sprachliche Genderformen. Daher sind in der pädagogischen Praxis der sexuellen Bildung ethische Entscheidungen zu treffen oder zwischen unterschiedlichen Positionen zu vermitteln (Kapitel 8.1).

7.5 Transaktionale sexuelle Bildung und Normativität

In dieser Kategorie der Heuristik wird insbesondere die Frage aufgeworfen, wieso transaktionale Bildung sexuelle Bildung sein soll (Kapitel 2.5.3).

In der Beantwortung dieser Frage bezieht sich die vorliegende Theorieskizze zunächst auf die im Konzept der transaktionalen Bildung gegebene Norm der Weiterentwicklung von Praktiken im Sinne poetischer Spielzüge (Allert & Asmussen, 2017; Richter & Allert, 2017) und ergänzt diese um die Norm der sexuellen Gesundheit: Transaktionale sexuelle Bildung ist aus pädagogischer Sicht erstrebenswert, weil sie durch die Veränderung sexueller Praktiken zu mehr sexueller Gesundheit im Empfinden der Subjekte führt. Zudem verändert sich auch die sexuelle Praxis der Gesellschaft, sodass auch die sexuelle Gesundheit der Gesellschaft insgesamt ansteigen kann. Ziel ist primär ein sexuell gebildetes, d. h. sexuell gesundes Subjekt, aber auch eine relational mit den Subjekten verknüpfte, sexuell gebildete bzw. sexuell gesunde Gesellschaft.

Zur Konkretisierung sexueller Gesundheit wird der Theorieskizze das aktuelle Verständnis der WHO (2020) zugrunde gelegt, welches stark subjektive Anteile hat. Dies kann der Praxis zu Konflikten führen, etwa wenn neue sexuelle Praktiken nur für einen Teil der Gesellschaft zu einer Zunahme von sexueller Gesundheit führen. Somit wird nicht wie bei Wilhelm von Humboldt davon ausgegangen, dass individuelle Bildungsprozesse automatisch im Ideal der Menschheit aufgehen (Kapitel 2.1). Stattdessen ist es bspw. in der professionellen Praxis von Sexualpädagog:innen und Sozialarbeitenden notwendig, ethisch begründete Entscheidungen zu fällen. Hierbei können ergänzend bspw. normative Orientierungen der Sozialen Arbeit, die Menschenrechte oder andere pädagogische Ethiken herangezogen werden – auch, um die dargestellten unterschiedlichen Handlungsmöglichkeiten der Subjekte, etwa in Form der sozialen Positioniertheit oder der Ausstattung mit Kapital, zu bewerten und Konsequenzen für die pädagogische Gestaltung sexueller Bildung abzuleiten. In der vorliegenden Arbeit werden diesbezüglich die sexuellen und reproduktiven Menschenrechte vorgeschlagen (Kapitel 6.3).

Mit der Norm der sexuellen Gesundheit greift die Theorieskizze eine aktuell breit rezipierte Norm im nationalen und internationalen sexualpädagogischen Diskurs auf und lässt somit eine vielfältige Anschlussfähigkeit entstehen, etwa an empirische Forschungsbemühungen im Kontext von sexueller Gesundheit (Aparicio et al., 2021; Coffee et al., 2016; Harlander et al., 2011; Hazissa, 2017). Die inhaltlich weite Norm der sexuellen Gesundheit umfasst zudem weitere wichtige normative Ideale in der Sexualpädagogik, etwa die in den Queer Studies problematisierten Machtverhältnisse (Kapitel 3.3) oder die Freiheit von Gewalt im Kontext von Sexualität (Kapitel 3.1), sodass sich auch hier vielfältige Anschlussstellen zeigen, etwa an die wissenschaftlichen und praktischen Bemühungen sexualisierte Gewalt zu verringern (Kapitel 3.1).

Trotz der für heutige Bildungstheorien starken Norm der Steigerung der sexuellen Gesundheit wird in dieser Theorieskizze keine real erreichbare Teleologie angenommen. Es wird nicht davon ausgegangen, dass das Leben der Subjekte und auch die Gesellschaft insgesamt und linear immer sexuell gesünder werden. Dies erscheint unmöglich, da sich zum einen die Norm der sexuellen Gesundheit stets wandelt, wie die hier zugrunde gelegte Norm der WHO zeigt, die im Laufe der Jahre immer weiterentwickelt wurde. Zum anderen verändern sich auch die gesellschaftlichen Kontextbedingungen von sexueller Gesundheit permanent. Zum Beispiel stehen immer neue Artefakte oder Technologien zur Verfügung, sodass sich die sexuelle Praxis insgesamt stetig wandelt. Die Theorieskizze berücksichtigt hiermit auch auf normativer Ebene, dass sich Sexualität der Gesellschaft in einem immerwährenden Wandel befindet (Kapitel 3.1). Daher kann es sich im Blick auf die gesellschaftliche Entwicklung nur um einen immerwährenden Prozess der Annäherung an sexuelle Gesundheit handeln, der Fortschritte, aber auch Rückschritte enthalten kann. Ebenso verhält es sich auf subjektiver Ebene. Auch hier wird von einem immerwährenden Pendel- bzw. Annäherungsprozess ausgegangen. Das subjektive Empfinden, was sexuelle Gesundheit ausmacht, verändert sich im Lebenslauf, bspw. durch die Geburt eines Kindes oder hormonelle Veränderungen des Körpers. Und auch hier wirken die veränderten Kontextbedingungen, sodass auch aus Perspektive des Subjekts von einem immerwährenden Annäherungsprozess auszugehen ist. Anders als bei Wilhelm von Humboldt (Kapitel 2.1) wird also nicht von linearen und kontinuierlichen Bildungsprozessen ausgegangen. Es sind eher graduelle Annäherungsprozesse an sexuelle Gesundheit, die selbst subjektiv und gesellschaftlich im Wandel ist. Mit diesem Verständnis subjektiver Pendelbewegungen schließt die Theorieskizze an die Lebenslaufperspektive in der Betrachtung von Sexualität im sexualpädagogischen Diskurs an (Kapitel 3.1). Das Verständnis transaktionaler sexueller Bildung unterstreicht die Notwendigkeit, lebenslagen- und lebensalterspezifische Herausforderungen hinsichtlich ihrer Auswirkungen auf die sexuelle Gesundheit zu untersuchen. Umgekehrt können entsprechende Forschungsergebnisse für die Gestaltung sexualpädagogischer Angebote genutzt werden.

Aufgrund der Subjektivität und Wandelbarkeit von sexueller Gesundheit ist sie in der pädagogischen Praxis gemeinsam mit den Klient:innen stets neu zu bestimmen. Entsprechend enthält das Konzept der transaktionalen sexuellen Bildung kein fixes Ideal der Leistungssteigerung, das an die Bildungssubjekte herangetragen wird, wie etwa bei Karlheinz Valtl, der sexuelle Lust und Erregbarkeit zu normativen Idealen macht (Kapitel 4.1). Die Subjekte sind nicht gesellschaftlich angehalten, sich auf bestimmte Weise sexuell gesund zu verhalten, oder sich spezifische Kompetenzen anzueignen, sondern entscheiden „selbst" (relational mit der Gesellschaft verknüpft), was sich für sie sexuell gesund anfühlt. Trotzdem ist jedoch eine Richtung vorgegeben, die allerdings immer wieder neu bestimmt werden muss. Anders als im Konzept der Pädagogik vielfältiger Lebensweisen (Kapitel 4.3) erschöpft sich das normative Ziel nicht in der Verringerung von Machtverhältnissen, sondern erneuert sich entsprechend der je aktuellen gesellschaftlichen Bedingungen und der Bedürfnisse der Subjekte auf ein positives Ziel hin.

8. Die Praxis der transaktionalen sexuellen Bildung und ihre empirische Erforschung

Obgleich die Theorieskizze vorwiegend darauf abzielt, sexuelle Bildung theoretisch zu skizzieren, sollen in diesem Kapitel erste Ableitungen für die Gestaltung der Praxis transaktionaler sexueller Bildung (Kapitel 8.1) und ihre empirische Erforschung (Kapitel 8.2) getroffen werden.

8.1 Erste Ableitungen für die Gestaltung der pädagogischen Praxis

Es lassen sich zunächst vier grundlegende Orientierungen ableiten (siehe Grafik 4).

Eine erste grundlegende Orientierung für die Gestaltung der pädagogischen Praxis erschließt sich aus der Norm der sexuellen Gesundheit. Wie in Kapitel 6.3 dargestellt, lässt sich sexuelle Gesundheit zwar in Teilen empirisch operationalisieren, dennoch müssen immer subjektive, lebensweltliche Aspekte berücksichtigt werden, da sich sexuelle Gesundheit aus Sicht der Individuen nicht erschöpfend an harten Fakten, z. B. der Abwesenheit von sexuell übertragbaren Krankheiten festmachen lässt. Sexuelle Gesundheit, wie sie hier verstanden wird, ist zu einem großen Teil subjektiv. Daher sind auf allen unten ausgeführten Ebenen nicht nur die verfügbaren empirischen Erkenntnisse, sondern vor allem auch die Subjektivität der Zielgruppen einzubeziehen – transaktionale sexuelle Bildung muss also partizipativ gestaltet werden, um den Sichtweisen und Bedürfnissen der Zielgruppen gerecht zu werden.

Allerdings wird es vor dem Hintergrund von Machtverhältnissen und damit verknüpften Benachteiligungen (Kapitel 3.3 und 6.4) sowie divergierenden Sichtweisen auf die sexuelle Praxis zu Konflikten kommen. Wie dargestellt, ist Sexualität normativ umkämpft und im Sinne Pierre Bourdieus (1992/2015) in symbolische Kämpfe eingebunden. In derartigen Konfliktsituationen, die auf allen unten dargestellten Handlungsebenen zu finden sind, etwa in Familien oder in Sozialräumen, benötigt die pädagogische Praxis der sexuellen Bildung eine ethische Leitlinie. Diesbezüglich werden hier die sexuellen und reproduktiven Rechte vorgeschlagen, zumal sie einen wesentlichen Beitrag zur sexuellen Gesundheit von Menschen leisten können (Kapitel 6.3).

Eine dritte grundsätzliche Orientierung in der Gestaltung der Praxis transaktionaler sexueller Bildung entsteht aus der praxistheoretischen Fundierung der Theorieskizze: Die pädagogische Praxis sollte immer auch Praktiken in den Blick nehmen. Zu fragen ist, welche Praktiken zu sexueller Gesundheit oder zur (Re-)Produktion von Benachteiligungen im Kontext der sexuellen Gesundheit beitragen, und wie diese verändert werden können. Aufgrund der relationalen Verwobenheit der Praktiken geht es daher immer auch um die Betrachtung von Körpern, Materialität und räumlichen Strukturen und nicht nur um epistemische Prozesse.

Da es das Ziel ist, Veränderungen zu ermöglichen, geht es, als vierte grundlegende Orientierung, um die Öffnung von Möglichkeitsräumen. Transaktionale pädagogische Bildungspraxis sollte ein utopisches Moment beinhalten, bestehende Praktiken hinterfragen und mit neuen Praktiken experimentieren und sich entsprechend nicht auf die Weitergabe bestehender Normen oder Wissens beschränkt sein.

Grafik 4: Vier Orientierungen für die Gestaltung der sexualpädagogischen Praxis

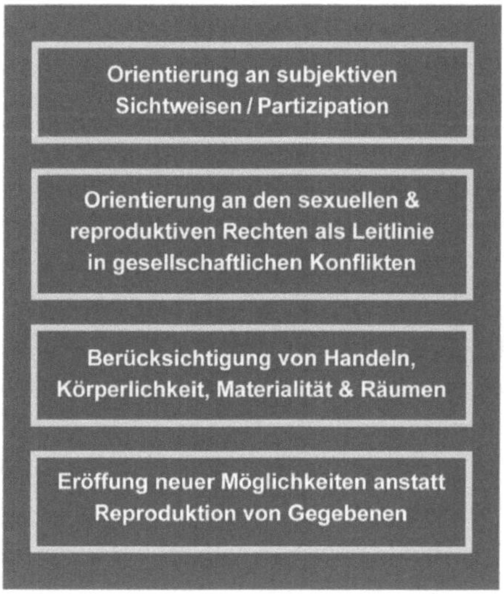

Diese grundsätzlichen Orientierungen sind auf allen vier in der Grafik 5 dargestellten Handlungsebenen umzusetzen (Politik, Sozialraum, Reflexion und Interaktionsgestaltung).

Die vier Handlungsebenen werden zwar getrennt dargestellt, sind jedoch in sich vielfältig relational verknüpft. Zum Beispiel kann politische Arbeit pädagogische Angebote einer transaktionalen sexuellen Bildung überhaupt erst möglich machen, weil eine Finanzierung erwirkt wird. Umgekehrt kann bspw. die Interaktionsgestaltung und die konkrete Ermöglichung von Prozessen der transaktionalen sexuellen Bildung auch die gesellschaftliche Praxis verändern und die Politik beeinflussen.

Grafik 5: Handlungsebenen der pädagogischen Gestaltung einer transaktionalen sexuellen Bildung

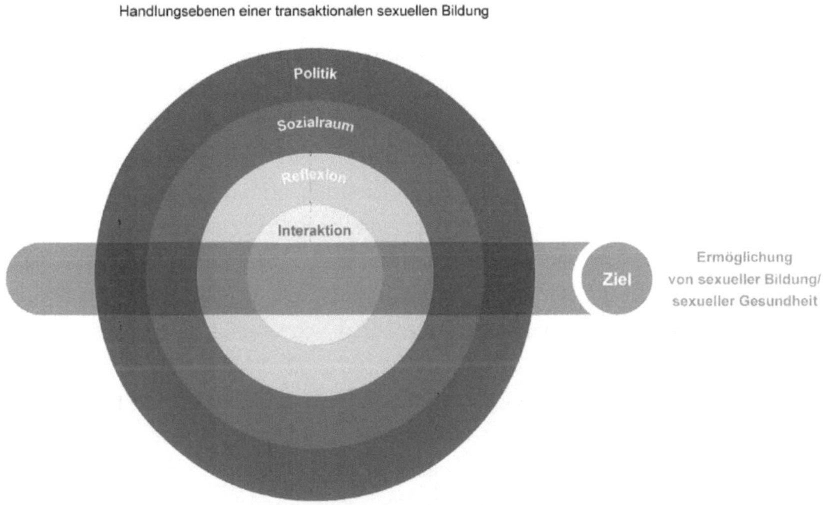

8.1.1 Politische Handlungsebene (symbolische Kämpfe)

Vor dem Hintergrund des normativen Ziels der Verbesserung der sexuellen Gesundheit und der Analyse der strukturellen gesellschaftlichen Bedingungen lässt sich für die pädagogische Gestaltung transaktionaler sexueller Bildung zunächst ein politischer Auftrag ableiten – auch weil davon auszugehen ist, dass politische Rahmenbedingungen, etwa Gesetze oder monetäre Unterstützung, die sexuelle Praxis als auch die Praktiken der sexuellen Bildung beeinflussen. Beispiele sind die jeweilige finanzielle Unterstützung für Schwangerenberatungsstellen, die Angebote der sexuellen Bildung vorhalten oder die gesetzliche Änderung des Personenstandsgesetzes aus dem Jahr 2018.

Ein solcher politischer Auftrag deckt sich mit politischen Aufträgen der Sozialen Arbeit, etwa im Rahmen einer menschenrechtsorientierten Sozialen Arbeit (Staub-Bernasconi, 2007) oder einer Lebensweltorientierten Sozialen Arbeit (Thiersch et al., 2012) und auch mit allgemeinen pädagogischen Konzepten, die sich auf die Menschenrechte beziehen, wie die Pädagogik der Vielfalt (Prengel, 2006). Auch konkrete dezidierte sexualpädagogische Ansätze, z. B. der Ansatz der intersektionalen sexuellen Bildung (Busche et al., 2022), thematisieren explizit diese Handlungsebene.

Auf dieser Handlungsebene wäre es die Aufgabe der sexualpädagogisch Tätigen einerseits für die institutionelle Ermöglichung transaktionaler sexueller Bildung einzutreten, bspw., indem eine entsprechende Förderung für Bildungsträger eingefordert wird und andererseits unmittelbar für in ihrer sexuellen Gesundheit strukturell benachteiligte Gruppen politisch aktiv zu werden, um so ihre sexuelle Gesundheit zu verbessern. Im Sinne Pierre Bourdieus (Bourdieu, 1992/2015) geht es hierbei um die Unterstützung in symbolischen Kämpfen, um Anerkennung und Positionen im sozialen Raum. Beispiele für politische Änderungen als Ergebnis von politischen und juristischen Kämpfen sind die Streichung des § 175 StGB, welcher sexuelle Handlungen unter Männern kriminalisiert hatte, die entsprechende Streichung von Homosexualität aus der internationalen Klassifikation von Krankheiten (ICD-10), die Einführung der „Ehe für alle“ sowie die 2018 erfolgte Änderung des Personenstandsgesetzes, welche die Eintragung von „divers“ als Geschlechtseintrag ermöglichte (Höblich, 2023). Trotz einiger Verbesserungen der letzten Jahre finden sich noch vielfältige Diskriminierungen von sexuell nicht der Norm entsprechenden Menschen, die unter anderem als Minderheitenstress die sexuelle Gesundheit deutlich belasten.

Aufgrund der unterschiedlichen Relation von individuellen Bildungsprozessen und gesellschaftlichen Veränderungen (Kapitel 6.2.4), sind in Ergänzung der unmittelbaren Einflussnahme auf politische Entscheidungen und Entscheidungsträger, etwa in politischen Ausschüssen, auf dieser Handlungsebene zwei weitere Ansatzpunkte wichtig. Einerseits geht es um die Ermöglichung und Unterstützung kollektiver Netzwerke. Netzwerke, im Sinne sozialen Kapitals, können dazu beitragen, individuelle sexuelle Bildungsprozesse, also die positive Veränderung von sexuellen Praktiken, in die Gesellschaft zu tragen. Sich ausbreitende neuartige Handlungen wiederum, können dann individuelle Veränderungen von Praktiken anstoßen, die zu mehr sexueller Gesundheit führen. Andererseits erscheint es sinnvoll, positive Veränderungen, also erfolgreiche sexuelle Bildungsprozesse nach außen zu kommunizieren und über die Erzählung weitere Nachahmung bzw. Veränderungen anzustoßen. Es geht also um kommunikative mediale Aktivitäten. Beispielsweise kann von erfolgreichen Modellprojekten berichtet werden, etwa wie es an einer Schule gelungen ist, diskriminierende Sprache zu reduzieren.

8.1.2 (Sozial-)Räumliche Handlungsebene

Vor dem Hintergrund der Bedeutung von konkreten (Sozial-)Räumen, wie z. B. Stadtteilen oder Institutionen, sowie der Bedeutung von Milieus, Gruppen oder Familien für die Realisierung von Praktiken oder ihre Veränderung im Sinne transaktionaler sexueller Bildung (Kapitel 6.4.3) wird eine (sozial-)räumliche Handlungsebene sichtbar und es lässt sich ein sozialräumlicher Auftrag ableiten. Hierbei lassen sich zwei Ebenen unterscheiden, die jedoch relational miteinander verknüpft sind: Zum einen geht es um die Gestaltung von materialen Räumen und Raumstrukturen. Beispiele sind die Gestaltung öffentlicher Toiletten, etwa hinsichtlich der Frage der binären Geschlechterunterscheidung (Asmussen, 2020) oder Raumaufteilungen in stationären Einrichtungen der Erziehungshilfe, die mehr oder weniger Intimität bereitstellen können und häufig auch an einem binären Geschlechtermodell orientiert sind (Mantey, 2017). Zum anderen geht es um die Arbeit mit sozialen Beziehungen in sozialen Gruppen. Ein Beispiel wäre die sexualitätsbezogene Elternarbeit in Kindertagesstätten, die darauf abzielen kann, Eltern darin zu unterstützen, ihren Kindern ein soziales Umfeld zu ermöglichen, welches transaktionale sexuelle Bildungsprozesse möglich macht. Weitere Beispiele wären milieubezogene aufsuchende Soziale Arbeit oder die Gestaltung von Prozessen und Strukturen in pädagogischen Institutionen. Hierbei geht es immer darum, soziale Beziehungen in ihren Praktiken derart umzugestalten, dass transaktionale sexuelle Bildung möglich wird. Dies bedeutet, sie so umzugestalten, dass Veränderungen realisiert werden können, die zu einer Zunahme an sexueller Gesundheit führen. Starre Regeln und rigide Strukturen erscheinen kontraproduktiv. Hiermit wird die interaktionale Gebundenheit von sexueller Bildung an soziale Anerkennung und kollektive Orientierungen berücksichtigt, wie sie von Stephan Sting (2016, 2018) für die Soziale Arbeit eingefordert wird.

Im Sinne von Sozialraumorientierung (Godehardt-Bestmann, 2024; Hinte & Kreft, 2017), im Sinne einer milieuorientierten Sozialen Arbeit (Böhnisch, 2023), aber auch im Sinne einer sozialen Netzwerkarbeit (Fischer & Kosellek, 2018) geht es hierbei also darum, unmittelbare Umwelten derart zu entwickeln, dass sie positiv auf die sexuelle Gesundheit der Menschen wirken und Prozesse der transaktionalen sexuellen Bildung ermöglichen, indem bspw. Ressourcen – auch für die partizipative Umgestaltung eines Sozialraums – bereitgestellt werden. Die Einrichtung einer Selbsthilfegruppe, die Initiierung einer Beratungsstelle, die Realisierung von Partizipation in Einrichtungen der stationären Erziehungshilfe ermöglichen andere, neue Praktiken der Sexualität. Insbesondere die praxistheoretische Grundlage und die Vorlage der transaktionalen Bildung von Heidrun Allert und Michael Asmussen weisen hierbei darauf hin, dass es dabei keinesfalls nur um einen konkreten regionalen Sozialraum gehen kann. Ebenso wäre es die Aufgabe von sexualpädagogisch Tätigen, digitale Räume derart zu gestalten oder um Angebote zu ergänzen, die transaktionale sexuelle Bildung möglich machen. Beispiele für diese Handlungsebene sind die Einrichtung von spezifischen (digitalen) Beratungsangeboten oder die Initiation von Selbsthilfenetzwerken (online oder vor Ort).

8.1.3 Reflexive Handlungsebene

Eine weitere Handlungsebene findet sich in der Reflexion der Angebote und der handelnden professionellen Akteure der transaktionalen sexuellen Bildung. Vor dem Hintergrund der Praxistheorie ist davon auszugehen, dass sowohl die praktischen Angebote als auch die sexualpädagogisch Tätigen an Praktiken teilnehmen, welche die dargestellten sexualitätsbezogenen Machtverhältnisse und Differenzordnungen stets neu herstellen. Daher geht es auf dieser Handlungsebene, etwa im Sinne einer intersektionalen sexuellen Bildung (Busche et al., 2022), darum, die Beteiligung der sexualpädagogisch Tätigen an den gegebenen Machtverhältnissen in den Blick zu nehmen und die Handlungen und die konkreten Bildungsangebote entsprechend im Sinne des normativen Ziels anzupassen.

Als Ankerpunkte der Reflexion und der potenziellen Umgestaltung von Bildungsangeboten können einerseits empirische Erkenntnisse zur sexuellen Gesundheit der Zielgruppen und zu sozialen Benachteiligungen genutzt werden. Gleichzeitig ginge es auch auf dieser Handlungsebene darum, die Sichtweisen und Wünsche der Zielgruppen einzubeziehen, um der Subjektivität von sexueller Gesundheit Rechnung zu tragen und zugleich um Praktiken zu etablieren, welche die bestehenden Machtverhältnisse infrage stellen.

Eine solche reflexive Planung und Entwicklung der Angebote transaktionaler sexueller Bildung ist vor dem Hintergrund der Praxistheorie nicht als Hinaustreten zu verstehen, sondern als Teil der Praxis. Diese Reflexion sollte ein konsistenter Teil der professionellen Bildungspraxis werden, der zu einer stetigen Weiterentwicklung der Bildungspraxis führen kann.

Die wie folgt näher beschriebene Handlungsebene bezieht sich einerseits auf das Produkt als Ganzes, auf die Sexualpädagog:innen als Personen und auf die pädagogische Planung.

Personale Reflexion

Da Sexualpädagog:innen Teil der sexuellen Praxis sind und im Rahmen ihres Habitus sexuelle Praktiken und entsprechend die Praktiken der sexuellen Bildung gestalten, erscheint es notwendig, dass sie ihre sexuellen Praktiken in den Blick nehmen, die mit der Bildungspraxis verknüpft sind, wie z. B. die eigene sexualitätsbezogene Sprache. Dabei geht es darum, dass sie ihre Positioniertheit im sozialen Raum, ihre Ausstattung mit Kapital und die damit verknüpften sexuellen Praktiken betrachten, um sie in Kontrast zu anderen möglichen sozialen Positionen, etwa der Klient:innen, zu stellen. Hierbei geht es auch um die Reflexion der eigenen Gewordenheit bzw. der eigenen sexualitätsbezogenen Biografie. Ziel ist es hierbei, durch die entstehende Distanz die eigenen Praktiken zu irritieren bzw. auch persönlich Unbestimmtheit auszulösen, die es möglich macht, den eigenen persönlichen Beitrag zur sexuellen Bildungspraxis weiterzuentwickeln, um sowohl der steten Weiterentwicklung der Norm der sexuellen Gesundheit als auch den vielfältigen sexuellen Praktiken und unterschiedlichen Ausgangslagen der Zielgruppen gerecht zu werden und Benachteiligungen durch die eigene Praxis zu vermeiden. Zum Beispiel sollten cisgeschlechtliche Sexualpädagog:innen ihre gegenüber nicht-binären Personen abweichende gesellschaftliche Position und die hiermit verbundenen Benachteiligungen betrachten, um im Rahmen der eigenen Praxis der sexuellen Bildung Benachteiligungen zu vermeiden und vielmehr für diese Zielgruppe passende Bildungsangebote bereitstellen zu können. Ein weiteres Beispiel wäre der Umgang mit digitalen Medien: Sexualpädagog:innen sollten sich gegenüber heutigen digitalen sexuellen Praktiken betrachtend und neugierig öffnen, um diese in ihre sexuellen Bildungspraktiken einbinden zu können, um somit einem Bereich gerecht zu werden, der für die sexuelle Gesundheit vieler Menschen heute eine große Rolle spielt (Kapitel 3.1).

Umsetzen ließe sich diese reflexive Ebene bspw. in Form von kommunikativen Gruppensettings, wie Supervision oder kollegialer Beratung, aber auch im Kontext von Fortbildungen.

Mit der Reflexion der Positionierung der sexualpädagogischen Akteure verwoben ist die Reflexion der konkreten Bildungsangebote. Die diesbezügliche Reflexion geht jedoch deutlich über die Reflexion der Person hinaus, da die Angebote z. B. eine eigene Geschichte, eigene institutionalisierte Prozesse sowie eigene kontextuelle Bedingungen, wie den Träger, aufweist.

Produktreflexion

Ebenso wie die Sexualpädagog:innen als Personen ist auch das konkrete Angebot der sexuellen Bildung sozial positioniert und trägt auf die eine oder andere Weise zur Herstellung von Sexualität und mehr oder minder zu den mit Sexualität verbundenen Benachteiligungen bei. Beides, die soziale Positioniertheit und die Praktiken der Herstellung von Sexualität und sexuellen Benachteiligungen im Rahmen des Angebots, sind daher zu hinterfragen und im Sinne der Norm der sexuellen Gesundheit weiterzuentwickeln.

Betrachtenswert erscheinen bspw. der Träger des Angebots, z. B. eine religiöse Ausrichtung des Trägers, die historischen Wurzeln eines Angebots, die Finanzierung und die Interessen der Finanzierenden, die Vermarktung von Angeboten sowie die anvisierten oder ausgeschlossenen Zielgruppen und die der Durchführung zugrundeliegenden Annahmen über die Zielgruppen. Ebenso betrachtenswert erscheinen die feststehenden institutionalisierten Prozesse im Rahmen des Angebots. Beispielsweise ist im Rahmen von einer sozialpädagogischen Familienhilfe von Interesse, ob in einem Anamnesebogen auch Aspekte der sexuellen und geschlechtlichen Vielfalt erhoben werden oder ob ausschließlich nach weiblich/männlich getrennt wird. Vergleichbar ist in Bezug auf die Durchführung von sexualpädagogischen Gruppenveranstaltungen von Interesse, ob die Teilnehmenden geschlechtsspezifisch in Gruppen aufgeteilt werden, welche Gruppen es gibt, und wie sie gefunden werden. Weitere Beispiele sind die räumlichen Zugänge, etwa die Barrierefreiheit der Räume oder die Gestaltung der Räume. Von Interesse ist bspw., ob Bilder in den Räumen nur heterosexuelle Menschen ansprechen oder ob sich auch Aspekte sexueller Vielfalt in den Räumlichkeiten finden.

Reflexion der pädagogischen Konzeption

Auch die konkrete pädagogische Vorarbeit, also das pädagogische Konzept als Teil des Bildungsangebots, sollte reflexiv in Bezug auf die Reproduktion von Benachteiligungen und die zugrundeliegenden Praktiken überprüft werden. Diesbezüglich ist z. B. die empirische Ausgangssituation der Teilnehmenden zu betrachten, bspw. Probleme der sexuellen Gesundheit, soziale Benachteiligungen, besondere Ressourcen und andere Spezifika. Dies ist auch bedeutsam, um eine Anschlussfähigkeit des Angebots an die Subjekte herzustellen und den Subjekten das „Mitspielen" zu ermöglichen. So müssen bspw. die bereitgestellten Materialien barrierefrei sein und dürfen nicht selbst Benachteiligungen reproduzieren. Auch inhaltlich sind die potenziell bereitgehaltenen Bildungsinhalte an die Situation der Teilnehmenden anzupassen. Um Veränderungen von sexuellen Praktiken zu ermöglichen, müssen sexuelle Praktiken der Subjekte tangiert werden. Beispielsweise könnte es für Jugendliche auf dem Land wenig relevant sein, darüber nachzudenken, wie Kennenlernprozesse in Clubs gelingen können, wenn sie Bekanntschaften, gelingende und nicht-gelingende Flirts hauptsächlich im Kontext ihrer Schule oder im digitalen Raum erleben. Um letztlich sicherzustellen, dass es um für die Teilnehmenden relevante Themen geht, dass also ein Anschluss an ihre individuellen Ausführungen von Praktiken besteht, ist erneut Partizipation als Mittel der Wahl zu nennen – auch um zu verhindern, im paternalistischen Sinne an der sexuellen Gesundheit der Teilnehmenden vorbeizuarbeiten. Partizipative Elemente und Pfade sind also von Beginn an, also auch in der Planung, sicherzustellen.

8.1.4 Interaktive Handlungsebene

Eine vierte Handlungsebene betrifft die konkrete Interaktionsgestaltung im Rahmen der Bildungsangebote. Im Kern geht es auf dieser Handlungsebene um die spielerische Ermöglichung von subjektiv relevanten, neuen Handlungen im Kontext von Sexualität, die zu mehr sexueller Gesundheit führen. Es lassen sich neun Elemente differenzieren.

Regulierende Rahmung der Interaktion

In Gruppensituationen (Busche et al., 2022), aber auch in Einzelsettings (Schulze et al., 2018) ist in der Durchführung zu berücksichtigen, dass gesellschaftliche Benachteiligungen, Diskriminierungen, sexualisierte Gewalt auch in der sexualpädagogischen Situation reproduziert werden können. Zum Beispiel ist davon auszugehen, dass Jugendliche, die nicht den sexuellen und geschlechtlichen

Normen entsprechen, ausgegrenzt oder beleidigt werden. Um dies zu vermeiden, müssen in der Bildungspraxis Regeln aufgestellt werden, die bspw. Benachteiligungen ausschließen (Mantey, 2020b; Tuider et al., 2012). Beispielsweise muss klargestellt werden, dass niemand ausgelacht oder beleidigt wird. Entsprechende Regeln sind auch nötig, um die genannte kreative, utopische und spielerische Ebene von transaktionaler sexueller Bildung zu ermöglichen. Um kreatives, neues Handeln (auch Denken) zu ermöglichen, müssen vorschnelle regulierende Spielzüge verhindert werden. Aussagen von Teilnehmenden, die aus einer bestehenden normativen Ebene etwas für falsch oder verwerflich erklären, müssen verhindert oder hinterfragt werden, um Unbestimmtheit nicht vorschnell in Bestimmtheit zu überführen.

Anschlussfähigkeit herstellen

Was bereits in der reflexiven Planung bedacht und vorbereitet wurde, muss auch in der praktischen Durchführung individuell angepasst realisiert werden: Aufgrund der Subjektivität von sexueller Gesundheit, Sexualität und sexuellen Bildungsprozessen ist die Anschlussfähigkeit der Interaktion an die individuellen Praktiken der Teilnehmenden herzustellen. Hilfreich ist es hierbei, partizipative Elemente zu integrieren. Sowohl in der Einzelarbeit als auch in der Gruppenarbeit ist es bspw. sinnvoll, die Teilnehmenden zu fragen, welche Themen sie interessieren, sie bewegen, wo sie sich entwickeln möchten oder wo sie Probleme sehen. Ebenso ergibt es Sinn, nach den Wünschen hinsichtlich der Interaktionsformen zu fragen.

Subjektive Reflexion der sexuellen Gesundheit

Aufgrund der Subjektivität von Sexualität und sexueller Gesundheit darf diese inhaltlich nicht vorausgesetzt werden, sondern muss in der Bildungspraxis erkundet werden. Das subjektive Empfinden der Subjekte hinsichtlich ihrer sexuellen Gesundheit sollte erkundet werden können. Wie sexuell gesund erlebe ich mich? Was heißt es für mich sexuell gesund zu sein? Zugleich sollte ermöglicht werden, die eigenen sexuellen Praktiken (Handlungen, aber auch Gedanken) zu betrachten und hinsichtlich ihrer Wirkung auf die eigene sexuelle Gesundheit zu hinterfragen. Welche Handlungen tragen zu meiner sexuellen Gesundheit bei, welche schaden mir? Aus dem reflexiven Blick auf die eigene sexuelle Gesundheit und die eigenen Praktiken kann dann bereits die Möglichkeit entstehen, eigene Praktiken zu verändern. Sobald eine Handlung bewusst ist, werden oft auch Alternativen sichtbar. Allerdings werden auch für die sexuelle Gesundheit problematische Praktiken deutlich werden, die scheinbar unveränderlich sind. Daher ist ergänzend die folgende Herangehensweise wichtig.

Reflexion des Möglichkeitsraums

Die Einsicht in die soziale Konstruktion von Sexualität und zugleich in die sexualitätsbezogenen Machtverhältnisse weist auf die Notwendigkeit hin, den Subjekten die Möglichkeit zu geben, ihren Möglichkeitsraum und seine Grenzen auszuloten, um in der Folge Wege zu entwickeln, diesen zu überschreiten und Grenzen zu verschieben. Dies betrifft die oben ausgeführten Grenzen des Möglichkeitsraums:

- die Grenzen des Habitus, der eigenen Gewordenheit und des eigenen praktischen Wissens,
- die Grenzen des sozialen Raums, etwa die Ausstattung mit sozialem Kapital,
- die Grenzen, welche durch die in der Gesellschaft bestehenden Kategorien bestehen, etwas die Zugehörigkeit zu einer sozial konstruierten Gruppe und
- die Grenzen und Möglichkeiten des konkreten (Sozial-)Raums.

Aus der Analyse heraus kann es einerseits darum gehen, individuelle Praktiken anzupassen, um im Sinne der eigenen sexuellen Gesundheit besser mit bestehenden Zwängen umzugehen. Beispielsweise könnte ein Mensch, welcher in einem für seine:ihre sexuelle Gesundheit problematischen Umfeld lebt, entscheiden, seinen:ihren Lebensmittelpunkt zu verlegen. Andererseits kann es aber auch darum gehen, (vermeintliche) Zwänge zu verändern, indem Praktiken verschoben oder irritiert werden. Zum Beispiel kann der vermeintliche Zwang, sich als Mann oder Frau zu präsentieren, durch Kleidung bewusst irritiert werden.

Im Sinne einer Pädagogik vielfältiger Lebensweisen (J. Hartmann, 2017a), einer intersektionalen sexuellen Bildung (Busche et al., 2022), einer Sexualpädagogik der Vielfalt (Tuider, 2008; Tuider et al., 2012) geht es also darum, Normen und soziale Kategorien zu hinterfragen und soziale Konstruktionen zu dekonstruieren. „So können zum Beispiel im Rahmen von Bildungsangeboten die Vielfalt, Widersprüchlichkeit und Wandelbarkeit geschlechtlicher und sexueller Lebensweisen zum Gegenstand gemacht werden. Unscheinbare Normalität als gesellschaftliche Diskurse offengelegt und hinterfragt werden“ (Höblich, 2022, S. 462).

Auf Basis der Reflexion des subjektiven Erlebens von sexueller Gesundheit und von Sexualität sowie auf Basis der Analyse des Möglichkeitsraums können dann konkrete individuelle, aber auch gesellschaftliche Zielvorstellungen entwickelt werden.

Unbestimmtheit auslösen

Aufgrund der Verortung von transaktionaler sexueller Bildung in Unbestimmtheitsmomenten der Praxis ist eine zentrale Aufgabe der professionellen Bildungspraxis die Ermöglichung bzw. Auslösung von Unbestimmtheit und die Irritation bestehender Praktiken. Dabei geht es nicht darum, unbedingt das Bestehende zu verändern oder das Andere / Neue als besser zu präsentieren, sondern schlichtweg um die Eröffnung von neuen Möglichkeiten des Handelns. Dies kann bspw. mittels der gerade angesprochenen Dekonstruktion geschehen. Entsprechende sexualpädagogische Methoden finden sich bspw. in der Sexualpädagogik der Vielfalt (Tuider et al., 2012). Ferner finden sich zahlreiche andere Wege, die Unbestimmtheit auslösen können, indem Alternativen und Veränderungen sichtbar gemacht werden:

- Betrachtung von abweichenden Praktiken in anderen Kontexten, bspw. die Betrachtung von matriarchalen Strukturen und Praktiken in anderen Ländern,
- Exkursionen, die andere Praktiken aufzeigen, bspw. eine Exkursion in eine Stadt oder Stadtteile, in welchen Sexualität und sexuelle Identitäten anders gezeigt werden,
- Auseinandersetzung mit Filmen und Musik, welche alternative Praktiken aufzeigen,
- die Reflexion von eigenen biografischen Veränderungsprozessen, bspw. die Frage danach, welche sexuellen Praktiken in welchem Lebensabschnitt im Vordergrund standen oder wie sich spezifische Praktiken verändert haben oder
- die Betrachtung von historischen gesellschaftlichen Veränderungen, die aufzeigen, dass Veränderungen möglich sind.

Kreativität und Utopie

Kreativität und utopische Methoden oder Techniken können einerseits an ausgelöste Momente der Unbestimmtheit andocken, andererseits können sie selbst Unbestimmtheit auslösen. Sie können in der pädagogischen Bildungspraxis genutzt werden, um neue Möglichkeiten sichtbar werden zu lassen und können als Praktiken der sexuellen Bildung verstanden werden, wenn sie neues Denken im Kontext von Sexualität beinhalten. Kreative Methoden und utopisches Denken spielen an vielen Stellen in Pädagogik und Sozialer Arbeit eine Rolle, sodass ein großer Fundus besteht, auf den zurückgegriffen werden kann – sowohl für die Arbeit mit Gruppen als auch mit einzelnen.

Für die pädagogische Arbeit mit Gruppen gibt es z. B.:

- vielfältige basale Techniken der Förderung von Kreativität in Gruppen, z. B. Brainstormings und Mindmaps (Wendt, 2017),
- die Methode der Zukunftswerkstatt, welche gezielt dafür entwickelt wurde, die Realität kreativ und spielerisch zu verändern (Stimmer, 2020),
- den Ansatz des kreativen Schreibens, der viele utopische Herangehensweisen eröffnet (Werder, 2001).

Und für die Arbeit mit einzelnen gibt es z. B.:

- die zahlreichen lösungs- und zukunftsorientierten Techniken der systemischen Beratung und Familientherapie, wie die Wunderfrage (Schwing & Fryszer, 2010),

- Fantasiereisen und utopische Elemente der Gestalttherapie (Stevens, 2020) oder
- die utopischen „Spielanregungen" und Möglichkeiten des Psychodramas (Ameln, 2009).

Spiel mit Praktiken

Vor dem Hintergrund des Verständnisses von Sexualität und von transaktionaler sexueller Bildung als Praxis bzw. Praktiken bietet es sich an, zunächst Praktiken sichtbar zu machen, um dann in einem zweiten Schritt mit ihnen zu spielen, also sie bewusst zu verändern und hinsichtlich der Wirkung auf die sexuelle Gesundheit zu hinterfragen. Auch hier bieten sich verschiedene Zugänge an:

- Gedankengänge, Handlungen etc. in bestimmten Situationen können aufgeschrieben oder erzählt werden, um sie im Anschluss anders oder neu zu beschreiben.
- Mit psychodramatischen Techniken (Ameln, 2009) können mit Einzelnen, aber auch mit Gruppen weniger intime Praktiken „auf die Bühne" gebracht und bewusst anderes gespielt werden. Zum Beispiel kann ein Mann seine Rolle als Vater und Mann in einer Familiensituation analysieren und bewusst anders spielen.
- Geschichten können erzählt und neu erzählt, oder geschrieben und umgeschrieben werden, z. B. mit Techniken des kreativen Schreibens (Werder, 2001) oder mit Techniken der narrativen Therapie (White, 2010).

Da viele Praktiken der Sexualität intim und/oder tabuisiert sind, ist hierbei der Kontext sowie die Wünsche und Grenzen der beteiligten Personen zu berücksichtigen. Auch wenn es interessant ist, Praktiken sichtbar zu machen, um transaktionale sexuelle Bildungsprozesse zu ermöglichen, muss es aus ethischen Gründen bzw. der Orientierung an der Norm der sexuellen Gesundheit, die Prämisse einer transaktionalen sexuellen Bildung sein, Scham- und Intimitätsgrenzen zu wahren.

Dem „Neuen" und dem „Besseren" auf der Spur

Vor dem Hintergrund, dass Praktiken nie gleich ablaufen und sich permanent verändern, bietet es sich an, die stets vorfindbaren Veränderungen und Verschiebungen in den Blick zu nehmen und bezüglich ihrer Wirkung auf die sexuelle Gesundheit zu hinterfragen. Dies bezieht sich einerseits auf die individuelle Ausführung von Praktiken. Zum Beispiel kann in einer Beratungssituation gefragt werden, ob es Zeiten gab oder gibt, in denen bestimmte sexuelle Praktiken besser gelungen sind. Dies entspricht Fragetechniken der systemischen Familientherapie, in denen nach Unterschieden und Ausnahmen gefragt wird (Schlippe & Schweitzer, 2012). Andererseits kann sich dies auf beobachtbare Veränderungen in der Gesellschaft beziehen. In sexualpädagogischen Gruppenveranstaltungen oder in der

Arbeit mit einzelnen kann geschaut werden, wo positive Entwicklungen zu verzeichnen sind und es kann überlegt werden, wie diese in eigene Ausführungen von Praktiken übertragen werden können.

Körper und Materialität berücksichtigen

Gemäß der oben formulierten Grundorientierung, sollte auch in der konkreten Gestaltung von Angeboten der sexuellen Bildung darauf geachtet werden, Materialität ausreichend zu berücksichtigen.

1. In der Reflexion der eigenen sexuellen Gesundheit und Entwicklung diesbezüglicher Ziele wäre zu fragen, welche Rolle der Körper und andere Materialität in diesem Kontext spielt. Welche positiven oder negativen Auswirkung auf die sexuelle Gesundheit hat bspw. der Konsum von Pornografie? Welche Bedeutung haben körperliche Wahrnehmungen? Wie wirken Mediendarstellungen auf die sexuelle Gesundheit?
2. Der Körper und andere Materialität können Unbestimmtheit auslösen und auch gezielt dafür genutzt werden, Unbestimmtheit auszulösen. Entsprechend kann bspw. gefragt werden, welche Gegenstände in einer sexualpädagogischen Gruppenveranstaltung Unbestimmtheit eröffnen können. Oder es kann in der Arbeit mit Einzelnen gefragt werden, wie die Umgestaltung von Materialität, bspw. des partnerschaftlichen Schlafzimmers, die sexuelle Beziehung verändert hat.
3. Auch das kreative und utopische Moment transaktionaler sexueller Bildung lässt sich mit Körpern und Materialität verknüpfen. In der Arbeit mit Einzelnen können z. B. zunächst unbewusste körperliche Gefühle exploriert und hinsichtlich ihrer utopischen Implikationen befragt werden. Welche Auskünfte gibt der Körper hinsichtlich der Ziele der sexuellen Gesundheit? In der Arbeit mit Gruppen können Materialien genutzt werden, um den kreativen und/oder utopischen Prozess zu unterstützen. Beispielsweise kann mit Papier und Farben, aber auch mit Videos als Medien gearbeitet werden.
4. Und auch im Spiel mit Praktiken kann reflexiv und kreativ mit Körpern und Materialität gearbeitet werden. Körperwahrnehmungen, körperliche Veränderungen etc. können in den Spielsituationen beobachtet werden oder Praktiken können gezielt mit oder ohne die üblichen Artefakte gespielt und reflektiert werden. In einer sexualpädagogischen Gruppenveranstaltung mit Jugendlichen könnte bspw. das Kennenlernen oder ein Flirt nachgespielt und ausprobiert werden, wie dies ohne Handy ablaufen würde.
5. Und auch bei der Suche nach Neuem und dem „Besseren“ kann Körpern und Materialität besondere Aufmerksamkeit geschenkt werden. Welche Verhütungsmittel sind leichter oder besser anwendbar oder haben weniger Nebenwirkungen? Welche App kann helfen, Beziehungen herzustellen?

Kapitalausstattung – Ressourcenarbeit

In Kapitel 6.4 wurde deutlich, dass die Handlungsmöglichkeiten der Subjekte und damit ihre Möglichkeiten der transaktionalen sexuellen Bildung von verschiedenen Bedingungen abhängen. Neben dem eigenen Habitus finden sich diese Grenzen des Handelns vor allem in der unterschiedlichen Ausstattung mit sozialem, ökonomischen, kulturellen und symbolischen Kapital, in der damit zusammenhängenden sozialen Positioniertheit im sozialen Raum, in der Zugehörigkeit zu unterschiedlichen sozial konstruierten Gruppen sowie in den Möglichkeiten und Grenzen, die ein konkreter (Sozial-)Raum bietet. Für die pädagogische Praxis *transaktionaler sexueller Bildung* folgt hieraus einerseits die Notwendigkeit, fallspezifisch die individuelle Ausstattung mit Kapital zu betrachten und zu fördern. Hierbei geht es bspw. im Sinne einer *Ressourcenorientierten Sozialen Netzwerkarbeit* (Wendt, 2017) um die Analyse und Erweiterung von Netzwerken. Zum Beispiel können Klient:innen mit spezifischen Beratungsstellen in Kontakt gebracht oder es können themenbezogene Treffen eingerichtet werden, etwa ein Stammtisch für Menschen, die sich als LGBTIQ* verstehen. Andererseits geht es wie im Folgenden skizziert um die fallunspezifische Veränderung von sozialen Räumen sowie die politische Einflussnahme auf strukturelle Probleme.

Diese ersten Ideen zur praktischen Gestaltung transaktionaler sexueller Bildung machen zwei Sachen deutlich. Zum einen zeigt sich, dass transaktionale sexuelle Bildung in weiten Teilen bestehende Praktiken, Perspektiven und Herangehensweisen aus Sozialer Arbeit und Pädagogik aufgreifen kann. Beispiele sind die reflexive Perspektive einer intersektionalen sexuellen Bildung (Busche et al., 2022), dekonstruktive Herangehensweisen einer Pädagogik vielfältiger Lebensweisen (J. Hartmann, 2002), utopische Perspektiven und Verfahren der Sozialen Arbeit (Stimmer, 2020) oder partizipative Elemente als Umsetzung einer Subjektperspektive, wie sie in der Breite in der Sozialen Arbeit zur Anwendung kommen. Gleichzeitig kommen jedoch neue oder ergänzende Ziele und Schwerpunkte in den Blick, etwa die ausdrückliche Betrachtung von Materialität und Körperlichkeit. Eine weitere Ausarbeitung erscheint lohnenswert, um ein stärker theoriegeleitete Bildungspraxis entstehen zu lassen. Zum anderen wird deutlich, dass viele Fragen bezüglich der Gestaltung der Bildungspraxis noch zu bearbeiten sind. Offen geblieben ist bspw., wo eine solche transaktionale sexuelle Bildung institutionell zu verorten wäre. Auch die Rolle des Staates, der Zusammenhang von materialer und formaler Bildung oder die Frage der praktischen Zugänge zu transaktionaler sexueller Bildung mussten offenbleiben.

8.2 Empirische Zugänge zur Praxis der transaktionalen sexuellen Bildung

Ungefähr seit den Sechzigerjahren des 20. Jahrhunderts wird die empirische Anschlussfähigkeit von Bildungstheorie eingefordert (Lüders, 2007) und spielt seitdem bei vielen bildungstheoretischen Überlegungen eine Rolle. Entsprechend sollten auch hier zumindest erste Ideen gesammelt werden.

Qualitative und quantitative Beobachtungsverfahren

Als maßgeblich für die empirische Erforschung praxistheoretisch verstandener Bildungsprozesse betrachtet Michael Asmussen (2020) die Grundannahme des *doings*, die Herstellung von Sozialität durch Handlungen. Soziale Phänomene werden als Resultate und Voraussetzungen von sozialen Praktiken verstanden, so etwa die soziale (Re-)Produktion von Geschlecht. „Sie existieren nicht schon vor jeder Tätigkeit, sind keine gegebenen Strukturen" (Asmussen, 2020, S. 208). Diese praxistheoretische Grundannahme hat Konsequenzen für die empirische Erforschung von transaktionaler sexueller Bildung, denn in dieser Perspektive sind die Subjekte nicht primär „Erkenntnissubjekt oder Subjekte, denen Reflexivität und Autonomie aufgrund eines Vermögens zukäme, sondern es sind empirische Subjekte, die innerhalb der jeweiligen Praktik beschrieben werden" (Asmussen, 2020, S. 208). Entsprechend wird hier mit Michael Asmussen (2020) davon ausgegangen, dass die Beobachtung eine wichtige Methode zur Erforschung transaktionaler (sexueller) Bildungsprozesse ist. Ebenso wie im Hinblick auf die Erforschung von schweigendem Wissen (Budde, 2021) erscheint hierbei also die ethnografische Forschung ertragreich. So interessieren sich ethnografische Studien für das „Wie" sozialer Handlungen, wobei sowohl Sprachhandlungen als auch körperliche Handlungen in den Blick genommen werden (Budde, 2021). Im Blick auf diese Handlungen und die dahinter liegenden Normen, Regeln und Gesetze könnten im Rahmen von ethnografischen Studien gezielt auch Differenzen und Verschiebungen betrachtet werden, um Verläufe transaktionaler sexueller Bildung nachzuzeichnen, etwa indem Studien über die Zeit wiederholt oder indem unterschiedliche Kontexte betrachtet werden.

Ergänzend könnten quantitative Beobachtungsverfahren zur Anwendung kommen, um die Veränderungen von spezifischen Praktiken innerhalb einer Gesellschaft systematisch nachzuzeichnen. Beispielsweise können Veränderungen der sexuellen Praxis, etwa der Darstellung von bestimmten Aspekten der Sexualität in den Medien systematisch beobachtet werden. Diese könnten auch mit Indikatoren sexueller Gesundheit korreliert werden.

Interviews

Allerdings gibt es Aspekte transaktionaler sexueller Bildung, die sich den beschriebenen Wegen entziehen, da das Beobachtbare begrenzt ist. Dies betrifft einerseits Praktiken, zu denen kein methodischer Zugang besteht, bspw. weil sie als besonders intim gelten. Andererseits betrifft dies die subjektive Seite transaktionaler sexueller Bildung, etwa den erfahrenen Sinn oder die Erfahrung von Wohlempfinden (s. o.). Ob es sich bei einem veränderten Umgang mit Scham in einer Familie um das Ergebnis transaktionaler sexueller Bildung handelt, können nur die Subjekte beurteilen: Lediglich sie können Auskunft darüber geben, ob ihre sexuelle Gesundheit durch neue Handlungen subjektiv zugenommen hat. Insofern erscheinen auch qualitative Interviews, etwa narrative Interviews relevant (Asmussen, 2020). Biografieforschung könnte bspw. genutzt werden, um transaktionale sexuelle Bildungsprozesse im Lebenslauf nachzuzeichnen. Dies schließt an Hans-Christoph Koller (2011) an, der ebenfalls eine bildungstheoretisch fundierte Biografieforschung für die Erforschung von Bildungsprozessen diskutiert und dies damit begründet, dass Bildungsprozesse nur interpretativ erschlossen werden können, zumal sie in der Regel keine einmaligen Vorgänge darstellen, sondern langfristige lebensgeschichtliche Dimensionen aufweisen.

9. Fazit

Ziel der vorliegenden Arbeit war es, ein bildungstheoretisches Verständnis von sexueller Bildung zu skizzieren. Die zentrale Frage war, wie sich sexuelle Bildung theoretisch fassen lässt. Zur Beantwortung dieser Frage wurde zunächst eine Heuristik entwickelt, die jeweils Fragen an eine Theorieskizze sexueller Bildung stellte (Kapitel 2.5). Dieses Vorgehen sollte zum einen thematische Ankerpunkte entstehen lassen und damit sicherstellen, dass bildungstheoretische Kernfragen zumindest berührt werden. Zum anderen sollte die Heuristik eine Struktur für die Beantwortung der Fragestellung entstehen lassen. Die folgenden Kernthemen wurden identifiziert: Bildungssubjekt, Bildungsprozess, Bildung und Gesellschaft, Bildung und Normativität sowie Bildung als Produkt bzw. die Praxis der Bildung.

Um zudem den Anschluss an den sexualpädagogischen Diskurs sicherzustellen und den Bildungsgegenstand der Sexualität näher zu fassen, wurden im Anschluss Kernthemen des sexualpädagogischen Diskurses um Sexualität und sexuelle Bildung herausgearbeitet (Kapitel 3 und 4). Aufgrund der vielfältigen Verknüpfungen wurden hierbei auch Themen der erziehungswissenschaftlichen Geschlechterforschung sowie der Queer Studies einbezogen. Auch hierbei musste aufgrund des Umfangs der Arbeit in Kauf genommen werden, den in den vergangenen Jahren immer umfangreicher werdenden Diskursen nicht gerecht werden zu können. Im Vordergrund stand die eklektische, aber begründete Identifizierung thematischer Ankerpunkte.

In einem nächsten Schritt wurde das Konzept der transaktionalen Bildung inklusive seiner praxistheoretischen Grundlagen zusammenfassend dargestellt (Kapitel 5). Mit Heidrun Allert und Michael Asmussen (2017) wurde transaktionale Bildung als relationaler, performativer und sozialer Prozess der Öffnung und Gestaltung von Möglichkeitsräumen in der Praxis beschrieben. Anschließend wurde dieses Konzept auf Sexualität, genauer gesagt sexualitätsbezogene Bildungsprozesse, übertragen und dabei in zwei Richtungen erweitert (Kapitel 6). Zum einen wurde mit der Steigerung der sexuellen Gesundheit eine Norm ergänzt (Kapitel 6.3), um Bildungsprozesse von „alltäglichen" Wandlungsprozessen der sexuellen Praxis unterscheiden zu können, und zum anderen wurde der aktuelle gesellschaftliche Rahmen konkretisiert (Kapitel 6.4). Letzteres kommt der bildungstheoretischen Forderung nach, Bildungstheorie stets vor dem Hintergrund gesellschaftlicher Bedingungen zu betrachten, wie sie insbesondere als Reaktion auf den Nationalsozialismus aufkam (Koller, 2009; Pongratz & Bünger, 2008), und schließt zugleich an die sexualitätsbezogenen gesellschaftskritischen Analysen an, wie sie unter anderem auf Basis von Michel Foucault und Judith Butler in den Queer Studies entwickelt wurden und im sexualpädagogischen Diskurs, etwa im Kontext einer intersektionalen sexuellen Bildung oder in der Pädagogik vielfältiger Lebensweisen, breit rezipiert und diskutiert werden (Busche et al., 2022; J. Hartmann, 2002).

Als Ergebnis entstand ein auf den praxistheoretischen Grundbegriffen basierendes Verständnis von sexueller Bildung, das aufgrund der bildungstheoretischen Vorlage als transaktionale sexuelle Bildung bezeichnet wurde.

Transaktionale sexuelle Bildung meint die Realisierung von neuartigen sexuellen Handlungen (auch Denken, Fühlen etc.) durch ein Subjekt, welche bestehende sexuelle Praktiken dahingehend verändern, dass aus Sicht des Subjekts ein situativer Zuwachs an sexueller Gesundheit entsteht. Dieser Prozess ist kein rein geistiger Prozess, sondern umfasst den gesamten Menschen. Im Rahmen des Prozesses verändern sich nicht nur das Subjekt, sondern auch die sexuelle Praxis bzw. die Sexualität der Gesellschaft. Die Möglichkeit der Subjekte, sexuelle Praktiken und damit auch die sexuelle Praxis zu verändern, ist aus Perspektive der Subjekte in verschiedener Hinsicht eingeschränkt. Die geronnene Geschichte der Subjekte, etwa ihr Habitus und ihre Ausstattung mit Kapital (Pierre Bourdieu), soziale Praktiken der Kategorisierung und entsprechende Zugehörigkeiten in intersektionaler Verschränkung sowie konkrete (Sozial-)Räume und soziale Beziehungen begrenzen die Möglichkeiten der transaktionalen sexuellen Bildung.

In Kapitel 7 wurde die Theorieskizze letztlich entlang der in Kapitel 2 entwickelten Heuristik zusammengefasst und die wichtigsten Bezüge und Kontraste zum sexualpädagogischen Diskurs aufgezeigt.

Deutlich wurde, dass das entstandene Konzept in vielerlei Hinsicht an aktuelle Diskurse und Positionen anschließt, aber dadurch gleichzeitig auch im Kontrast zu anderen Ansätzen steht. Die Anschlussstellen, aber auch Kontraste entstehen im Kern daraus, dass die entstandene Skizze einer transaktionalen sexuellen Bildung eine der zentralen kulturwissenschaftlichen Bewegungen seit den 1990er Jahren vollzieht – den „practice turn“. Dieser beinhaltet unter anderem die Inblicknahme des Körpers, verkörperten Wissens, von Räumen, Artefakten und Dingen sowie insbesondere von Handlungsvollzügen im Hinblick auf die Herstellung sozialer Ordnungen und zugleich des Subjekts (Brümmer & Alkemeyer, 2021).

> „Der Mensch (wird) nicht länger als ein der Welt rational-reflexiv gegenüberstehendes Geisteswesen verstanden, sondern als ein Wesen aus Fleisch und Blut, das in seinen vielfältigen Verflechtungen mit der Welt – frei nach Marx – ebenso sehr die Umstände macht wie sich selbst: alles erkennen und wissen ist unter diesem Blickwinkel durch praktisches Tun vermittelt; das Denken versteht sich selbst als ein Bestandteil der Praxis“ (Brümmer & Alkemeyer, 2021, S. 29).

Diese Verortung von sexueller Bildung in der Praxis ist zugleich irritierend und ertragreich.

Da das Bildungssubjekt und die Gesellschaft im Sinne von Transaktionalität (Dewey & Bentley, 1949) relational verknüpft sind, liegt der Prozess der sexuellen Bildung nicht mehr nur im Bildungssubjekt, sondern ist mit Gesellschaft und gesellschaftlicher Entwicklung verknüpft. Damit liegt der normative Auftrag von Bildung, der sprichwörtliche Ball nicht mehr nur vor und im Subjekt, das sich bilden soll, sondern die Gesellschaft im Ganzen ist gefragt. Sexuelle Praktiken sollen sich hin zu mehr sexueller Gesundheit entwickeln. Die Veränderung dieser Praktiken obliegt jedoch nicht einem einzelnen Subjekt, sondern vollzieht sich in sozialen Praktiken, an denen eine Vielfalt an Subjekten, Artefakten und auch räumliche Strukturen beteiligt sind. Dies irritiert die klassische Vorstellung des sich bildenden Subjekts, verspricht jedoch zugleich einen Gewinn, denn das Subjekt wird aus der häufig kritisierten „Zumutung", sich (sexuell) zu bilden und damit selbst zu optimieren (Langer, 2023; Langer & Wrana, 2024), zumindest zum Teil entlassen und die Verantwortung für Prozesse der sexuellen Bildung und damit für eine sexuell gesunde Praxis wird auf die Bildungssubjekte und die Gesellschaft verteilt. Die pädagogische Praxis der sexuellen Bildung, also das Produkt der sexuellen Bildung ist somit aufgefordert, „beides" in den Blick zu nehmen, sowohl individuelle Praktiken als auch ihre gesellschaftliche Rahmung bzw. kollektive Praktiken. Mit diesen starken gesellschaftlichen Bezügen schließt die Theorieskizze nicht nur an die bereits genannten gesellschaftskritischen Konzepte, etwa das Konzept der Pädagogik vielfältiger Lebensweisen (J. Hartmann, 2012c) an, sondern wird auch der Sozialität von Bildung gerecht, wie sie im Kontext der Sozialen Arbeit eingefordert wird (Sting, 2016, 2018).

Die Verortung sexueller Bildung in der Praxis irritiert auch deshalb, weil (sexuelle) Bildung damit keine rein geistige Tätigkeit mehr ist, die kognitive Leistungen erfordert. Ein Mensch, der sexuell gebildet ist, verfügt nicht unbedingt über herausragende Kenntnisse in Bezug auf Sexualität und hat auch nicht unbedingt eine besonders kritische Einstellung gegenüber der Gesellschaft, wie im Konzept der „Pädagogik vielfältiger Lebensweisen" (J. Hartmann, 2002). Stattdessen können sich Menschen sexuell bilden, indem sie ihr Handeln sexuell gesünder gestalten, und sie sind sexuell gebildet, wenn sie sich sexuell gesund verhalten und – aufgrund der Subjektivität von sexueller Gesundheit – vorrangig sexuell gesund empfinden. Hiermit kommt die Theorieskizze dem in der Sozialen Arbeit formulierten Unwohlsein entgegen, das das Dispositiv der Bildung selbst als einer spezifischen gesellschaftlichen Position verhaftet versteht und dafür plädiert, Orientierungen sogenannter bildungsferner Milieus nicht abzuwerten (Bittlingmayer, 2006; Sting, 2016).

Beide Aspekte, sowohl die Relationalität von Bildungssubjekt und Gesellschaft im Bildungsprozess als auch die Verortung im Handeln, irritieren die klassische und bis heute auch in der Sexualpädagogik zu findende Vorstellung des essenziell gedachten, bürgerlichen, reflexiv nach Selbstbestimmung strebenden Bildungssubjekts.

Ebenso wie die Verortung in der Praxis und damit im Handeln irritiert auch die Norm der sexuellen Gesundheit.

Einerseits irritiert sie, weil sie eine Teleologie bzw. die Annahme vermuten lässt, die Gesellschaft sowie die Subjekte würden stetig gesünder, sodass am Ende eine sexuell gesunde Gesellschaft und Subjekte stünden. Anders als etwa bei Karlheinz Valtl (2008/2013), der unter anderem eine Steigerung der sexuellen Lust und eine größere Erregbarkeit anstrebt, wird jedoch kein feststehendes, normatives Ziel ausgerufen. Stattdessen wird sexuelle Gesundheit als subjektiv und zudem als im Wandel verstanden. Das Bild von sexueller Gesundheit selbst und damit auch die hiermit verbundenen Praktiken sind gesellschaftlich – und relational damit verknüpft auch subjektiv – im Wandel, sodass es stets nur um Annäherungsprozesse gehen kann. Zudem wird davon ausgegangen, dass sich die sexuelle Gesundheit der Bildungssubjekte vor dem Hintergrund biografischer Entwicklungen in einer stetigen Entwicklung befindet und es dementsprechend auch auf der Ebene der Individuen stets nur um Annäherungsprozesse gehen kann. Was Menschen als sexuell gesund empfinden, ist nicht nur stark subjektiv, sondern auch von individuellen Entwicklungsprozessen abhängig, die wiederum mit der Gesellschaft verknüpft sind.

Andererseits irritiert die Norm der sexuellen Gesundheit, weil sie auswechselbar und damit beliebig erscheint. Sie ist tatsächlich auswechselbar und andere normative Ziele für sexuelle Bildungsprozesse sind denkbar, allerdings erscheint sie zum jetzigen Zeitpunkt alternativlos: Keine andere Norm integriert eine derartige Vielzahl an einzelnen Idealen, welche im sexualpädagogischen Diskurs und auch in den Diskursen der Sozialen Arbeit als unhinterfragt gelten. Beispiele sind der Schutz vor sexueller Diskriminierung, der Schutz vor sexualisierter Gewalt und das Ideal, Sexualität nicht nur als Gefahr zu verstehen und stattdessen positive Entwicklungsprozesse zu ermöglichen. Zudem beinhaltet die Norm der sexuellen Gesundheit im vorliegenden Verständnis der WHO (2020), das zugleich auch den sexualpädagogischen Diskurs dominiert, einen stark subjektiven Anteil. Hiermit und der darin enthaltenen Aufforderungen an die pädagogische Praxis der sexuellen Bildung, subjektive Sichtweise und Wünsche zu berücksichtigen, schließt sie ebenfalls an wichtige Prämissen des sexualpädagogischen Diskurses (sexuelle Selbstbestimmung) und der Sozialen Arbeit (Partizipation) an. Zudem hat die Auswechselbarkeit einen entscheidenden Vorteil: Sie fordert zu einer stetigen Weiterentwicklung der Theorieskizze transaktionaler sexueller Bildung auf. Die Norm muss stets neu, auch in Bezug zu aktuellen gesellschaftlichen Verhältnissen begründet werden. Damit ist sexuelle Bildung nicht mehr Teil einer großen utopischen Erzählung, die bspw. die Befreiung der Sexualität oder die Auflösung sexualitätsbezogener Machtverhältnisse anstrebt, sondern zeithistorisch auf das Gegebene konzentriert und stets neu zu begründen.

Im Blick auf die pädagogische Praxis der sexuellen Bildung wird deutlich, dass die vorliegende Theorieskizze „das Rad nicht neu erfindet", jedoch bestehende, bereits diskutierte Ansätze und Perspektiven systematisch bildungstheoretisch verknüpft und damit begründete Urteile ermöglicht, was sexuelle Bildung ausmacht oder wie sie zu gestalten ist. Das Konzept der transaktionalen sexuellen Bildung bietet ein Fundament für weitere Theoriearbeit sowie für die Gestaltung der pädagogischen Praxis. Somit geht die Programmatik nicht der Theorie voraus, wie etwa bei Karlheinz Valtl (2008/2013), und eine bloße Umbenennung von Konzepten der Sexualerziehung zu Konzepten der sexuellen Bildung, wie sie bei Uwe Sielert (2023b) zu finden ist, wird ausgeschlossen. Praktische Konzeptualisierungen können dahingehend hinterfragt werden, inwieweit sie den gegebenen bildungstheoretischen Überlegungen gerecht werden. Gefragt werden kann z. B.:

- inwieweit Angebote der sexuellen Bildung Räume der Unbestimmtheit eröffnen oder lediglich Gegebenes, etwa in Form von Wissen weitergeben,
- inwieweit Angebote der sexuellen Bildung Körperlichkeit, Materialität und Räume im Hinblick auf Sexualität und sexuelle Gesundheit berücksichtigen,
- inwieweit in den Angeboten der sexuellen Bildung – subjektiv als auch objektiv – sexuelle Gesundheit entstehen kann und wie mit diesbezüglichen Normkonflikten umgegangen wird,
- inwieweit Angebote der sexuellen Bildung das relationale Verhältnis der sexuellen Subjekte zur Sexualität der Gesellschaft berücksichtigen,
- inwieweit Angebote der sexuellen Bildung in Planung und Durchführung sexualitätsbezogene gesellschaftliche Machtverhältnisse, Diskriminierungen und Benachteiligungen in den Blick nehmen,
- inwieweit Angebote der sexuellen Bildung (sozial-)räumliche Bedingungen sexueller Bildung berücksichtigen und
- inwieweit sexualpädagogisch Tätige in ihren Personen und ihren pädagogischen Angeboten selbst sexualitätsbezogene Machtverhältnisse, Diskriminierungen und Benachteiligungen (re-)produzieren.

Auch die ersten konkreten Ideen zur Gestaltung der pädagogischen Praxis der transaktionalen sexuellen Bildung (Kapitel 8) machen entsprechend deutlich, dass vieles nicht neu ist, etwa die sexualpädagogische Reflexion gesellschaftlicher Machtverhältnisse, aber dennoch neue Schwerpunkte und Perspektiven entstehen. Zum Beispiel tritt ein Fokus auf Praktiken, beteiligte Körper, Artefakte und Dinge im Kontext von transaktionaler sexueller Bildung hinzu und ein utopisches Moment der unbestimmten Erneuerung der Sexualität der Gesellschaft kommt hinzu.

Gleichzeitig macht die vorliegende Arbeit deutlich, dass viele einzelne Aspekte theoretisch näher zu betrachten wären und viele Fragen gänzlich unbeantwortet bleiben mussten.

So sind alle genannten bildungstheoretischen Kernthemen nur im Ansatz betrachtet. Das Bildungssubjekt, der Bildungsprozess der sexuellen Bildung etc. sind bislang lediglich in Konturen ausgeführt und wären weiter zu präzisieren und an aktuelle bildungstheoretische Fragen anzulegen. Hiermit zusammenhängend wäre auch die praxistheoretische Grundlage zu konkretisieren und präzisieren. Bislang sind nur holzschnittartig die Kernbegriffe und -annahmen der Familie der Praxistheorien aufgegriffen. Dahinter verbergen sich jedoch in vielerlei Hinsicht unterschiedliche Ansätze (Brümmer & Alkemeyer, 2021; Hillebrandt, 2014) und vielfältige offene Fragen für die Erziehungswissenschaft, wie sie bspw. im Sammelband von Jürgen Budde und Kolleg:innen (Budde et al., 2018) aufgezeigt werden. Ebenso verhält es sich mit den dargestellten gesellschaftlichen Rahmenbedingungen, die nicht nur jede für sich, sondern auch im Verhältnis zueinander zu konkretisieren wären. Und auch die hier nur eklektisch gesammelten Ideen zur empirischen Erforschung transaktionaler sexueller Bildung sowie zur Gestaltung von Bildungsangeboten einer transaktionalen sexuellen Bildung müssen weiter ausgearbeitet werden. Beispielsweise wäre zu klären, wie transaktionale sexuelle Bildung institutionell zu verorten wäre, wie das Kanonproblem gelöst würde oder welche Rolle der Staat hinsichtlich transaktionaler sexueller Bildung spielen könnte. All diese Fragen konnten aufgrund des Umfangs der Arbeit nicht bearbeitet werden.

Aufgrund der eher „zufälligen" – wenn auch begründeten – Auswahl der bildungstheoretischen Grundlage der transaktionalen Bildung erscheint es jenseits der vorliegenden Arbeit sinnvoll, noch einmal systematisch den Bildungsdiskurs nach bildungstheoretischen Konzepten durchzugehen, welche sich auf Sexualität übertragen lassen könnten, um ggf. weitere bildungstheoretische Alternativen für ein Verständnis von sexueller Bildung zu entwickeln. Eine weitere grundsätzliche Alternative wäre es, das emanzipatorische Verständnis sexueller Bildung, wie es seit langem den sexualpädagogischen Diskurs dominiert, zu aktualisieren, um den oben dargestellten Themengebieten gerecht zu werden. Beides wäre aus meiner Sicht für den sexualpädagogischen Diskurs sehr ertragreich. Es bleibt zu hoffen, dass sich der sexualpädagogische Diskurs weiter für bildungstheoretische Fragen öffnet.

Literatur

Adorno, T. W. (2003). Erziehung nach Auschwitz. In R. Tiedemann (Hrsg.), Suhrkamp Taschenbuch Wissenschaft. Gesammelte Schriften (6. Auflage, S. 674–690). Suhrkamp.

Alkemeyer, T. (2013). Subjektivierung in sozialen Praktiken. In T. Alkemeyer (Hrsg.), Praktiken der Subjektivierung: Bd. 1. Selbst-Bildungen: Soziale und kulturelle Praktiken der Subjektivierung (S. 33–68). transcript.

Alkemeyer, T. & Buschmann, N. (2016). Befähigen: Praxistheoretische Überlegungen zur Subjektivierung von Mitspielfähigkeit. In M. Rieger-Ladich (Hrsg.), Pierre Bourdieu: Pädagogische Lektüren (S. 271–297). Springer Fachmedien.

Allert, H. & Asmussen, M. (2017). Bildung als produktive Verwicklung. In H. Allert, M. Asmussen & C. Richter (Hrsg.), Pädagogik. Digitalität und Selbst: Interdisziplinäre Perspektiven auf Subjektivierungs- und Bildungsprozesse (S. 27–68). transcript.

Ameln, F. v. (2009). Psychodrama (German Edition) (2. Auflage). Springer. http://gbv.eblib.com/patron/FullRecord.aspx?p=478066

Andresen, S. & Heitmeyer, W. (Hrsg.). (2012). Zerstörerische Vorgänge. Missachtung und sexuelle Gewalt gegen Kinder und Jugendliche in Institutionen. Beltz Juventa.

Aparicio, E. M., Kachingwe, O. N., Salerno, J. P., Geddings-Hayes, M. & Boekeloo, B. O. (2021). Addressing Sexual Health Among Youth in Foster Care Group Homes: A Community-Engaged Grounded Theory Study. Sexuality Research and Social Policy. Vorab-Onlinepublikation. https://doi.org/10.1007/s13178-020-00519-w

Asmussen, M. (2020). Annäherung an einen praxistheoretischen Bildungsbegriff [Dissertation, Christian-Albrechts-Universität zu Kiel]. GBV Gemeinsamer Bibliotheksverbund.

Audehm, K. (2021). Habitus. In A. Kraus, J. Budde, M. C. Hietzge & C. Wulf (Hrsg.), Handbuch schweigendes Wissen: Erziehung, Bildung, Sozialisation und Lernen (2., überarbeitete Auflage, S. 163–174). Beltz Juventa.

Baader, M. & Friedrichs, J.-H. (2023). Sexuelle Befreiung oder sexuelle Bildung? Konzepte, Organisationen und Akteur*innen nach 1968 zwischen Pädophilie- und Missbrauchsdiskursen. In J. K. M. Siemoneit, K. Verlinden & E. Kleinau (Hrsg.), Sexualität, sexuelle Bildung und Heterogenität im erziehungswissenschaftlichen Diskurs (S. 32–53). Beltz Juventa.

Baar, R., Hartmann, J. & Kampshoff, M. (2019). Geschlechterreflektierte Professionalisierung – Geschlecht und Professionalität in pädagogischen Berufen. Eine Einführung. In R. Baar, J. Hartmann & M. Kampshoff (Hrsg.), Jahrbuch erziehungswissenschaftliche Geschlechterforschung: Folge 15/2019. Geschlechterreflektierte Professionalisierung – Geschlecht und Professionalität in pädagogischen Berufen (S. 31–54). Barbara Budrich.

Baas, S. & Schmitt, M. (2010). Partnerschaft und Sexualität im Alter. In K. Aner & U. Karl (Hrsg.), Handbuch Soziale Arbeit und Alter (S. 377–383). VS Verlag für Sozialwissenschaften.

Beck, M. & Henningsen, A. (2018). Sexualität lernen? Eine Annäherung aus der Perspektive Jugendlicher und pädagogischer Fachkräfte. Zeitschrift für Sexualforschung, 31(1), 134–151.

Behnisch, M. (2015). Alltag in der Jugendhilfe: Anmerkungen zum Umgang mit Sexualität als fachliche Herausforderung. Sozial Extra, (6), 20–22.

Benkel, T. (2012). Elemente einer Sexualtheorie der Praxis. Zeitschrift für Sexualforschung, 25(04), 356–372. https://doi.org/10.1055/s-0032-1330291

Bereswill, M. & Ehlert, G. (2022). Geschlechterverhältnis. In G. Ehlert, H. Funk & G. Stecklina (Hrsg.), Grundbegriffe Soziale Arbeit und Geschlecht (S. 222–225). Beltz Juventa.

Bildungsinitiative Queerformat und Sozialpädagogisches Fortbildungsinstitut Berlin-Brandenburg (Hrsg.). (2012). Geschlechtliche und sexuelle Vielfalt in der pädagogischen Arbeit mit Kindern und Jugendlichen: Handreichung für Fachkräfte der Kinder- und Jugendhilfe. https://queerformat.de/geschlechtliche-und-sexuelle-vielfalt-in-der-paedagogischen-arbeit-mit-kindern-und-jugendlichen-handreichung-fuer-fachkraefte-der-kinder-und-jugendhilfe-april-2012/

Bittlingmayer, U. (2006). Grundzüge einer mehrdimensionalen sozialstrukturellen Sozialisationsforschung. In M. Grundmann, D. Dravenau, U. Bittlingmayer & W. Edelstein (Hrsg.), Individuum und Gesellschaft: Bd. 2. Handlungsbefähigung und Milieu: Zur Analyse milieuspezifischer Alltagspraktiken und ihrer Ungleichheitsrelevanz (S. 37–55). LIT.

Bittner, M., Bossen, A., Budde, J. & Rißler, G. (2018). Konturen praxistheoretischer Erziehungswissenschaft: Eine Einleitung. In J. Budde, M. Bittner, A. Bossen & G. Rißler (Hrsg.), Konturen praxistheoretischer Erziehungswissenschaft (S. 9–17). Beltz Juventa.

Blumenthal, S.-F. (2014). Scham in der schulischen Sexualaufklärung: Eine pädagogische Ethnographie des Gymnasialunterrichts. Springer Fachmedien.

Blumenthal, S.-F. (2023). Schamdynamiken in der stationären Betreuung Jugendlicher: Eine Ethnographie der Kinder- und Jugendhilfe sowie der Behindertenhilfe. Schriftenreihe der ÖFEB-Sektion Sozialpädagogik: Bd. 10. Barbara Budrich. https://doi.org/10.3224/84742633

Bock, K. (2008). Einwürfe zum Bildungsbegriff: Fragen für die Kinder- und Jugendhilfeforschung. In H.-U. Otto (Hrsg.), Die andere Seite der Bildung: Zum Verhältnis von formellen und informellen Bildungsprozessen (2. Auflage, S. 91–106). VS Verlag für Sozialwissenschaften.

Bode, H. & Heßling, A. (2015). Jugendsexualität 2015: Die Perspektive der 14- bis 25-Jährigen. Ergebnisse einer aktuellen Repräsentativen Wiederholungsbefragung. Bundeszentrale für Gesundheitliche Aufklärung. https://www.forschung.sexualaufklaerung.de/fileadmin/fileadmin-forschung/pdf/Jugendendbericht%2001022016 %20.pdf

Böhm, M. (2016). Sexual- und Beziehungserfahrungen von Studierenden: Empirische Analysen zur sexuellen Sozialisation im jungen Erwachsenenalter unter Berücksichtigung der Geschlechterdimension [Dissertation]. Christian-Albrechts-Universität zu Kiel. https://macau.uni-kiel.de/receive/diss_mods_00018942?lang=de

Böhm, M., Herrath, F., Kopitzke, E. & Sielert, U. (Hrsg.). (2022). Handbuch Sexuelle Bildung im Erwachsenenalter. Beltz Juventa.

Böhm, M. & Voß, H.-J. (2023). Sexuelle und reproduktive Rechte. In D. Höblich & D. Mantey (Hrsg.), Handbuch Sexualität und Soziale Arbeit (S. 87–94). Beltz Juventa.

Böhnisch, L. (2023). Milieu und Milieubildung: Einführung in die milieuorientierte Soziale Arbeit. Beltz Juventa. http://www.content-select.com/index.php?id=bib_view&ean=9783779975595

Böker, K. (2021). Identitäten entwerfen. In U. Deinet, B. Sturzenhecker, L. v. Schwanenflügel & M. Schwerthelm (Hrsg.), Handbuch Offene Kinder- und Jugendarbeit (5., vollständig neugestaltete Auflage, S. 1315–1321). Springer VS.

Böllert, K. & Wazlawik, M. (Hrsg.). (2014). Sexualisierte Gewalt: Institutionelle und professionelle Herausforderungen. Springer VS. http://dx.doi.org/10.1007/978-3-531-19095-2 https://doi.org/10.1007/978-3-531-19095-2

Borchert, J. (2023). Sexualität in der Haft. In D. Höblich & D. Mantey (Hrsg.), Handbuch Sexualität und Soziale Arbeit (S. 193–201). Beltz Juventa.

Bourdieu, P. (1987). Sozialer Sinn: Kritik der theoretischen Vernunft. Suhrkamp.

Bourdieu, P. (1992/2015). Schriften zu Politik & Kultur: Bd. 1. Die verborgenen Mechanismen der Macht (J. Bolder, Übers.) (M. Steinrücke, Hrsg.). VSA (Erstveröffentlichung 1992). https://doi.org/4687

Bourdieu, P. (1987/2023). Die feinen Unterschiede: Kritik der gesellschaftlichen Urteilskraft (B. Schwibs & A. Russer, Übers.) (29. Auflage). Suhrkamp-Taschenbuch Wissenschaft: Bd. 658. Suhrkamp (Erstveröffentlichung 1987).

Brümmer, K. & Alkemeyer, T. (2021). Bausteine zu einer Geschichte schweigenden Wissens. In A. Kraus, J. Budde, M. C. Hietzge & C. Wulf (Hrsg.), Handbuch schweigendes Wissen: Erziehung, Bildung, Sozialisation und Lernen (2., überarbeitete Auflage, S. 29–43). Beltz Juventa.

Budde, J. (2021). Ethnographische Methoden. In A. Kraus, J. Budde, M. C. Hietzge & C. Wulf (Hrsg.), Handbuch schweigendes Wissen: Erziehung, Bildung, Sozialisation und Lernen (2., überarbeitete Auflage, S. 68–77). Beltz Juventa.

Budde, J., Bittner, M., Bossen, A. & Rißler, G. (Hrsg.). (2018). Konturen praxistheoretischer Erziehungswissenschaft. Beltz Juventa. http://www.beltz.de/de/nc/verlagsgruppe-beltz/gesamtprogramm.html?isbn=978-3-7799-3466-0 https://doi.org/443466

Budde, J. & Rißler, G. (2021). Raum: Einführung. In A. Kraus, J. Budde, M. C. Hietzge & C. Wulf (Hrsg.), Handbuch schweigendes Wissen: Erziehung, Bildung, Sozialisation und Lernen (2., überarbeitete Auflage, S. 464–476). Beltz Juventa.

Bundesstelle der katholischen jungen Gemeinde e. V. (Hrsg.). (2011). Erste allgemeine Verunsicherung: Sexualpädagogik in der KjG. Eigenverlag. http://kjg.de/fileadmin/user_upload/kjgfolder/was_wir_tun/bildung/sexualpaedagogik/2012-02-02_kjg_sexualpaed_arbeitshilfe_Aufl2_web.pdf

Bundeszentrale für Gesundheitliche Aufklärung. (2010). Standards für die Sexualaufklärung in Europa: Rahmenkonzept für politische Entscheidungsträger, Bildungseinrichtungen, Gesundheitsbehörden, Expertinnen und Experten. Federal Centre for Health Education, BZgA.

Busche, M. (2021). Next Stop: Postheteronormativität. Sozial Extra, 45(2), 85–89. https://doi.org/10.1007/s12054-021-00366-y

Busche, M., Hartmann, J. & Bayramoglu, Y. (2022). Intersektionale sexuelle Bildung – machtkritisch, dekonstruktiv und dekolonialisierend. In M. Böhm, F. Herrath, E. Kopitzke & U. Sielert (Hrsg.), Handbuch Sexuelle Bildung im Erwachsenenalter (S. 87–102). Beltz Juventa.

Busche, M., Hartmann, J., Nettke, T. & Streib-Brzič, U. (2018). Where to go on? Mögliche nächste Schritte im Professionalisierungsprozess. In M. Busche, J. Hartmann, T. Nettke & U. Streib-Brzič (Hrsg.), Pädagogik. Heteronormativitätskritische Jugendbildung: Reflexionen am Beispiel eines museumspädagogischen Modellprojekts (S. 177–192). transcript.

Butler, J. (1991). Das Unbehagen der Geschlechter (K. Menke, Übers.) (Deutsche Erstausgabe). Gender studies: 1722 = N. F., 722. Suhrkamp.

Butler, J. (1997). Körper von Gewicht: Die diskursiven Grenzen des Geschlechts (K. Wördemann, Übers.). Edition Suhrkamp Gender studies: 1737 = N. F., 737. Suhrkamp.

Coffee, G., Fenning, P. & Wells, T. L. (2016). Promoting youth sexual health: Home, school, and community collaboration. Routledge. https://permalink.obvsg.at

Debus, K. (2021). Diskriminierungsreflektierte Sexualpädagogik. In M. Thuswald & E. Sattler (Hrsg.), Pädagogik. Sexualität, Körperlichkeit und Intimität: Pädagogische Herausforderungen und professionelle Handlungsspielräume in der Schule (S. 69–94). transcript.

Deinet, U. (Hrsg.). (2009). Methodenbuch Sozialraum. VS Verlag für Sozialwissenschaften. https://doi.org/10.1007/978-3-531-91363-6

Deinet, U. & Reutlinger, C. (2014). Tätigkeit-Aneignung-Bildung: Einleitende Rahmungen. In U. Deinet & C. Reutlinger (Hrsg.), Tätigkeit – Aneignung – Bildung: Positionierungen zwischen Virtualität und Gegenständlichkeit (S. 11–30). VS Verlag für Sozialwissenschaften.

Deinet, U. & Reutlinger, C. (Hrsg.). (2014). Tätigkeit – Aneignung – Bildung: Positionierungen zwischen Virtualität und Gegenständlichkeit. VS Verlag für Sozialwissenschaften.

Dekker, A. (2013). Was heißt: Sexualität ist „bio-psycho-sozial"? Über die erkenntnistheoretischen Grundlagen interdisziplinärer Sexualforschung. Zeitschrift für Sexualforschung, 26, 34–43.

Dewey, J. & Bentley, A. F. (1949). Knowing and the Known. Beacon Press.

Domann, S., Eßer, F., Rusack, T., Klepp, N. & Löwe, C. (2015). Jugendliche in der Heimerziehung zwischen Verboten, informellen Regeln und Klatsch: Umgangsweisen mit Körperkontakt. Neue Praxis, 45(5), 503–518.

Döring, N. (2017a). Online-Sexualaufklärung auf YouTube: Bestandsaufnahme und Handlungsempfehlungen für die Sexualpädagogik. Zeitschrift für Sexualforschung, (4), 349–367. http://www.nicola-doering.de/wp-content/uploads/2018/06/Nicola-D%C3%B6ring-Zeitschrift-f%C3%BCr-Sexualforschung-Online-Sexualaufkl%C3%A4rung-2017_04.pdf

Döring, N. (2017b). Sexualaufklärung im Internet: Von Dr. Sommer zu Dr. Google [Sexuality education on the Internet: From Dr. Sommer to Dr. Google]. Bundesgesundheitsblatt, Gesundheitsforschung, Gesundheitsschutz, 60(9), 1016–1026. https://doi.org/10.1007/s00103-017-2591-0

Döring, N. (2019). Jugendsexualität heute: zwischen Offline- und Online-Welten. In H.-J. Voß & M. Katzer (Hrsg.), Angewandte Sexualwissenschaft: Bd. 17. Geschlechtliche und sexuelle Selbstbestimmung durch Kunst und Medien: Neue Zugänge zur sexuellen Bildung (Originalausgabe, S. 221–244). Psychosozial.

Döring, N. (2020a). Digitale Sexualaufklärung: Neue Herausforderungen für die Sexualpädagogik. ajs – informationen; Fachzeitschrift der Aktion Jugendschutz, 56(1), 10–13.

Döring, N. (2020b). Sex, Jungs und Pornos: Was soll man bloß dazu sagen? Junge Junge (lag Jungenarbeit nrw), 24–31. https://lagjungenarbeit.de/files/lag_files/veroeffentlichungen/Broschueren/jungejunge_03_2020_online.pdf

Döring, N. (2020c). Sexualbezogene Nutzung digitaler Medien: Chancen und Risiken für die sexuelle Gesundheit von Männern. Ärztliche Psychotherapie, 15(2), 95–100. https://doi.org/10.21706/aep-15-2-95

Dörr, M. (2012). Intime Kommunikation in professionellen pädagogischen Beziehungen. In W. Thole, M. Baader, W. Helsper, M. Kappeler, M. Leizinger-Bohleber, S. Reh, U. Sielert & C. Thompson (Hrsg.), Sexualisierte Gewalt, Macht und Pädagogik (S. 174–185). Barbara Budrich.

Dörr, M. (Hrsg.). (2019). Nähe und Distanz: Ein Spannungsfeld pädagogischer Professionalität (4., aktualisierte und erweiterte Auflage). Beltz Juventa.

Drinck, B. & Voß, H.-J. Sexuelle Bildung für das Lehramt. Hochschule Merseburg. https://sebile.de/

Dunk-West, P. & Hafford-Letchfield, T. (Hrsg.). (2018). Sexuality, sexual and gender identities and intimacy research in social work and social care: A lifecourse epistemology. Routledge.

Eberlei, W., Neuhoff, K. & Riekenbrauk, K. (2018). Menschenrechte – Kompass für die Soziale Arbeit. Grundwissen Soziale Arbeit: Bd. 25. Kohlhammer. http://www.kohlhammer.de/wms/instances/KOB/appDE/nav_product.php?product=978-3-17-030811-4

Erel, U. (2007). Intersektionalität oder Simultaneität?! Zur Verschränkung und Gleichzeitigkeit mehrfacher Machtverhältnisse: Eine Einführung. In J. Hartmann (Hrsg.), Studien interdisziplinäre Geschlechterforschung: Bd. 10. Heteronormativität: Empirische Studien zu Geschlecht, Sexualität und Macht (S. 251–286). VS Verlag für Sozialwissenschaften.

Eßer, F. & Rusack, T. (2020). Schutzkonzepte und Sexualkulturen in Institutionen. In M. Wazlawik, B. Christmann, M. Böhm & A. Dekker (Hrsg.), Sexuelle Gewalt und Pädagogik: Bd. 5. Perspektiven auf sexualisierte Gewalt: Einsichten aus Forschung und Praxis (S. 13–28). Springer VS.

Fend, H. (2005). Entwicklungspsychologie des Jugendalters. VS Verlag für Sozialwissenschaften.

Fischer, J. & Kosellek, T. (Hrsg.). (2018). Edition Soziale Arbeit. Netzwerke und Soziale Arbeit: Theorien, Methoden, Anwendungen (2., durchgesehene und erweiterte Auflage). Beltz Juventa. http://www.content-select.com/index.php?id=bib_view&ean=9783779950813

Foucault, M. (1992). Was ist Kritik? (W. Seitter, Übers.). Internationaler Merve-Diskurs: Bd. 167. Merve.

Foucault, M. (1977/2017). Der Wille zum Wissen (U. Raulff & W. Seitter, Übers.) (21. Auflage). Suhrkamp-Taschenbuch Wissenschaft: Bd. 716. Suhrkamp (Erstveröffentlichung 1977).

Franke, A. (2012). Modelle von Gesundheit und Krankheit (3., überarbeitete Auflage). Programmbereich Gesundheit. Hans Huber.

Frohn, D. & Heiligers, N. (2021). „Bi & Pan im Office?!“: Die Arbeitssituation von bi- und pan- sexuellen Personen in Deutschland. IDA – Institut für Diversity- & Antidiskriminierungsforschung. https://www.diversity-institut.info/downloads/IDA_2022_Bi_Pan_2022_01_17.pdf

Funk, H. & Lenz, K. (Hrsg.). (2005). Geschlechterforschung. Sexualitäten: Diskurse und Handlungsmuster im Wandel. Beltz Juventa. https://doi.org/13739

Gildemeister, R. (2021). Soziale Konstruktion von Geschlecht: „Doing gender“. In S. M. Wilz (Hrsg.), Springer eBook Collection. Geschlechterdifferenzen – Geschlechterdifferenzierungen:

Ein Überblick über gesellschaftliche Entwicklungen und theoretische Positionen (3. Auflage, S. 171–204). Springer Fachmedien.
Godehardt-Bestmann, S. (2024). Theorie und Praxis der Sozialraumorientierung. Lambertus. http://www.content-select.com/index.php?id=bib_view&ean=9783784136134
Goffman, E. (1994). Das Arrangement der Geschlechter. In H. Knoblauch & E. Goffman (Hrsg.), Campus Studium. Interaktion und Geschlecht (S. 105–158). Campus.
Goffmann, E. (1975). Stigma: Über Techniken der Bewältigung beschädigter Identität. Suhrkamp.
Grundmann, M., Bittlingmayer, U., Dravenau, D. & Groh-Samberg, O. (2016). Bildung als Privileg und Fluch – Zum Zusammenhang zwischen lebensweltlichen und institutionalisierten Bildungsprozessen. In R. Becker & W. Lauterbach (Hrsg.), Bildung als Privileg: Erklärungen und Befunde zu den Ursachen der Bildungsungleichheit (5., aktualisierte Auflage, S. 57–86). Springer VS.
Harlander, E., Maier-Wailand, P., Seidler, Y. & Wochele, C. (2011). Sexuelle Gesundheit von Jugendlichen: Steiermark 2011. http://asset.cubic3.at/fachstellnw/2200/2/download_001.pdf
Hartmann, A. & Windheuser, J. (2023). „Erziehung der Sexualität" – Sexualität als Erziehung? Eine kritische Betrachtung von Helmut Kentlers Theorie der Sexualerziehung. In J. K. M. Siemoneit, K. Verlinden & E. Kleinau (Hrsg.), Sexualität, sexuelle Bildung und Heterogenität im erziehungswissenschaftlichen Diskurs (S. 54–71). Beltz Juventa.
Hartmann, J. (2012). Queertheoretische Ansätze der Frauen- und Geschlechterforschung. In H. Faulstich-Wieland (Hrsg.), Enzyklopädie Erziehungswissenschaft online (S. 1–36). Beltz Juventa (Erstveröffentlichung 2012).
Hartmann, J. (2002). Vielfältige Lebensweisen: Dynamisierung in der Triade Geschlecht – Sexualität – Lebensform; kritisch-dekonstruktive Perspektiven für die Pädagogik. Teilw. zugl.: Berlin, Techn. Univ., Diss., 2001. Forschung Erziehungswissenschaft: Bd. 157. Leske + Budrich.
Hartmann, J. (2012b). Improvisation im Rahmen des Zwangs. Gendertheoretische Herausforderungen der Schriften Judith Butlers für pädagogische Theorie und Praxis. In N. Ricken & N. Balzer (Hrsg.), Judith Butler: Pädagogische Lektüren (S. 149–187). Springer VS.
Hartmann, J. (2012c). Queertheoretische Ansätze der Frauen- und Geschlechterforschung. In H. Faulstich-Wieland (Hrsg.), Enzyklopädie Erziehungswissenschaft Online (S. 1–38). Beltz Juventa.
Hartmann, J. (2013). Bildung als kritisch-dekonstruktives Projekt – pädagogische Ansprüche und queere Einsprüche. In B. Hünersdorf & J. Hartmann (Hrsg.), Was ist und wozu betreiben wir Kritik in der Sozialen Arbeit? Disziplinäre und interdisziplinäre Diskurse (S. 252–278). Springer Fachmedien.
Hartmann, J. (2014). Queere Professionalität als Haltung des Infragestellens und Dynamisierens: Von mehr als zwei möglichen Identitätspositionen ausgehen. sozialmagazin, 39(3–4), 22–29.
Hartmann, J. (2017a). Dimensionen sexueller Diversität: queere und intersektionale Perspektiven. In A. Klein & E. Tuider (Hrsg.), Sexualität und Soziale Arbeit (S. 57–80). Schneider Verlag Hohengehren.
Hartmann, J. (2017b). Perspektiven queerer Bildungsarbeit. In C. Behrens & A. Zittlau (Hrsg.), Rostocker Interdisziplinäre Gender und Queer Studien: Bd. 1. Queer-Feministische Perspektiven auf Wissen(schaft) (S. 163–186). Universität Rostock; Universitätsbibliothek.
Hartmann, J. (2021). Perspektiven einer postheteronormativen Pädagogik. In Bundesarbeitsgemeinschaft Mädchenpolitik e. V. (Hrsg.), Schriftenreihe zur Mädchen*arbeit und Mädchen*politik: Bd. 18. Sex positiv! Mädchen*, junge Frauen* und Sexualität. (S. 34–43). https://www.maedchenpolitik.de/files/Dateien/Bilder/Schriftenreihe-Titel/2021_BAG-Heft18-fin1752021-Web-Einzelseiten.pdf
Hartmann, J. (2024). Queere Bildung – kritisch-dekonstruktive Perspektiven auf Geschlecht und Sexualität. In M. S. Baader, B. Hoffarth, B. Rendtorff & C. Thon (Hrsg.), Erziehungswissenschaft geschlechtertheoretisch. Erziehung und Bildung – geschlechtertheoretische Positionierungen (S. 180–193). Beltz Juventa.

Hazissa. (2017). „European Flirt-Experts“: Sexuelle Gesundheit von Jugendlichen und jungen Erwachsenen. Ausgewählte Ergebnisse. https://www.hazissa.at/files/6215/4996/8528/Studie-zur-sexuellen-Gesundheit-von-Jugendlichen-und-jungen-Erwachsenen-EU.pdf

Heck, S. (2023). „Wir reden ja nur aus der Erfahrung“ – Vom fachlichen Umgang mit Sexualität bei Menschen mit Lernschwierigkeiten. In J. K. M. Siemoneit, K. Verlinden & E. Kleinau (Hrsg.), Sexualität, sexuelle Bildung und Heterogenität im erziehungswissenschaftlichen Diskurs (S. 174–185). Beltz Juventa.

Helfferich, C. & Kavemann, B. (2016). „Kein Sex im Kinderheim?“: Prävention sexueller Gewalt in der stationären Jugendhilfe. sozialmagazin, 41(7–8), 52–59.

Helfferich, C. & Steiner, S. (2015). BuFo – BIS: Begleitende Interviewstudie zum Modellprojekt ‚Bundesweite Fortbildungsoffensive für Mitarbeiterinnen und Mitarbeiter der Kinder- und Jugendhilfe‘. http://www.soffi-f.de/files/BuFo-Abschluss-SoFFI_2015-01-21.pdf

Henningsen, A. (2018). Gewaltpräventive Potenziale der Sexualpädagogik. In A. Retkowski, A. Treibel & E. Tuider (Hrsg.), Handbuch Sexualisierte Gewalt und pädagogische Kontexte: Theorie, Forschung, Praxis (S. 561–570). Beltz Juventa.

Henningsen, A. (2020). Sexuelle Bedürfnisse als Ausgangspunkt einer menschenrechtsorientierten Sozialen Arbeit – „nach bestem Wissen und Gewissen“. In H.-J. Voß (Hrsg.), Angewandte Sexualwissenschaft: Bd. 28. Die deutschsprachige Sexualwissenschaft: Bestandsaufnahme und Ausblick (Originalausgabe, S. 513–526). Psychosozial.

Henningsen, A. (2022). Mehr Sexuelle Bildung wagen! Zeitschrift für Sexualforschung, 35(01), 41–44. https://doi.org/10.1055/a-1744-4434

Henningsen, A. & List, I. (2019). Zwischen Einfühlung, Meidung und Kontrolle. Zum kollektiven Umgang mit Sexualität in pädagogischen Institutionen. In M. Wazlawik, A. Henningsen, A. Dekker, H.-J. Voß & A. Retkowski (Hrsg.), Sexuelle Gewalt und Pädagogik: Bd. 3. Sexuelle Gewalt in pädagogischen Kontexten: Aktuelle Forschungen und Reflexionen (S. 89–106). Springer VS.

Henningsen, A. & Sielert, U. (Hrsg.). (2023). Praxishandbuch Sexuelle Bildung, Prävention sexualisierter Gewalt und Antidiskriminierungsarbeit: divers-inklusiv-wertvoll: Divers – inklusiv – wertvoll. Beltz Juventa. http://www.content-select.com/index.php?id=bib_view&ean=9783779969556

Henningsen, A., Tuider, E. & Timmermanns, S. (Hrsg.). (2016). Sexualpädagogik kontrovers. Beltz Juventa.

Herzog, D. (2015). Die „Sexuelle Revolution“ in Westeuropa und ihre Ambivalenzen. In P.-P. Bänziger, M. Beljan, F. X. Eder & P. Eitler (Hrsg.), 1800–2000. Kulturgeschichten der Moderne: Bd. 9. Sexuelle Revolution? Zur Geschichte der Sexualität im deutschsprachigen Raum seit den 1960er Jahren (S. 347–368). transcript.

Hierholzer, S. (2021). Basiswissen Sexualpädagogik. Reinhardt.

Hillebrandt, F. (2014). Soziologische Praxistheorien: Eine Einführung. Lehrbuch. Springer VS. https://doi.org/10.1007/978-3-531-94097-7

Hinte, W. & Kreft, D. (2017). Sozialraumorientierung. In D. Kreft & I. Mielenz (Hrsg.), Wörterbuch Soziale Arbeit: Aufgaben, Praxisfelder, Begriffe und Methoden der Sozialarbeit und Sozialpädagogik (8., vollständig überarbeitete und aktualisierte Auflage, S. 944–948). Juventa.

Hinz, A. (2021). Psychologie der Sexualität: Eine Einführung für Studium und Praxis sozialer Berufe. Beltz Juventa.

Höblich, D. (2014). „Das ist doch voll schwul!“: Sexuelle Orientierung und Scham in der Kinder- und Jugendhilfe. Sozial Extra, 43–46(3), 43–46.

Höblich, D. (2022). Postheteronormativität. In G. Ehlert, H. Funk & G. Stecklina (Hrsg.), Grundbegriffe Soziale Arbeit und Geschlecht (S. 459–463). Beltz Juventa.

Höblich, D. (2023). Sexuelle und geschlechtliche Velfalt in der Sozialen Arbeit. In D. Höblich & D. Mantey (Hrsg.), Handbuch Sexualität und Soziale Arbeit (S. 73–86). Beltz Juventa.

Honig, M.-S. (2018). Kindheit als praxeologisches Konzept: Von der generationalen Ordnung zur generationalisierenden Praktiken. In J. Budde, M. Bittner, A. Bossen & G. Rißler (Hrsg.), Konturen praxistheoretischer Erziehungswissenschaft (S. 193–209). Beltz Juventa.

Hörning, K. H. (2001). Experten des Alltags: Die Wiederentdeckung des praktischen Wissens. Velbrück Wissenschaft.

Hörning, K. H. (2004). Soziale Praxis zwischen Beharrung und Neuschöpfung: Ein Erkenntnis- und Theorieproblem. In K. H. Hörning (Hrsg.), Doing Culture: Zum Begriff der Praxis in der gegenwärtigen soziologischen Theorie (S. 19–39). transcript.

Humboldt, W. v. (1960–1981). Werke in fünf Bänden. Wissenschaftliche Buchgesellschaft.

Humboldt, W. v. (1980). Werke: In fünf Bänden (3. Auflage). Wissenschaftliche Buchgesellschaft.

Hyde, A., Fullerton, D., Lohan, M., McKeown, C., Dunne, L. & Macdonald, G. (2016). Sexual Health and Sexuality Education Needs Assessment of Young People in Care in Ireland (SENYPIC): Report No.6. https://www.sexualwellbeing.ie/for-professionals/research/research-reports/senypic-report-6-final.pdf

International Planned Parenthood Federation. (2008). Sexuelle Rechte: Eine IPPF-Erklärung. https://www.ippf.org/sites/default/files/ippf_sexual_rights_declaration_german.pdf

Jäger, U. (2004). Der Körper, der Leib und die Soziologie: Entwurf einer Theorie der Inkorporierung. Facetten. Helmer.

Jansen, K., Bremer, V., Rüden, U. von, Steffan, E. & Nitschke, H. (2013). Sexuelle Gesundheit in Deutschland – Indikatoren als Instrumente zum Beschreiben, Planen und Evaluieren : Der Indikatorenkatalog der Deutschen STI-Gesellschaft [Sexual health in Germany: indicators as instruments for describing, planning and evaluating : indicators of the German STI society]. Bundesgesundheitsblatt, Gesundheitsforschung, Gesundheitsschutz, 56(7), 913–921. https://doi.org/10.1007/s00103-013-1762-x

Jones, R. (2017). Sexuality and self in old age: exploring the intersection of gender and age through the framework of older women's sexuality [PhD thesis]. University of Sheffield. http://etheses.whiterose.ac.uk/18256

Jungbauer, J. (2017). Entwicklungspsychologie des Kindes- und Jugendalters: Ein Lehrbuch für Studium und Praxis sozialer Berufe. Beltz Juventa. http://www.beltz.de/de/nc/verlagsgruppe-beltz/gesamtprogramm.html?isbn=978-3-7799-3798-2

Kägi, S. (2023). Kindliche Sexualität in Kindertageseinrichtungen begleiten. In D. Höblich & D. Mantey (Hrsg.), Handbuch Sexualität und Soziale Arbeit (S. 108–118). Beltz Juventa.

King, V. (2022). Identität. In G. Ehlert, H. Funk & G. Stecklina (Hrsg.), Grundbegriffe Soziale Arbeit und Geschlecht (S. 277–280). Beltz Juventa.

Klafki, W. (1985/2007). Neue Studien zur Bildungstheorie und Didaktik: Zeitgemäße Allgemeinbildung und kritisch-konstruktive Didaktik (6. Auflage). Beltz (Erstveröffentlichung 1985).

Klein, A. [Alexandra] (2015). Zur These der Pornografisierung der Jugend. sozialmagazin, 40(1–2), 16–25.

Klein, A. [Alexandra] (2017). Körper – Sexualität – Beziehungen im Jugendalter. In I. Bosse (Hrsg.), Zwischen Freiräumen, Familie, Ganztagsschule und virtuellen Welten – Persönlichkeitsentwicklung und Bildungsanspruch im Jugendalter: Materialien zum 15. Kinder- und Jugendbericht (S. 371–421). Deutsches Jugendinstitut.

Klein, A. [Anne] (2023). Sexuelle und reproduktive Selbstbestimmung im biopolitischen Zeitalter aus Sicht der Disability Studies/History. In J. K. M. Siemoneit, K. Verlinden & E. Kleinau (Hrsg.), Sexualität, sexuelle Bildung und Heterogenität im erziehungswissenschaftlichen Diskurs (S. 114–127). Beltz Juventa.

Kleiner, B. (2015). subjekt bildung heteronormativität [Dissertation]. K10plus.

Koller, H.-C. (2009). Grundbegriffe, Theorien und Methoden der Erziehungswissenschaft: Eine Einführung (4. Auflage). Kohlhammer-Urban-Taschenbücher Pädagogik, Erziehungswissenschaft: Bd. 480. Kohlhammer. http://shop2.kohlhammer.de/shopX/shops/kohlhammer/data/pdf/978-3-17-020885-8_L.pdf

Koller, H.-C. (2010). Grundzüge einer Theorie transformatorischer Bildungsprozesse. In A. Liesner & I. Lohmann (Hrsg.), Kohlhammer-Urban-Taschenbücher: Bd. 638. Gesellschaftliche Bedingungen von Bildung und Erziehung: Eine Einführung (S. 288–300). Kohlhammer.

Koller, H.-C. (2011). Anders werden: Zur Erforschung transformatorischer Bildungsprozesse. In I. M. Breinbauer (Hrsg.), Orte des Empirischen in der Bildungstheorie: Einsätze theoretischer Erziehungswissenschaft II (S. 108–123). Königshausen & Neumann.

Koller, H.-C. (2018). Bildung anders denken: Einführung in die Theorie transformatorischer Bildungsprozesse (2., aktualisierte Auflage). Kohlhammer. http://www.kohlhammer.de/wms/instances/KOB/appDE/nav_product.php?product=978-3-17-033411-3

Köttig, M. (2015). Mehrdimensionalität sozialer Ungleichheit – Intersektionalität als theoretische Rahmung und zur Analyse biografischer Erfahrung. In B. Bretländer, M. Köttig & T. Kunz (Hrsg.), Vielfalt und Differenz in der sozialen Arbeit: Perspektiven auf Inklusion (S. 123–134). Kohlhammer.

Kraus, A., Budde, J., Hietzge, M. C. & Wulf, C. (2021a). „Schweigendes" Wissen in Lernen und Erziehung, Bildung und Sozialisation. In A. Kraus, J. Budde, M. C. Hietzge & C. Wulf (Hrsg.), Handbuch schweigendes Wissen: Erziehung, Bildung, Sozialisation und Lernen (2., überarbeitete Auflage, S. 11–15). Beltz Juventa.

Kraus, A., Budde, J., Hietzge, M. C. & Wulf, C. (Hrsg.). (2021b). Handbuch schweigendes Wissen: Erziehung, Bildung, Sozialisation und Lernen (2., überarbeitete Auflage). Beltz Juventa.

Krell, C. (2014). Alter und Altern bei Homosexuellen. Beltz Juventa.

Krell, C. & Oldemeier, K. (2017). Coming-out – und dann ...?! Coming-out-Verläufe und Diskriminierungserfahrungen von lesbischen, schwulen, bisexuellen, trans* und queeren Jugendlichen und jungen Erwachsenen in Deutschland. Barbara Budrich.

Kron, F. W., Jürgens, E. & Standop, J. (2013). Grundwissen Pädagogik (8., aktualisierte Aufl). Reinhardt.

Kunz, D. (2023). Sexualität in der Behindertenhilfe. In D. Höblich & D. Mantey (Hrsg.), Handbuch Sexualität und Soziale Arbeit (S. 171–180). Beltz Juventa.

Langer, A. (2023). Sexuelle Bildung, Selbstbestimmung und Heterogenität. In J. K. M. Siemoneit, K. Verlinden & E. Kleinau (Hrsg.), Sexualität, sexuelle Bildung und Heterogenität im erziehungswissenschaftlichen Diskurs (S. 16–31). Beltz Juventa.

Langer, A. & Wrana, D. (2024). Subjektivierungsforschung: Gesellschaftliche Verhältnisse, Reifizierung, Kritik. In N. Rose (Hrsg.), Addressing Inequality – Subjektivierung, Adressierung und Ungleichheit: Erziehungs- und sozialwissenschaftliche Beiträge zur Subjektivierungsforschung (S. 35–58). Barbara Budrich.

Laufenberg, M. (2019). Queer Theory: identitäts- und machtkritische Perspektiven auf Sexualität und Geschlecht. In B. Kortendiek, B. Riegraf & K. Sabisch (Hrsg.), Geschlecht und Gesellschaft: Bd. 65. Handbuch interdisziplinäre Geschlechterforschung (S. 331–340). Springer VS.

Lautmann, R. (2012). Körper – Praxis – Sexualität: soziologische Positionen. Zeitschrift für Sexualforschung, 25(04), 339–355. https://doi.org/10.1055/s-0032-1330294

Lautmann, R. (2017). Handeln im Feld der Sexualitäten- zwischen Normierung und Vielfalt. In A. Klein & E. Tuider (Hrsg.), Sexualität und Soziale Arbeit (S. 246–267). Schneider Verlag Hohengehren.

Lewandowski, S. (2016). Die sexuelle Revolution entlässt die Alten nicht: Über den soziokulturellen Wander der Sexualität im Alter. Medien und Altern, 4(9), 7–18.

Linke, T. (2020). Sexuelle Bildung in der Kinder- und Jugendhilfe: Die Bedeutung von Vertrauenskonzepten Jugendlicher für das Sprechen über Sexualität in pädagogischen Kontexten. Psychosozial.

Lüders, J. (2007). Ambivalente Selbstpraktiken: Eine Foucault'sche Perspektive auf Bildungsprozesse in Weblogs. Zugl.: Hamburg, Univ., Diss., 2006. Theorie bilden: Bd. 8. transcript.

Mantey, D. (2017). Sexualerziehung in Wohngruppen der stationären Erziehungshilfe aus Sicht der Jugendlichen. Beltz Juventa.

Mantey, D. (2019). Manchmal ist weniger mehr ...: Tabus, Intimität und Scham in der sexualpädagogischen Praxis der Kinder- und Jugendhilfe. Sozial Extra, 43(2), 122–126. https://doi.org/10.1007/s12054-019-00156-7

Mantey, D. (2020a). Sexualpädagogik und sexuelle Bildung in der Heimerziehung – Jugendliche individuell und beteiligungsorientiert begleiten. Beltz Juventa.

Mantey, D. (2020b). Sexuelle Bildung im Heim: Warum und für wen sich sexualpädagogische Gruppenangebote in der Heimerziehung lohnen. Unsere Jugend, 72(10), 440–445.

Mantey, D. (2022). Sexuelle Bildung als neues Paradigma der Sexualpädagogik? Ein kritischer Einwurf. Zeitschrift für Sexualforschung, 35(1), 35–38.

Mantey, D. & Meyer, C. (2023). Zur Entwicklung alter(n)sspezifischer Perspektiven für die Sexualität älterer Menschen aus Sicht der Sozialen (Alten-)Arbeit. In D. Höblich & D. Mantey (Hrsg.), Handbuch Sexualität und Soziale Arbeit (S. 181–192). Beltz Juventa.

Masschelein, J. & Ricken, N. (2003). Do We (Still) Need the Concept of Bildung? Educational Philosophy and Theory, 35(2), 139–154.

Medienpädagogischer Forschungsverbund Südwest (Hrsg.). (2017). JIM 2017: Jugend, Information, (Multi-)Media. https://www.mpfs.de/fileadmin/files/Studien/JIM/2017/JIM_2017.pdf

Merz, S. & Lemke, R. (2020). Das gesellschaftliche Meinungsklima über Homosexualität. In S. Timmermanns & M. Böhm (Hrsg.), Sexuelle und geschlechtliche Vielfalt: Interdisziplinäre Perspektiven aus Wissenschaft und Praxis (S. 388–404). Beltz Juventa.

Micus-Loos, C. (2023). Geschlechter, Sexualitäten und Gewalt: Konsequenzen für die sexuelle Bildung. In A. Henningsen & U. Sielert (Hrsg.), Praxishandbuch Sexuelle Bildung, Prävention sexualisierter Gewalt und Antidiskriminierungsarbeit: divers-inklusiv-wertvoll: Divers – inklusiv – wertvoll (S. 102–112). Beltz Juventa.

Müller, W. (1992). Skeptische Sexualpädagogik: Möglichkeiten und Grenzen schulischer Sexualerziehung Walter Müller. Zugl.: Duisburg, Univ., Habil.-Schr., 1992. Deutscher Studien-Verlag.

Natorp, P. (1968). Erziehung und Gemeinschaft: Sozialpädagogik. In H. Röhrs (Hrsg.), Die Sozialpädagogik und ihre Theorie (S. 1–10). Akademische Verlagsgesellschaft.

Niemeyer, C. (2023). Sozialpädagogisch-sexualpädagogische Professionalität im Zeichen sexualisierter Gewalt – eine Neubegründung. In A. Henningsen & U. Sielert (Hrsg.), Praxishandbuch Sexuelle Bildung, Prävention sexualisierter Gewalt und Antidiskriminierungsarbeit: divers-inklusiv-wertvoll: Divers – inklusiv – wertvoll (S. 58–71). Beltz Juventa.

Oelkers, J. (2012). Sexualpädagogik und öffentliche Schule, Zürich. https://www.ife.uzh.ch/dam/jcr:00000000-4a53-efcc-ffff-ffffaccce50a/Sexualpaedagogik_und_Schuledef.pdf

Oldemeier, K. (2020). Coming-out Verläufe und Freizeiterfahrungen von jungen lesbischen, schwulen, bisexuellen, trans* und divers* geschlechtlichen Menschen. In S. Timmermanns & M. Böhm (Hrsg.), Sexuelle und geschlechtliche Vielfalt: Interdisziplinäre Perspektiven aus Wissenschaft und Praxis (S. 55–72). Beltz Juventa.

Ortland, B. (2020). Behinderung und Sexualität: Grundlagen einer behinderungsspezifischen Sexualpädagogik (2., überarbeitete und erweiterte Auflage). Kohlhammer.

Pongratz, L. A. & Bünger, C. (2008). Bildung. In H. Faulstich-Wieland & P. Faulstich (Hrsg.), Rororo Rowohlts Enzyklopädie: Bd. 55692. Erziehungswissenschaft: Ein Grundkurs (Orig.-Ausg, S. 110–129). Rowohlt.

Prengel, A. (2006). Pädagogik der Vielfalt (3. Auflage). Springer Fachmedien.

pro familia Bundesverband. (2012). Jetzt erst Recht: Eine Handreichung für menschenrechtsbasierte Sexualpädagogik mit Jugendlichen (Sexualpädagogik). https://www.profamilia.de/fileadmin/publikationen/Fachpublikationen/BV_Jetzt_erst_RECHT_2012.pdf

Quindeau, I. & Brumlik, M. (Hrsg.). (2012). Kindliche Sexualität. Beltz Juventa.

Raithel, J., Dollinger, B. & Hörmann, G. (2009). Einführung Pädagogik: Begriffe, Strömungen, Klassiker, Fachrichtungen (3. Aufl). VS Verlag für Sozialwissenschaften. https://doi.org/10.1007/978-3-531-91828-0

Reckwitz, A. (2004). Die Reproduktion und die Subversion sozialer Praktiken: Zugleich ein Kommentar zu Pierre Bourdieu und Judith Butler. In K. H. Hörning (Hrsg.), Doing Culture: Zum Begriff der Praxis in der gegenwärtigen soziologischen Theorie (S. 40–53). transcript.

Reckwitz, A. (2016). Kreativität und soziale Praxis: Studien zur Sozial- und Gesellschaftstheorie. Sozialtheorie. transcript.

Retkowski, A. (2021). Nähe in pädagogischen Beziehungen gestalten: Von der Notwendigkeit eines integrierten Prozesses von Professionalisierungsstrategien und Organisationsentwicklung für Schulen. In M. Thuswald & E. Sattler (Hrsg.), Pädagogik. Sexualität, Körperlichkeit und Intimität: Pädagogische Herausforderungen und professionelle Handlungsspielräume in der Schule (S. 257–268). transcript.

Retkowski, A. & Thole, W. (2012). Professionsethik und Organisationskultur. In W. Thole, M. Baader, W. Helsper, M. Kappeler, M. Leizinger-Bohleber, S. Reh, U. Sielert & C. Thompson (Hrsg.), Sexualisierte Gewalt, Macht und Pädagogik (S. 291–315). Barbara Budrich.

Retkowski, A., Treibel, A. & Tuider, E. (Hrsg.). (2018). Handbuch Sexualisierte Gewalt und pädagogische Kontexte: Theorie, Forschung, Praxis. Beltz Juventa.

Richter, C. & Allert, H. (2017). Poetische Spielzüge als Bildlungsoption in einer Kultur der Digitalität. In H. Allert, M. Asmussen & C. Richter (Hrsg.), Pädagogik. Digitalität und Selbst: Interdisziplinäre Perspektiven auf Subjektivierungs- und Bildungsprozesse (S. 237–261). transcript.

Ricken, N. (2006). Die Ordnung der Bildung: Beiträge zu einer Genealogie der Bildung. Teilw. zugl.: Münster, Univ., Habil.-Schr., 2003. VS Verlag für Sozialwissenschaften. http://bvbr.bib-bvb.de:8991/F?func=service&doc_library=BVB01&doc_number=015462231&line_number=0002&func_code=DB_RECORDS&service_type=MEDIA

Ricken, N. (2012). Macht, Gewalt und Sexualität in pädagogischen Beziehungen. In W. Thole, M. Baader, W. Helsper, M. Kappeler, M. Leizinger-Bohleber, S. Reh, U. Sielert & C. Thompson (Hrsg.), Sexualisierte Gewalt, Macht und Pädagogik (S. 103–117). Barbara Budrich.

Rieske, T. & Budde, J. (2022). Zur Relationierung von Jungen, Männlichkeit und Bildung – Eine subjektivierungstheoretische Skizze. In J. Budde & T. Rieske (Hrsg.), Studien zu Differenz, Bildung und Kultur: Bd. 11. Jungen in Bildungskontexten: Männlichkeit, Geschlecht und Pädagogik in Kindheit und Jugend (S. 63–91). Barbara Budrich.

Rusack, T. (2015). Küssen verboten? Sexualität und Paarbeziehungen aus der Sicht von Jugendlichen in stationären Einrichtungen. Sozial Extra, 39(6), 25–27.

Sattler, E. (2009). Die riskierte Souveränität: Erziehungswissenschaftliche Studien zur modernen Subjektivität. Pädagogik. transcript. http://www.blickinsbuch.de/item/5e1f1763aa23e17bbcbd39cc35a1723f

Sattler, E. & Thuswald, M. (2021). Sexuelle Bildung weiterdenken: Defferenzreflektierende Perspektiven und emanzipatorische Ansätze im Handlungsfeld Schule. In M. Thuswald & E. Sattler (Hrsg.), Pädagogik. Sexualität, Körperlichkeit und Intimität: Pädagogische Herausforderungen und professionelle Handlungsspielräume in der Schule (S. 9–28). transcript.

Schaeffer, D. (1988). Intimität als Beruf: Biographische Interviews mit Psychotherapeuten. In H.-G. Brose & B. Hildenbrand (Hrsg.), Vom Ende des Individuums zur Individualität ohne Ende. VS Verlag für Sozialwissenschaften.

Schäfer, D. & Theiß, L. (2015). „Natürlich dürfen die miteinander rumknutschen, aber ...“: Zum Umgang mit Sexualität in der Heimerziehung. Sozial Extra(6), 23–26.

Schlippe, A. v. & Schweitzer, J. (2012). Lehrbuch der systemischen Therapie und Beratung (Vollst. Neubearb.). Vandenhoeck & Ruprecht.

Schmidt, G. (2011). Das neue Der Die Das: Über die Modernisierung des Sexuellen (3. Auflage). Reihe „Edition psychosozial“. Psychosozial.

Schmidt, G., Matthiesen, S., Dekker, A. & Starke, K. (2006). Spätmoderne Beziehungs-welten: Report über Partnerschaft und Sexualität in drei Generationen. VS Verlag für Sozialwissenschaften | GWV Fachverlage. https://doi.org/10.1007/978-3-531-90147-3

Schmidt, R.-B. & Schetsche, M. (1998). Jugendsexualität und Schulalltag Renate-Berenike Schmidt ; Michael Schetsche. Reihe Schule und Gesellschaft: Bd. 17. Leske + Budrich.
Schmidt, R.-B. & Sielert, U. (Hrsg.). (2008/2013). Handbuch Sexualpädagogik und sexuelle Bildung (2., erweiterte und überarbeitete Auflage). Beltz Juventa (Erstveröffentlichung 2008).
Schulze, H., Höblich, D. & Mayer, M. (2018). Macht – Diversität – Ethik in der Beratung: Wie Gesellschaft Beratung macht: Einleitung. In H. Schulze, D. Höblich & M. Mayer (Hrsg.), Macht – Diversität – Ethik in der Beratung: Wie Beratung Gesellschaft macht (S. 11–30). Barbara Budrich.
Schwing, R. & Fryszer, A. (2010). Systemisches Handwerk: Werkzeug für die Praxis ; mit 14 Tabellen (4. Auflage). Vandenhoeck & Ruprecht. http://www.gbv.eblib.com/patron/FullRecord.aspx?p=850029
Sielert, U. (2015). Einführung in die Sexualpädagogik (2. Auflage). Beltz.
Sielert, U. (2022a). Sexuelle Bildung im Erwachsenenalter – Eine „Reisebegleitung“. In M. Böhm, F. Herrath, E. Kopitzke & U. Sielert (Hrsg.), Handbuch Sexuelle Bildung im Erwachsenenalter (S. 22–37). Beltz Juventa.
Sielert, U. (2022b). Spielräume für sexuelle Selbstbestimmung? Wie Sexualität das Leben und unser Leben die Sexualität bestimmt. In M. Böhm, F. Herrath, E. Kopitzke & U. Sielert (Hrsg.), Handbuch Sexuelle Bildung im Erwachsenenalter (S. 643–661). Beltz Juventa.
Sielert, U. (2023a). Sexualkultur in Institutionen der Sozialen Arbeit gestalten. In D. Höblich & D. Mantey (Hrsg.), Handbuch Sexualität und Soziale Arbeit (S. 238–251). Beltz Juventa.
Sielert, U. (2023b). Sexuelle Bildung: emanzipatorisch angelegt – kritisch-reflexiv beforscht – handlungstheoretisch konzipiert. In A. Henningsen & U. Sielert (Hrsg.), Praxishandbuch Sexuelle Bildung, Prävention sexualisierter Gewalt und Antidiskriminierungsarbeit: divers-inklusiv-wertvoll: Divers – inklusiv – wertvoll (S. 74–101). Beltz Juventa.
Siemoneit, J. K. M. (2021). Sexualbiografische Reflexionsarbeit als Element pädagogischer Professionalisierung. In M. Thuswald & E. Sattler (Hrsg.), Pädagogik. Sexualität, Körperlichkeit und Intimität: Pädagogische Herausforderungen und professionelle Handlungsspielräume in der Schule (S. 299–312). transcript.
Siemoneit, J. K. M., Verlinden, K. & Kleinau, E. (Hrsg.). (2023). Sexualität, sexuelle Bildung und Heterogenität im erziehungswissenschaftlichen Diskurs. Beltz Juventa.
Sigusch, V. (2005). Neosexualitäten: Über den kulturellen Wandel von Liebe und Perversion. Campus.
Sigusch, V. (2013). Sexualitäten: Eine kritische Theorie in 99 Fragmenten. Campus. http://www.perlentaucher.de/buch/volkmar-sigusch/sexualitaeten.html
Sparmann, J. (2015). Körperorientierte Ansätze für die sexuelle Bildung junger Frauen: Eine interdisziplinäre Einführung (Originalausgabe). Angewandte Sexualwissenschaft: Bd. 3. Psychosozial. https://permalink.obvsg.at/AC13024203
Staats, M. (2019). Problem – Jugend – Sexualität: Die Wahrnehmung von Jugendsexualität durch Fachkräfte in der Heimerziehung. Beltz Juventa.
Starke, K. (2013). Sexualität im Erwachsenenalter. In R.-B. Schmidt & U. Sielert (Hrsg.), Handbuch Sexualpädagogik und sexuelle Bildung (2., erweiterte und überarbeitete Auflage, S. 392–408). Beltz Juventa.
Staub-Bernasconi, S. (2007). Soziale Arbeit als Handlungswissenschaft: Systemtheoretische Grundlagen und professionelle Praxis – ein Lehrbuch. UTB Soziale Arbeit, Sozialwissenschaften: Bd. 2786. Haupt. http://deposit.ddb.de/cgi-bin/dokserv?id=2755782&prov=M&dok_var=1&dok_ext=htm
Stein-Hilbers, M., Soine, S. & Wrede, B. (2000). Einleitung: Sexualität, Identität und Begehren in Kontext kultureller Zweigeschlechtlichkeit. In C. Schmerl, S. Soine, M. Stein-Hilbers & B. Wrede (Hrsg.), Sexuelle Szenen: Inszenierungen von Geschlecht und Sexualität in modernen Gesellschaften (S. 9–22). Springer Fachmedien.

Stevens, J. O. (2020). Die Kunst der Wahrnehmung: Übungen der Gestalttherapie (20. Auflage). Gütersloher Verlagshaus.
Stimmer, F. (2020). Grundlagen des methodischen Handelns in der sozialen Arbeit (4, aktualisierte Auflage). Sozialpädagogik. Kohlhammer.
Sting, S. (2016). Bildung im sozialen Raum. Zeitschrift für Sozialpädagogik, 14(2), 118–139.
Sting, S. (2018). Bildung. In G. Graßhoff, A. Renker & W. Schröer (Hrsg.), Soziale Arbeit: Eine elementare Einführung (S. 399–412). Springer VS.
Sydow, K. v. (2013). Sexualität und Älterwerden. In R.-B. Schmidt & U. Sielert (Hrsg.), Handbuch Sexualpädagogik und sexuelle Bildung (2., erweiterte und überarbeitete Auflage, S. 408–422). Beltz Juventa.
Thiersch, H., Grunwald, K. & Köngeter, S. (2012). Lebensweltorientierte Soziale Arbeit. In W. Thole (Hrsg.), Grundriss soziale Arbeit: Ein einführendes Handbuch (4. Aufl, S. 175–196). VS Verlag für Sozialwissenschaften.
Thole, W., Baader, M., Helsper, W., Kappeler, M., Leizinger-Bohleber, M., Reh, S., Sielert, U. & Thompson, C. (Hrsg.). (2012). Sexualisierte Gewalt, Macht und Pädagogik. Barbara Budrich.
Thuswald, M. (2022). Sexuelle Bildung ermöglichen [Dissertation, transcript GbR]. GBV Gemeinsamer Bibliotheksverbund.
Thuswald, M. & Sattler, E. (Hrsg.). (2021). Pädagogik. Sexualität, Körperlichkeit und Intimität: Pädagogische Herausforderungen und professionelle Handlungsspielräume in der Schule. transcript. http://www.transcript-verlag.de/978-3-8376-5840-8
Tillmann, A. (2018). Erziehungshilfen im Kontext der Digitalisierung: Herausforderungen und Aufgaben. Forum Erziehungshilfen, 24(3), 135–140.
Timmermanns, S. (2016). Vielfalt erwächst aus Freiheit: Zur theoretischen Verortung einer Sexualpädagogik der Vielfalt. In A. Henningsen, E. Tuider & S. Timmermanns (Hrsg.), Sexualpädagogik kontrovers (S. 17–31). Beltz Juventa.
Timmermanns, S. (2023a). Junge queere Menschen: Herausforderungen in der Identitätsentwicklung. reportpsychologie, 48(2), 6–10.
Timmermanns, S. (2023b). Ressourcen und Resilienz in der Identitätsentwicklung und Bewältigung von Minderheitenstress bei LSBTIQ In A. Henningsen & U. Sielert (Hrsg.), Praxishandbuch Sexuelle Bildung, Prävention sexualisierter Gewalt und Antidiskriminierungsarbeit: divers-inklusiv-wertvoll: Divers – inklusiv – wertvoll (S. 193–204). Beltz Juventa.
Timmermanns, S. & Böhm, M. (Hrsg.). (2020). Sexuelle und geschlechtliche Vielfalt: Interdisziplinäre Perspektiven aus Wissenschaft und Praxis. Beltz Juventa.
Timmermanns, S., Graf, N., Merz, S. & Stöver, H. (2021). „Wie geht's euch?“: Psychosoziale Gesundheit und Wohlbefinden von LSBTIQ. Beltz Juventa. http://www.content-select.com/index.php?id=bib_view&ean=9783779957560
Tuider, E. (2008). Diversität von Begehren, sexuellen Lebensstilen und Lebensformen. In R.-B. Schmidt & U. Sielert (Hrsg.), Handbuch Sexualpädagogik und sexuelle Bildung (S. 251–260). Beltz Juventa.
Tuider, E. (2016). Sexualität. In W. Schröer, N. Struck & M. Wolff (Hrsg.), Handbuch Kinder- und Jugendhilfe (2., überarbeitete Auflage, S. 538–556). Beltz Juventa.
Tuider, E. (2017). Intersektionale Perspektiven auf Sexualität und Gender im Kontext von Migrationsgesellschaften. In U. Sielert, H. Marburger & C. Griese (Hrsg.), Sexualität und Gender im Einwanderungsland: Öffentliche und zivilgesellschaftliche Aufgaben – ein Lehr- und Praxishandbuch (S. 55–67). de Gruyter.
Tuider, E., Müller, M., Timmermanns, S., Bruns-Bachmann, P. & Koppermann, C. (2012). Sexualpädagogik der Vielfalt: Praxismethoden zu Identitäten, Beziehungen, Körper und Prävention für Schule und Jugendarbeit (2. Auflage). Beltz Juventa.
Valtl, K. (2008). Sexuelle Bildung: Neues Paradigma einer Sexualpädagogik für alle Lebensalter. In R.-B. Schmidt & U. Sielert (Hrsg.), Handbuch Sexualpädagogik und sexuelle Bildung (S. 125–140). Beltz Juventa.

Valtl, K. (2008/2013). Sexuelle Bildung: Neues Paradigma einer Sexualpädagogik für alle Lebensalter. In R.-B. Schmidt & U. Sielert (Hrsg.), Handbuch Sexualpädagogik und sexuelle Bildung (2., erweiterte und überarbeitete Auflage, S. 125–140). Beltz Juventa (Erstveröffentlichung 2008).

Valtl, K. (2022). Bildung meint Transformation und Transgression. Zeitschrift für Sexualforschung, 35(01), 39–40. https://doi.org/10.1055/a-1744-4419

Voß, H.-J. (2020). Intersektionale Reflexionen zu Grenzverletzungen und sexualisierter Gewalt. In K. Krolzik-Matthei, T. Linke & M. Urban (Hrsg.), Schutz von Kindern und Jugendlichen vor sexueller Traumatisierung (S. 153–162). Psychosozial. https://doi.org/10.30820/9783837976946-153

Voß, H.-J. (2023). Einführung in Sexualpädagogik und Sexuelle Bildung: Basisbuch für Studium und Weiterbildung. Urban-Taschenbücher. Kohlhammer.

Wagner, A. & Oldemeier, K. (2020). Queeres Leben in Bayern 2020. Hochschule Landshut. https://www.gruene-fraktion-bayern.de/fileadmin/bayern/user_upload/download_dateien/Pressekonferenzen/14-5-2020-Ergebnisse_QueeresLebenBayern_final.pdf

Walgenbach, K. (2012a). Gender als interdependente kategorie. In K. Walgenbach, G. Dietze, L. Hornscheidt & K. Palm (Hrsg.), Gender als interdependente Kategorie: Neue Perspektiven auf Intersektionalität, Diversität und Heterogenität (2., durchgesehene Auflage, S. 23–64). Barbara Budrich.

Walgenbach, K. (2012b). Intersektionalität – eine Einführung. http://portal-intersektionalitaet.de/theoriebildung/ueberblickstexte/walgenbach-einfuehrung/

Walther, A. (2014). Aneignung und Anerkennung: Subjektbezogene und soziale Dimensionen eines sozialpädagogischen Bildungsbegriffs. In U. Deinet & C. Reutlinger (Hrsg.), Tätigkeit – Aneignung – Bildung: Positionierungen zwischen Virtualität und Gegenständlichkeit (S. 97–112). VS Verlag für Sozialwissenschaften.

Wanzeck-Sielert, C. (2013). Sexualerziehung in Kindertageseinrichtungen. In R.-B. Schmidt & U. Sielert (Hrsg.), Handbuch Sexualpädagogik und sexuelle Bildung (2., erweiterte und überarbeitete Auflage, S. 571–581). Beltz Juventa.

Wanzeck-Sielert, C. (2023). Sexuelle Bildung von Erzieher*innen. In A. Henningsen & U. Sielert (Hrsg.), Praxishandbuch Sexuelle Bildung, Prävention sexualisierter Gewalt und Antidiskriminierungsarbeit: divers-inklusiv-wertvoll: Divers – inklusiv – wertvoll (S. 137–146). Beltz Juventa.

Wazlawik, M., Christmann, B., Böhm, M. & Dekker, A. (Hrsg.). (2020). Sexuelle Gewalt und Pädagogik: Bd. 5. Perspektiven auf sexualisierte Gewalt: Einsichten aus Forschung und Praxis. Springer VS. http://www.springer.com, https://doi.org/10.1007/978-3-658-23236-8

Wazlawik, M., Henningsen, A., Dekker, A., Voß, H.-J. & Retkowski, A. (Hrsg.). (2019). Sexuelle Gewalt und Pädagogik: Bd. 3. Sexuelle Gewalt in pädagogischen Kontexten: Aktuelle Forschungen und Reflexionen. Springer VS. http://www.springer.com

Wendt, P.-U. (2017). Lehrbuch Methoden der Sozialen Arbeit (2., überarbeitete Auflage). Beltz Juventa.

Werder, L. v. (2001). Lehrbuch des kreativen Schreibens (4. Auflage). Schibri.

White, M. (2010). Landkarten der narrativen Therapie. Systemische Therapie. Carl Auer. http://www.socialnet.de/rezensionen/isbn.php?isbn=978-3-89670-741-3

Winkler, M. (1988). Eine Theorie der Sozialpädagogik. Theorie. Klett-Cotta.

Wolff, M. (2018). Sexualisierte Gewalt in stationären Einrichtungen der Kinder- und Jugendhilfe. In A. Retkowski, A. Treibel & E. Tuider (Hrsg.), Handbuch Sexualisierte Gewalt und pädagogische Kontexte: Theorie, Forschung, Praxis (S. 460–468). Beltz Juventa.

World Health Organization. (2020, 25. Februar). Sexual and reproductive health. https://www.who.int/reproductivehealth/topics/sexual_health/sh_definitions/en/

Wrede, B. (2000). Was ist Sexualität? Sexualität als Natur, als Kultur und als Diskursprodukt. In C. Schmerl, S. Soine, M. Stein-Hilbers & B. Wrede (Hrsg.), Sexuelle Szenen: Inszenierungen von Geschlecht und Sexualität in modernen Gesellschaften (S. 25–43). Springer Fachmedien.